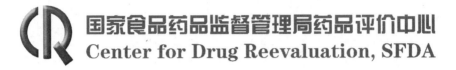

国家食品药品监督管理局药品评价中心
Center for Drug Reevaluation, SFDA

郑重推荐

深刻描绘 20 世纪末美国重大药害事件的来龙去脉／对中国药品监管事业价值巨大的启示录／民众关注用药安全和寻找事件真相的极好参考

U0194726

保护公众健康

——美国食品药品百年监管历程

[美] 菲利普·希尔茨（Philip J. Hilts）　著　　姚明威　译

周海钧　审校　　曹立亚　策划

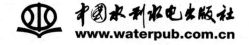

中国水利水电出版社
www.waterpub.com.cn

Protecting America's Health: The FDA, Business, and One Hundred Years of Regulation by Philip J. Hilts.

English-language edition copyright © 2003 by Philip J. Hilts

Chinese (Simplified Characters only) © 2006 by China WaterPower Press/Beijing Multi-Channel Electronic Information Co., Ltd.

ALL RIGHTS RESERVED.

北京市版权局著作权合同登记号：图字 01-2005-3237

图书在版编目（CIP）数据

保护公众健康：美国食品药品百年监管历程／（美）
希尔茨（Hilts, P.）著；姚明威译. —北京：中国水利水
电出版社，2005（2017.10 重印）
书名原文：Protecting America's Health
ISBN 978-7-5084-3203-8

Ⅰ.保… Ⅱ.①希…②姚… Ⅲ.①医药卫生组织机构－
概况－美国 ②药品管理－概况－美国 ③食品－卫生
管理－概括－美国 Ⅳ.R199.712 R954 R155.5

中国版本图书馆 CIP 数据核字（2007）第 060662 号

书　　　名	保护公众健康——美国食品药品百年监管历程	
作　　　者	【美】菲利普·希尔茨（Philip J. Hilts）	
译　　　者	姚明威	
审　　　校	周海钧	
策　　　划	曹立亚	
出版　发行	中国水利水电出版社 （北京市海淀区玉渊潭南路 1 号 D 座　100038） 网址：www.waterpub.com.cn E-mail: mchannel@263.net（万水） 　　　 sales@waterpub.com.cn 电话：（010）68367658（发行部）、82562819（万水）	
经　　　售	北京科水图书销售中心（零售） 电话：（010）88383994、63202643、68545874 全国各地新华书店和相关出版物销售网点	
排　　　版	北京万水电子信息有限公司	
印　　　刷	三河市鑫金马印装有限公司	
规　　　格	170mm×240mm　16 开本　21.5 印张　260 千字	
版　　　次	2006 年 1 月第 1 版　2017 年 10 月第 8 次印刷	
定　　　价	35.00 元	

凡购买我社图书，如有缺页、倒页、脱页的，本社发行部负责调换

版权所有·侵权必究

序

  这本书为我们生动地展现了美国食品药品监督管理局（FDA）——这个在世界范围备受关注的食品药品监管机构过去一百年的发展历程。作者以独特的视角，对 FDA 从 1906 年建立至今遇到的重大事件进行了详尽描述，对有争议的问题也旁征博引，作了充分论述。该书不仅提供了大量史料，也提出了不少观点，令人信服。

  美国从 20 世纪初开始，经历了许多重大的药品安全事件。例如，20 世纪 30 年代的磺胺（sulfaniamide）事件，造成近百名婴儿死亡；50 年代的氯霉素（chloramphenicol）事件，造成一千多人死亡；60 年代的反应停（thalidomide）事件，在世界范围内造成几千名新生儿畸形；80 年代上市的 Tambocor、Enkaid 等药品，造成数万人死亡；90 年代的拜斯亭（cerivastatin）事件，造成数十人死亡。当然，美国也曾遭遇过大量的假冒伪劣食品和药品。这些事件对美国乃至世界范围的食品药品监管都产生了深远的影响。正如作者在书中写道，伤害事件才促使立法机构制定相关法律，政府加大监管力度，也让公众增强了饮食用药的安全意识。

  "首先是对公众健康负责，还是对商业利益负责？"一百年来，围绕这个最根本的问题，FDA 有过深入的思考和大量的实践，也经历了种种挫折和打击。期间，商业利益和公众健康之间的矛盾斗争一刻也没有停息过。于是，有人呼吁把药品审批工作从 FDA 剥离出去，甚至要求解散 FDA，把保护公众健康的工作完全交给市场。令人欣喜的是，FDA 成功地坚持了对食品药品的监管，它所代表的公平和正义最终得到了公众和社会的理解、支持和尊重。FDA 的成功，关键在于：在美国这个经济高度发达，商业利益、政治利益和公共利益纵横交错的大舞台上，FDA 很好地扮演了公众健康保护者的角色；在利益和风险交织的决策中，FDA 始终把维护公众健康放在首位，把科学证据作为监管决策的基础。这是本书给我们最重要的启示。

翻译这本书另一方面的意义在于：它让我们对 FDA 的发展有了更加系统的了解；它对事实和数据的客观分析，对中国的消费者和政府部门来说，具有很好的借鉴作用。它可以加深我们对我国食品药品安全形势和食品药品监管工作的理性思考，让监管部门、消费者、企业、媒体等共同关注食品药品安全，共同对公众健康负责，共建社会主义和谐社会。

纵观 FDA 百年历程，有成功的经验，也有失误的教训。我特别希望，各级食品药品监督管理部门的工作人员，都认真研读这本书，"择其善者而从之，其不善者而改之"；借鉴这些经验和教训，结合我国的实际情况，对中国食品药品监管工作的规律性进行积极探索。恪尽职守，为民把关，切实保障公众饮食用药安全，为维护公众健康做出更大贡献！

国家食品药品监督管理局局长

前　　言

随着我国社会经济的快速发展，人们生活水平的不断提高，身体健康已成为公众最为关心的问题，随之，食品和药品的安全问题将成为社会关注的焦点。

2003 年 4 月，美国食品药品监督管理局（FDA）发出公告，盐酸苯丙醇胺（PPA）由于严重药品不良反应将从美国撤市，短短几个月时间内，加拿大以及英国等欧盟主要国家均做出了将含 PPA 的药品从本国撤市的决定，我国食品药品监督管理局为保障公众用药安全也于当年做出了相同的决定。2005 年 4 月，美国 FDA 关于 21 种非甾体抗炎药的安全性问题报告再次引起了全球的关注。一时间，美国 FDA 成为了我国新闻界关注的焦点，甚至直接将美国 FDA 作为中国食品药品监督管理局的参照对象。

毫无疑问，美国 FDA 在保证美国食品、药品、化妆品、医疗器械等产品的安全和有效，保障美国公众安全、健康方面发挥了至关重要的作用，已成为世界范围内食品药品监管的权威机构，在药品监管方面的一举一动均受到世界范围内的广泛关注。我国的食品药品监管工作一直很注重学习和借鉴美国 FDA 的成功经验，并结合我国国情予以运用。但是我们感到，不仅是我国的新闻界和公众，即便是从事食品药品监管工作的专职人员，也并不熟知美国 FDA 的发展历程，因而很难以历史发展的眼光深刻认识美国 FDA 的监管能力和权威地位是如何形成的。

感谢美国 FDA 的资深专家和哈佛大学的教授向我们推荐了这本书。它详细生动地描述了美国 FDA 的百年发展历程。通过这本书，我们看到美国 FDA 所走过的曲折道路，看到他们曾经面临和遭遇到的各种困难，走过的各种弯路，看到他们如何面对食品、药品行业利益集团的抗争、面对美国国会的压力、面对公众利益的呼唤和媒体的谴责……在庆幸我们不必经历资本主义国家过度市场自由化和商业化所导致的各种问题的同时，我们也看到今天我们所遇到的许多问题，正是几年或者十几年以前美国 FDA 曾经遭遇的，其中涉及的食品质量问题、药品研发问题、药品价格管理问题、药品的市场化与人性化问题等等，对我国当前的食品药品安全监管工作都有着重要的启发和借鉴作用。

对于"磺胺醑剂事件"、"反应停事件"等几个对当今世界药品评价和不良反应监管产生重大影响的典型事件，本书也作了详细的记述，有利于我们更好地了解历史，思考今天。

"他山之石可以攻玉"，美国FDA在过去100年中积累的丰富经验，无疑值得我们借鉴。我们希望从事食品、药品安全监管的同行与我们一样能够从这本书中得到启发和帮助，也使关注我国食品、药品安全问题的读者得到思考和启示。

在本书的引进、出版过程中，得到了美国食品药品监督管理局药品审评和研究中心（Center for Drug Evaluation and Research, U.S. FDA）Shaw T. Chen博士和北京敏智教育咨询公司的大力支持，在此表示感谢。

国家食品药品监督管理局药品评价中心

目　　录

　　在美国的一些圈子里，批评"政府"和"政府管制"仍然是件时髦事。但事实上，在19世纪那种无序的状态下，FDA的出现意味着政府开始关注民众的权益，同时也将高水平的科学标准设置成商业的起点和现代社会政府决策的基础。政府监管的开始是政府实现自己保护民众承诺的第一步。

　　为什么能导致精神失常的抗生素现在依然在市场上销售？美国政府是如何快速批准艾滋病药品的？为什么会导致流产的草药没有任何标签提示？要想知道这些事件背后的真相就需要了解历史，了解事件的背景，了解FDA的发展史。

　　19世纪后半期，美国社会形成了新的政体，主宰力量是商人及其大公司。他们为了利润，开始在食品中造假。而造假的受害者——民众发起了对劣质食品和虚假标签的抗议和游行。农家出身的韦利，因其对科学和公正的使命感，也被卷入了商业斗争的漩涡中心。

　　随着社会的发展与进步，商业的狂热横扫美国，为了赚取更多的利润，大量虚假的专利药品开始涌入市场，商人们注重标签和广告内容胜过一切，诚信、科学的原则与商业利润的诱惑间的矛盾剑拔弩张。大多数人认为，美国需要进行政治改革。

人手不足的 FDA 跟不上医药市场的快速发展，无力对全部药品进行监控，医生们只能把制药公司作为主要信息来源，因此他们的误诊率极高，潜在的危机日益蔓延。

国会或公众。最终，国会通过法律，FDA 对于禁用萨卡林无能为力。

时至 1995 年年底，新右翼已经做了大量反对 FDA 的广告、论坛、新闻发布会和报告。他们下一步将把"改革"FDA 的建议写进法案，并提交给众议院审议。

FDA 作为监管机构的最高标准，在国际上享受良好声誉。然而，就在英国的疯牛病爆发仅仅几天后，美国的委员会就通过了法案，要求解散 FDA。难道这不具有讽刺意义吗？要知道，FDA 是美国抵御这种危机的最佳武器。

简介　政府监管的开始

1882 年，西奥多·罗斯福在纽约州做立法工作[1]。他那时年轻，经验不足，据罗斯福自己所述，当时的理念和行为都属于传统的保守主义世界观。他信奉"自由放任"，赞成给工人发低工资，让有钱人少纳税，认为公共服务越少越好。那一年，纽约州提出一项法案，其内容是把纽约市公交车司机每天的工作时间从 15 小时降到 12 小时。罗斯福反对这个法案，认为这是一个干涉市场自由的社会主义措施。内森·米勒后来写道，罗斯福认为，"工人生活条件恶化是源于自然法则或者个人性格，而不是由于经济或者社会的不公平"，公民状况的任何改善都应依靠个人努力，而不是政府干预。

不久，罗斯福面临又一个工人问题。当时，纽约市的烟草公司因为不愿意为工人建造工厂和仓库，就要求一些工人在家里生产香烟。由于工人领取计件工资，不愿意在家里工作的人就没有工作。工人们描述了他们如何被迫把制作香烟的工具和大堆烟叶（还有烟叶里面的各种昆虫）拿到他们原本就拥挤不堪的家中。

在工会积极分子萨缪尔·高伯斯的积极努力下，纽约州立法机构开始考虑通过立法禁止在工人家中生产香烟，因为这种做法给工人带来了巨大的负担。法案被转到一个委员会，罗斯福是该委员会成员之一。这样安排很可能是希望通过罗斯福的反劳工立场阻止该法案的通过。罗斯福说，他根本就不相信工人的生活条件会像工会成员所描述得那么差。但他在智力和体力上都喜欢探险。当高伯斯提出挑战，让他亲历其境去观看工人的生活状况时，他接受了。他认为事实胜于雄辩。

参观工人住宅是他成年后第一次面对野蛮的资本主义带来的破坏性后果[2]。眼前的真相令他感到惊讶和耻辱。他以委员会成员的身份对工人住宅做过两次访问，后来又私下去了两次。促使他这样做的不单单是烟草问题。他看到，不懒惰、不堕落、埋头苦干的人生活状况竟然如此糟糕。他的想法开始变化。在此之前，他认为那条禁止在工人住宅中生产烟草的法案"违反了自由放任的原则"，他同意那些商人们的观点：这个法案将使财产拥有者不能自由决定如何使用其财产。但是，他后来曾这样写道：

> 对这些工人住宅的初次访问令我感到，不管理论上如何，从常识出发，我也不能违背良心投票支持目睹的这种状况持续下去。在这种十分悲惨的生活条件下，工人们的孩子将来不可能担当起美国公民的责任……在绝大多数工人家庭里……男人、妇女和孩子们在他们用餐、居住和睡觉的房间里日夜不断地生产香烟。有时候一个家庭只有一个房间。更有甚者，在一个房间里住着两个家庭。

让罗斯福感到惊奇的是，除了这两个家庭之外，为了补贴家用，这个房间里还住着一个租户。"这一个房间里有几个小孩，三个男人，两个妇女。房间里到处都是烟草——肮脏的床边，角落里，到处都是。角落里烟草旁边还有残羹剩饭。男人、妇女和孩子就在这个房间里工作到深夜，然后在那里吃饭睡觉。"他很快就断定，这个法案是正确的。"我没有反对这个法案，相反，我积极推进法案的通过。"法案虽得以通过，但是法庭却认为这条法案违宪，理由是它侵犯了"神圣"的家庭空间。

通过这次不期而遇的经历，罗斯福增加了对政府和社会的了解。在这之前，他对弱者总是不屑一顾。但这件事使他意识到，自立和竞争精神固然重要，但它们在不公平的规则面前却毫无效力。他开始清楚地意识到，在一个竞争激烈的社会里，有两种社会问题需要克服，一是好逸恶劳，一是欺凌弱小。

罗斯福在很多政府事务上的原则是：商业自由毋庸置疑，但是如果商业规则偏向某一方，欺压另一方，那么商业自由就完全没有意义。罗斯福谈论国事时喜欢高谈阔论，好像国家有独立的性格，而他就是这个性格的塑造者。他意识到，只有商业自由和公平原则都得到尊崇，积极进取的精神才能不蜕变成懒惰或者傲慢。

罗斯福是商业的热情支持者，是社会进步的仰慕者。他担心，19 世纪资本主义的一些不公平现象，以及随之相伴的粗暴和自私，可能会对美国商业整体造成伤害。他目睹过他国发生的战争和革命；美国国内发生的暴乱受到了残酷镇压,但其中的公平问题并没有得到解决。为了实现公平,他争辩、诱导、威胁,但是一些商界朋友却对一切依然熟视无睹。

20世纪初期,罗斯福获得了一个机会实践他的哲学理念——商业和公平兼顾。这个机会就是食品和药品的销售。由于种种因素,市场上的食物质量非常不可靠。虽然外观不错,但是变质、掺假、腐烂的现象比比皆是。很多出售的药品完全没有价值:有效含量本已很少,再掺入了其他物质,以假乱真或掺杂有害成分。国家对食品和药品的卫生指标、纯度指标以及标签的真实性方面没有统一的规定。尽管愤怒的公众要求国会在提供清洁的食品和纯净的药品方面制定法律,但是国会受到大公司的牢牢控制,不愿意在这方面有所作为。

在这个问题上坚持不懈的斗争使《纯净食品和药品法案》(*Pure Food and Drug Act*)出台,以及后来成立食品药品监督管理局(Food and Drug Administration,FDA)。FDA是联邦政府的第一个消费者保护机构。不管政府执行什么样的经济政策,FDA的化学家和调查员的使命是确保企业提供无掺杂、无污染的食品和有效、安全的药品。

FDA创建于一个提倡改革的时代。但是它的成立遭到极大的反对,因为FDA这样的监管机构史无前例。进步人士(the progressives)在与看似无法无天的特殊利益集团做斗争时,成功地赢得了政府的支持和参与,商业再也不能够为所欲为。新成立的FDA是为公民服务的监督机构。它的具体使命是为保护公民的利益而实施干预手段,在必要的情况下与商业利益抗衡。罗斯福和国会在通过一项食品药品法规的时候,也建立了一个新的原则,即政府在鼓励商业的同时,也要在商业失去控制的时候进行干预。

多年以来,政府一直承诺要为公众服务。随着法律的通过、FDA的建立,以及实施一系列改革措施保证新的监管机构免受政治影响(金钱和政治影响不会完全消失),这个承诺终于付诸于行动。这些机构和后来成立的监管机构都是非政治组织,都具有法律依据和执法权力。实际上,与独立司法机构对民法和刑法的贡献类似,大多数情况下这些机构都不受政治影响。它们为政府决策提供的参考也具有中立性和稳定性。

大体上参照FDA模式建立起来的其他监管机构包括:环境保护署(Environmental Protecting Agency)、消费品安全委员会(Consumer Product Safety

Commission）、联邦贸易委员会（Federal Trade Commission）和证券交易委员会（Securities and Exchange Commission）。在过去一个世纪里，这些监管机构和它们的角色不断演变。演变的核心是，决策应该以经过实验证明的科学证据为基础。监管机构的讲究科学性，以及对商业进行干预的权力，与保护决策者不受政治影响的公务员制度或者提供免费公共教育事业，其重要性可以相提并论。

这本书描写了 FDA 历史上最重要的事件。作为事件的背景知识，在这里有必要对 FDA 的基本情况做简单介绍。它的规模一直很小。最初只是农业部化学局的几位科学家在实验室里做实验，并就美国食品药品质量问题提交报告。20 世纪初，国会改变了这个小机构的使命。FDA 成立以后，它从农业部转到了健康部——确切地说是"卫生、教育和福利部"（Department of Health, Education, and Welfare），后来改称"健康和人类服务部"（Department of Health and Human Services）。

商业的发展和商业提出的新挑战使得国会向 FDA 寻求科学和技术上的专业支持。自从 1902 年和 1906 年的法案规定了化学局的新使命以后，国会通过了 40 多项法案，赋予了 FDA 更多的职责——从检验食品颜料和添加剂的毒性，到监管产品质量和医疗设备等。它工作的种类和复杂性随着其监管产品的变化而变化——于是工作量也随其监管产品数量的增加而增加。

FDA 的一些工作成为了头条新闻。而在美国历史的各个阶段都有一两个著名的 FDA 事件。在 1919 年末和 1920 年初，25 个男子、妇女和儿童死于一场爆发性肉毒菌污染的食物中毒；FDA 追查到中毒起因来自加利福尼亚的橄榄包装厂，并消除了毒源。1937 年，100 多人由于服用一种新的抗生素糖浆而死亡，其中大部分是儿童。此批抗生素糖浆由田纳西州一家公司销售，其成分未经检验。FDA 的检查员找到了这种新抗生素的源头，在留下几小瓶后，将这些致命的药品全部销毁。1954 年，美国人首次使用小儿麻痹症疫苗。由于加利福尼亚州一家制药厂的失误，疫苗导致 260 例小儿麻痹症，其中有 11 人死亡。FDA 的调查员停止了疫苗的销售，并且发现由于生产厂家使用了较便宜的过滤装置，使一些活的病毒混进了疫苗中。

1979 年，是 FDA 在三里岛（Three Mile Island）核泄漏事件后建立了核放射监控机制。1982 年，当芝加哥的一位凶手把氰化物放进泰诺林（Tylenol）胶囊并导致 7 人死亡后，是 FDA 发明了不用开瓶就能查出有毒胶囊的办法，保证了在几天内对几百万瓶泰诺林胶囊的检查，并为查找更多的有毒胶囊做出了贡献。当恐怖主义者威胁要杀害参加 1996 年亚特兰大奥林匹克运动会的运动员的时候，是 FDA 的调查员对运动员的食品和水进行了 24 小时不间断的监控。

虽然这些著名的事件时有发生，但 FDA 的大多数工作还是默默无闻的。人们已经习惯性地认为食品和药品安全理所应当。一位作家发现[3]，FDA 的工作意义虽然重大，但是在局外人的眼里却显得单调乏味。在 FDA 巴尔的摩分局，调查员们的日常工作包括闻泰国黑虎虾的气味，对蟹肉进行抽样肉毒素检验等等。在费城，FDA 工作人员打开一箱箱的葡萄检查是否有发霉和腐烂现象。而有的时候则是企业向 FDA 求援，因为有时产品被人做了手脚导致产品销量急剧下降，这时就需要对产品进行详细检查才能消除这种干扰。企业的这种做法只是为了消除谣言，比如 FDA 拆穿了百事可乐罐里面有针头的谣言。

观察 FDA 的日常运作就好像快放一部电影——众多风险事件蜂拥而至又被一一化解。翻翻 FDA 最近的工作记录就能对它日常发现和纠正的错误有深切的了解：在密西西比一家工厂中，连续几次检查都在胡椒猫鱼填料里面发现了肉毒素。在堪萨斯州，由于检验失误，一个血库送出了受丙肝病毒污染的血液。在洛杉矶的一个诊所里，乳房 X 光机失灵，文件记录丢失。在科罗拉多州的一个制药工厂里，由于质量控制系统瘫痪，生产出的不合格药品险些被运送出去。在加利福尼亚，一个公司声称其销售的眼药水能治疗黄斑病变，而实际上药水里的成分不具这种疗效。在纽约，市场上出现了含有多种高剂量抗生素的死牛肉。

FDA 的监管范围很广，它监管大约 95 000 个企业的产品。这些产品的价值大约为每年 1 万亿美元，约占美国经济的四分之一。20 世纪末期，FDA 每年要为 20 万份由处方药和医疗器械导致的伤害事件编制目录。每一年，FDA 要回复 7 万个由消费者提出的问题，4 万个根据《信息自由法案》(*Freedom of Information Act*) 提出的要求，还有 180 个由公民提出的请愿书。每一年，FDA 要拒绝批准几百种危险的药品、医疗器械和食品进入美国市场。

FDA 是世界上第一个尝试对食品和药品进行广泛的科学评价的管理机构，并保持最高的科学水准。在监管机构中，FDA 的知名度最高，最受关注，并广为各国管理机构所效仿。由于它在国际上的影响力，FDA 被称为世界上最重要的监管机构。

除了监管食品和药品贸易之外，FDA 还为食品药品行业制定科学标准——产品是否安全和有效要看 FDA 的定义。虽然行业内部和保守派人士称 FDA 是商业的对头，但实际上，FDA 对成功的企业有极大帮助。FDA 在维持这些企业的信誉和刺激企业进一步发展方面起着相当重要的作用。

FDA 目前仍然按照监管产品的类别来安排其组织形式。对药品的监管由药品评价研究中心（CDER）负责；食品安全、食源性疾病、食品营养和食品标签由食品安全和应用营养学中心（CFSAN）负责；医疗器械安全，如起搏器、隐形眼镜、乳房 X 光机、微波仪等，由医疗器械和放射健康中心（CDRH）负责；血液供应品、移植器官和疫苗的安全由生物评价研究中心（CBER）负责；动物使用的药品，以及与动物相关的问题，如抗生素耐药性和疯牛病等，由兽药中心（CVM）负责。

FDA 的 9 000 名雇员在 5 个地区分局和位于华盛顿特区附近的总部工作。如果算上小的分支机构，FDA 在美国共有约 170 个办公地点。与其他政府机构相比，FDA 显得很小。它的员工人数不到联邦政府 200 万雇员总数的 0.5%，它的预算约为 13 亿美元，不到国防部预算的 0.4%。即使是监管范围小得多的农业部，在人数上也是 FDA 的 10 倍，在预算上是 FDA 的 50 倍。美国陆军工程兵部队（Army Corps of Engineers）的预算是 FDA 的 3 倍；NASA 的预算大约是 FDA 的十几倍。在很多年里，国会不断增加 FDA 的工作任务，但是并不增加相应的预算。因此 FDA 在上个世纪的一个核心问题就是如何把有限的资金分配到不断增加的各个工作领域。FDA 在美国提供的服务每年大约花费每个纳税人 4 美元。到目前为止，它的主要失误都是由于没有足够的人力和资源来执行它被赋予的多项任务。

除了日常事务外，还有由此产生的诸多社会问题，有关食品和药品，商业和管理，以及人类行为的管理。要分析这些问题，单单关注 FDA 的日常工作是不够的，还需要从长远的历史角度来看问题。

最近，极端保守主义者又开始了对消费者保护组织的新一轮攻击。他们拒绝将科学作为政策制定的基础，这些人包括罗纳德·里根。他在一次政治演说中表明，FDA 应该解除政府管制，让资本主义回到 19 世纪那种没有限制、没有管制的状态。在这些人看来，任何管制，无论其历史和效用如何，都受到质疑。

例如，1975 年，在一次电视新闻发布会上，里根声称 FDA 导致了美国人的无辜死亡，并举了药品利福平（Rifampin）为例："我认为，美国大约有 4 万多结核病人由于不能使用这种药品而死亡。而在过去几年里这种药品已经在欧洲被广泛使用。"事实是，在里根讲话的时候，利福平已经在美国市场上销售了 5 年。该药的生产者在 1970 年向 FDA 提交了申请。FDA 在 5 个月内就批准了这种药品的销售。无论怎样，说 4 万结核病人由于拿不到这种药品而死亡是无稽之谈。从 1968 年到 1978 年的 10 年间，不管有没有服用过利福平，美国死于结核的病人总数还不到 2.8 万人。这些人的死因大部分是由于诊断过晚，而不是由于他们是否用过某种药品。

在 20 世纪 90 年代中期，有人向国会提议完全取消 FDA，国会也朝着 19 世纪倒退了几步。例如，它在食品药品法律中删除了有关草药疗法和食品补充剂的所有实质性条款，结果现在这些产品的安全和质量总是遭到怀疑。

在一些圈子里面，批评"政府"和"政府管理人员"仍是一种时尚，好像他们不是保护公民的卫士，而是占领军。不管怎样，FDA 已经证明它确实是现代社会不可或缺的一部分。FDA 的历史也说明，监管机构不仅能够提供有效的保护，而且可以使高水平的科学标准成为商业的起点和现代社会政府决策的基础。

引子 挑战

氧氟沙星 (Floxin)

小说家戴安·艾尔斯，是一位身材小巧然而结实的黑发女人[4]，1992 年秋的一天，她的妇科医生告知，她的一侧卵巢里发现了一块囊肿。医生说，服用一个月的避孕药物就可以使囊肿消失。戴安按照医生的指导服用了药物，囊肿也消失了，但又患上了尿道炎。炎症非常轻微，她几乎没有注意到。医生给戴安开了抗生素，要她每天吃两次，每次一片，共服用三天。第二天早餐时，她吃了一片药。不到一个小时，她开始出现幻觉；她在自己家中的办公室里搞不清方向；她想把电脑关掉，却想不起来如何操作；她嘴里发干，左臂和左手有刺痛，于是给丈夫斯蒂芬·弗里德（Stephen Fried）打了电话。斯蒂芬是位作家，正在《费城》杂志社（*Philadelphia*）上班。平常镇定健谈的戴安发现自己此时发音困难，说不出完整的句子，而且词不达意。斯蒂芬给医生打了电话，医生让他把戴安带到急诊室去。

斯蒂芬回到家，发现戴安正对着自己的衣橱发呆。一件白衬衫就近在手边，但她却看不见。医生的诊断结果是，戴安患上了"急性谵妄"，她的下颚发酸。医生说这可能是由于她在癫痫发作的时候咬牙所致。她的瞳孔呆滞而且扩大，总觉得眼睛后面有什么东西在"溶化"。

医生给她做了各种检查——CT 扫描、心电图、MRI 和脊椎矫正——来寻找突发癫痫的原因——比如一个肿瘤，或者一个小的中风等，都一无所获。但是，毒物控制中心说，她的症状与此前他们曾经收到的一种新的抗生素引起的严重不良反应报告一致，戴安服用的正是这种抗生素。看来，这种抗生素和其他同类抗生素一样会导致癫痫、抽搐和"中毒性精神病"——一种由药品（即使是最小的剂量）导致的突发性精神错乱。

这时候，这对夫妇才明白，戴安服用的抗生素商品名为氟氯西林（Floxin），化学名为"氧氟沙星"，这是一种新的强效抗生素。医生们正用它取代常用的阿莫西林。免费的氧氟沙星样品正在流入医生的办公室和医院，推销人员吹嘘它药效强大而且安全，有的医生没有经过慎重考虑就把它开给病人使用。

医生给戴安服用心理药物，希望这些药物能逐渐消除氧氟沙星对大脑的影响。医生说如果几天内能把氧氟沙星从她体内清除出去，戴安就可能会恢复常态。

时间一天天过去，戴安仍然存在幻觉和视觉偏差。她的脑袋里总像是烟雾缭绕，使她思维不清。她会经常性地失忆，无法用准确词汇表达自己的意思，偶尔还会大脑一片空白。一次，她去附近的一个蛋糕店选生日蛋糕，回家的时候却迷了路。但最让人担忧的症状是她经常有突如其来的自杀念头，这些念头会突然蹦出来，其中还夹杂着自虐图像。

斯蒂芬决定调查这种药品的疗效。他很快就发现，服用氧氟沙星的其他人也发现类似的可怕经历，严重的甚至导致终身残疾。对这种药品的早期研究显示，服用该药品的病人中大约有 16% 都有严重的副作用——典型的反应是恶心和呕吐——这个数字约是药效稍弱的抗生素的两倍。此外氧氟沙星还有一种其他抗生素所不具的副作用：服用它的病人中有 0.6% 会产生突发性的心理问题。

斯蒂芬还发现，在费城还有另外一位妇女也对氧氟沙星产生了严重不良反应。她是一位 36 岁的律师，带着两个孩子。她的医生也从一种常用的抗生素转开氧氟沙星，服药时间是早上和晚上睡觉前。当她半夜醒来时，发现丈夫正惊慌失措地冲她大声呼喊。"我丈夫以为我要死了，"她说，"我癫痫发作——抽搐，眼睛向后翻，流口水，牙齿几乎咬到了舌根。等我清醒过来时，什么都不记得了。"她认不出自己的丈夫，她说，"我盯着摇篮看，却不认识我的孩子。"

尽管治疗还在继续，戴安和女律师却仍然受着严重精神疾病的折磨，她们已经患有终身残疾。截至戴安发病的时候，已经有 6000 多万人服用了氧氟沙星。这些人中有多少例类似戴安的症状？这些症状有多少被诊断出是由氧氟沙星所致，而不是被误诊为另外一种疾病？这些事件是否已经引起了相关的注意？制药公司在这方面有什么记录？FDA 对这个问题采取了什么行动？

到目前为止，这种抗生素的严重副作用的发生率是万分之一。如果 6000 万人使用这种药物，那么大约有 6000 人会产生严重的、永久性的甚至可能致命的药品反应。这种现象是可以接受的吗？什么样的死亡数字是属于正常值？我们如何判断一种药品是危险的，因而不能上市销售？既然有几十种其他的抗生素可以选择，那么我们的第一反应是这 6000 人的死亡都应该可以避免。当然，并不是所有药物对细菌感染都有疗效。因此这种抗生素可能治疗了一些其他药物（如阿莫西林）无法治疗的炎症。即使如此，除了在万不得已的情况下，为什么使用这种给某些患者带来如此灾难性副作用的药物呢？

生产氧氟沙星的公司无法说出由于服用这种药品导致精神失常的具体人数。公司倾向于把大部分事故归咎于氧氟沙星不良反应之外的原因。FDA 希望获得准确数字，但依照法律它只能依赖制药公司和一些对不良反应警惕性高的医生。在这种情况下，很长时间内都无法获得重要数据。

假使我们承认大部分药品是有疗效的，但这些药品同时会带来多大程度的伤害？

斯蒂芬·弗里德花了 5 年时间撰写有关他妻子药物反应的文章和书籍。之后他说："我想弄明白，伤害我妻子的是一个药理学错误，还是在人类与疾病的斗争中，她只是一个在统计学上可以接受的、被'友方炮火'伤害的无辜者。"

蛋白酶 (Protease)

4 年前，迈克·希尔死里逃生[5]。

迈克出身于一个勤勤恳恳的天主教家庭，家住马萨诸塞州里欧明斯特市。"我们家人都很坚强，"他说，"我们努力工作，做什么都是两班倒，很少交流彼此的感受。我父母吵架吵得很厉害。我很早就学会在他们吵架的时候继续吃早餐。"

虽然生活很苦，但迈克是生物学的宠儿。他长得英俊偶傥，天生一副运动员的身材，经常开怀大笑。他打橄榄球、曲棍球和垒球，夏天的时候做保镖。他成绩优秀，考入波士顿大学学习生物学和心理学的双学位，希望将来进入医疗行业。

在大学本科的最后一年，有很多模特公司邀请他加盟。他曾经在饭店和酒吧打工赚学费，现在也想看看自己是否可以在模特行业展露才华。一切进展很顺利，他随即决定毕业后先在时尚行业里做一年，然后再继续他的医学生涯。

1985 年秋，他刚刚 22 岁，坐飞机到了纽约，很快他就出现在电视屏幕上——喝着 Miller 啤酒或者洒着 Musk 香水；他还出现在商品手册里——穿着时尚服装或是凯文·克莱恩内衣。迈克也跻身模特竞赛，顶级模特公司都相互争抢。他的风度让人想起微笑的金·凯利——健康、有阳刚之气、温柔可亲。

迈克很快就适应了新的生活方式，对自己的迅速成功也很开心。他勤奋工作，喝酒有节制，不吸毒，性生活上也不滥交。做模特不久，在一次吃午饭的时候他发现自己坠入爱河。这件事令他吃惊不已：他爱上了一个男人。

不久他就生病了，症状好像是重感冒。他以为自己可能患上了单核细胞增多症（mononucleosis），至于其他可能性，他也不愿意多想。他父母家附近的一位医生给他做了一系列检查，包括 HIV。"几天后，医生打来电话说，我是 HIV 阳性。"迈克说，"当时我一个人在家。我上楼走到我父母的房间里，那里有枪和子弹，我最终没有自杀的原因是我想到了姐姐。"迈克的姐姐怀孕了，他想看到婴儿出生后的样子。他又回到了纽约。

迈克服用大量 AZT 和维生素 C，大把大把地吃营养品，用各种奇怪的偏方来维持他的免疫系统，比如喝蛋白奶昔。"我什么都试了——服用晶体、唱歌、冥想、按摩等。"

有一天，他觉得口渴，喉咙发炎，不能咽东西。他患了痢疾，体重骤降。"我没有减肥，"他说，"但我的胳膊开始变细，面部下凹。"他身体虚弱，也很害怕，于是取消了后续的工作。1995 年 4 月 11 日，他从米兰坐飞机到达他父母家时，肤色发黑，很快瘦得只剩皮包骨。

当地医院的医生说，迈克患上了严重的营养不良和严重的巨细胞病毒感染——他不能吃东西，肠道里什么也留不下。医生检查了他的免疫系统，看看他的身体能产生多少免疫细胞（正常人的数值是每升血液 800 个），结果竟然一个都没有。他每滴血液里的致命病毒数量超过了 20 万，感染的情况非常严重。医生说迈克面临两种选择——住院或者回家。不过无论哪种，他都会很快死掉。

他的家人刚刚建了一所新房子。"我只能给妈妈打电话，问她我能不能回家去，死在她的新房子里。我不想死在医院里。我想回家。她说可以。"

在艾滋病组织里的工作人员可以证明，当时艾滋病留给病人存活的时间确实令人心寒。尽管他们在治疗、居住、饮食等方面努力为感染者和患者提供帮助，这些病人仍会以每个月 30 人的速度死掉。志愿者们每天都要参加葬礼。一旦被查出是 HIV 阳性，病人所能期待的不过是时仅两年闭塞、痛苦的生活。

迈克不能走路，不能吃饭，体重从 173 磅下降到 115 磅。幸运的是，出院 3 天后，他还活着。他的新医生是波士顿的杰罗姆·格鲁珀曼。格鲁珀曼对艾滋病有多年的治疗和研究经验，也清楚所有最新的治疗方案。当迈克找到他的时候，一系列新药品正在上市销售，这些药品被称为蛋白酶抑制剂。

在这类药品出现之前，艾滋病患者似乎只能坐以待毙。从 1981 年艾滋病开始流行到 1987 年，一直没有治疗艾滋病的有效药物。在接下来的 8 年中，实际上能够治疗艾滋病的药品只有一种——AZT。但 AZT 的副作用很强，对艾滋病毒的控制能力也极为有限。

1987 年，FDA 只用了 6 个月就批准 AZT 上市，这是当时最快的速度。1996 年 FDA 批准首批蛋白酶抑制剂的时候只用了 42 天，以后差不多也同样快速地批准了各种艾滋病药品。

因此，当迈克在 1995 年到波士顿的迪肯尼思医院去见格鲁珀曼医生的时候，等待他的是好消息。对于他来说，生命只能按天计算。作为一项医学研究的一部分，格鲁珀曼医生给迈克使用了一种叫佳息患（Crixivan）的药物。像被耶稣起死回生的拉撒路一样，迈克的身体恢复得非常迅速。他的免疫细胞开始大量复生，血液里现在也查不出 HIV 分子。

像迈克的这种奇迹到处都在发生。到 1997 年末，美国死于艾滋病的人数下降了一半以上。由于医学的进步，以及制药公司和 FDA 迅速采取的行动，艾滋病对很多人来说已经变成一个危险但已经可以控制的慢性病。

迈克重返模特行业，活着，且生机勃勃。

薄荷 (Pennyroyal)

1994 年秋的一天[6]，珍妮弗·贝尔泽步行去当地的合作市场拿几样东西。她和丈夫，作家博克哈德·贝尔泽，最近刚刚搬到奥斯顿（Allston）。这里是贫穷的吉普赛学生聚集地，顺着查尔斯河坐几站地铁就能到达波士顿更为著名的区域。走过茶叶店时，她注意到了一种产于欧美的植物除蚤薄荷（pennyroyal），并停下了脚步。她和丈夫喜欢品尝当地市场上出售的种类繁多的茶叶。有些茶叶，如这种薄荷，出售的时候是放在大个头的"玻璃罐和散发着恶臭气味的大桶里"——这是她丈夫的说法——"我们手里没有食谱，只知道是薄荷的一种。把这种淡蓝色的花瓣放到热水中煮的时候，它们会释放出让人头晕的琥珀色物质。"

早在 1530 年出版的《牛津英语辞典》中提及薄荷（pennyroyal）时说到，英伦诸岛的居民拿它当草药使用，但医学典籍中将它作为药用植物的记载可以追溯到 2500 年前。可是，在茶叶店的桶罐里，薄荷（pennyroyal）的旁边没有任何说明、提示或者信息。它只是一种茶叶。贝尔泽夫妇曾尝试过很多种茶叶，"但我们真的很喜欢潘尼罗亚，"博克哈德说，"而且长期饮用它。我想可能是因为它有薄荷味，但又和胡椒薄荷不一样，味道非常舒缓，令人放松，是几种罕见味道的组合。"

夫妇两人都在俄克拉何马州长大，在高中时就是亲密恋人。为了工作的缘故，他们一直向东搬家。结婚不久，他们就决定要孩子。珍妮弗很快就怀孕了，两人都很开心，对孩子充满期待。他们买各种关于婴儿的书，四处征求意见，对孩子的未来编织着绚丽的七彩梦。

胎儿的最初迹象很好。珍妮弗定期到附近的诊所做检查，医生告诉她说一切顺利。但几个星期后，医生开始发现珍妮弗的荷尔蒙不正常，并没有像正常孕妇那样上升，但医生同时也告诉她不必担心。

当然，詹妮佛会时时感到惶惑不安。"我开始测量自己的荷尔蒙水平，并且留心和关注它们。"珍妮弗是个歌手，怀孕期间她继续参与儿童音乐剧《拇指姑娘》（*Thumbelina*）的创作。她排练的时候带着几大保温瓶的潘尼罗亚，来舒缓排练时的压力，也可以在唱歌后润润喉咙。

时间一周周过去，她就诊所得到的消息却越来越不乐观。她的身体好像开始排斥胎儿。终于，她在阴道分泌物里发现了"斑点"——点点滴滴的血液，然后就是剧痛和痉挛。"我记得在床上躺着，心情悲伤，身体痉挛而且疼痛。"然后从她体内流出一堆血液和组织。她流产了。

流产是个比较普遍的现象。大约四分之一的第一胎都会流产。但是珍妮弗怀孕时间较长，流产对她犹如晴天霹雳。"好几个礼拜，我都情绪不定，"她说，

"失去这个孩子对我影响很大，周围的一切似乎惶若隔世。我想这次流产可能跟基因有关，我开始做最坏的打算，也许我再也不能怀孕了。我的家人有这方面的病史。"她接着说，"不过我想我们总可以收养孩子。"

但很快，她和她丈夫就改变了看法。一天，丈夫博克哈德（Burkhard）坐在起居室里听摇滚乐队"涅磐"（Nirvana）的歌。听着听着，他说，"歌词好像险恶的儿歌，表面上天真无邪，分析后却让人吃惊不已。"歌词是：

坐下来喝潘尼罗亚，

蒸馏我的内在生命，

坐下来喝潘尼罗亚，

我是贫血的皇后。

……

贝尔泽夫妇后来知道，这种薄荷（pennyroyal）并不仅仅是茶。在历史上它长期被当作强效草药来治疗多种疾病，但最通常的用途是人工流产。高剂量的薄荷能严重损害肝脏，导致抽搐甚至死亡；小剂量会导致流产。

后来，博克哈德在为《夏娃的草药：西方避孕和流产史》（*Eve's Herbs: A History of Contraception and Abortion in the West*，作者是北卡罗来纳州大学的历史学家约翰·理德）一书写书评时，他写道，由于严重缺乏药用植物的信息，人们很容易忽略薄荷。"一千年，两千年，甚至三千年前，珍妮弗和我都会知道薄荷会导致流产。古希腊的任何一个接生婆都会告诉我们她花园里薄荷的用途。如果我们去看阿里斯托芬的喜剧，听到赫尔墨斯建议主人公给他的情妇'用点儿薄荷'的时候，我们也会心领神会地哈哈大笑。"

尽管草药、维他命、食品补充剂在医学方面具有悠久而时有危险的历史，人们一般都认为这些东西是无害的。我们整个社会都很容易忘记这些物质的危险。这种健忘症并非偶然。尽管消费者权益组织和个人积极要求了解这些物质的有效成分，但他们总是遭到厂商的重重阻挠。这些厂商似乎是19世纪的江湖郎中和假药制造者的后裔。

类似薄荷（pennyroyal）这种能导致流产的药用植物，怎么能够获准在销售的时候不为消费者提供任何警告信息？这实在匪夷所思。答案并不简单，它与美国医药行业历史上的政治和金钱密不可分。

为什么能导致精神失常的抗生素现在依然在市场上销售？政府是如何快速批准艾滋病药品的？为什么导致流产的草药没有任何标签提示？这些问题都不能简单作答，都需要了解历史，了解事件的背景，了解 FDA 的发展史。

故事开始于 100 多年前，那是个"强盗大亨"的时代。

第一章　韦利医生的时代

1863 年 4 月，一位年轻人走出自己在印地安那州农场的家，沿着土路奔赴 5 英里外的学校去上学[7]。他身材高挑，形容消瘦，身穿打着补丁、自家缝制的衣服。临出门只说了一句："爸爸，我到哈诺维学院（Hanover College）念书去了。"他就是哈维·韦利（Harvey Washington Wiley）。父亲除了在农场做工，还兼做其他工作。虽然需要哈维在家帮忙，但他没有阻拦自己的儿子。

哈维兴致勃勃地上路了。接近学院所在的小镇时，忧虑却悄然爬上心头。他想像着自己这个衣着寒酸的农家子弟走进有文化的城镇里，"被所有的学生欺负，成为老师们的笑柄"。但他内心深处却非常清楚，如果打道回府，教育将永远与他擦肩而过。父母给他朗读过《汤姆叔叔的小屋》和一本拿破仑·波拿巴的传记，再加上他自己在炉火旁苦读多年，这些都激励着他必须把握机会。哈维毅然迈步走进了小镇。

他走向城镇的步伐反映了当时美国的状况。在 19 世纪中叶，美国有 2/3 的家庭仍然从事农业，但是离开土地的浪潮已经开始拍打着城市的堤岸。很快，大部分美国人都相继涌入拥挤的城市租房子住。在韦利的后半生，美国国父们想像中的美国正在消失。（现在"农民"，即 farmer 这个词，已经在人口调查表上消失了。）

此时一种新的政体诞生了，主宰美国的是商人和商人们的大公司。当时称之为"联合体"（combinations）[8]，是一种新型组织——公司的最典型代表。这些大公司业务遍及全国，拥有雄厚的运营和投资资金、众多权势显赫的管理者和庞大的官僚机构。

商业市场——尤其是对钱的新态度[9]，使人们摆脱了世袭制这种基本上不会变动的旧社会体制。在新的社会制度下，聚敛钱财可以改变人的社会地位，资本主义市场和公司给美国带来了繁荣。过去成百上千的小包装厂已经被城市里的几个大公司替代，规模庞大的几个加工厂取代了以前成千上万个地方小磨坊。农村生产的食品现在被送到城市里的大工厂加工[10]，装进瓶瓶罐罐，贴上保质期，然后又廉价卖给农民们。

各个领域都在发明和使用新机器。轰隆作响的机器周围竖起了厂房，工人们在生产线的一端操作运行机器，另一端利润则源源不断地滚出。商品的大规模生产需要与之相匹配的商品运输能力，快速的交通工具缩短了空间上的距离。但同时，人与人之间的另一种距离却在不断扩大。因为已经没有人为自己或者邻居生产食物、衣服、药物或者简单工具[11]。取而代之的是商品的生产者和消费者。公司声名狼藉，因为它们越来越不负责，对竞争对手越来越野蛮，对工人越来越苛刻[12]。人们担心，这些大公司及其拥有者惟利是图的价值观将会很快取代个人尊严和荣誉。

对哈维·韦利和他的许多同代人来说，现代生活的到来令人兴奋而迷茫。商业的自由、科技的进步都让人兴奋不已。同时，新商业模式粗暴的一面也向传统道德发起了猛烈的攻击。

19世纪后半期，农民们在农场上集会（grange meetings）时谈到的是公司的残酷无情、农产品价格的日益降低和大公司对农民市场占有率的节节蚕食。农民们原来提倡安定的声音已经变成了全国上下的愤怒抗议[13]。

这个时代，在为金钱和道德危机提出解决方案的人当中，韦利是最早的一位代言人，同时也是最杰出的。他和其他进步人士坚信：首先，进步是大势所趋。第二，商业和科学、教育一样，对进步有巨大的推动力量，应该得到极大鼓励。第三，19世纪的经验证明，商业不能同时满足两个目的——一方面极力赚取利润，另一方面保护消费者不受商业的野蛮行为和劣质产品的侵害。也就是说，商业不能诚实无欺地实行自我监管。第四，由于商业的规模和影响力急剧膨胀，对商业的监管应该由政府执行，因为政府是惟一一个在必要的情况下能与商业抗衡的组织。这些观点在当时引起了轩然大波，争议一直延续到今天。

韦利即将成为美国第一个监管机构FDA的创始者，其宗旨是在商业越轨时直接进行制约。FDA的使命是提供一项简单的公共服务：保证在美国国内销售的食品和药品的安全性和可靠性。现在，有些人在提到FDA这个"政府监管机构"时，还抱着嘲讽和讥笑的口吻。这种否定态度是现代人的偏见，大体上来自对FDA使命和历史的误解。

农场出身的韦利看起来成名的机会渺茫。他身高 6 英尺多，举止非常笨拙。他在演讲方面有些天赋，但面对听众时还无法控制紧张情绪。他狂热信仰宗教，而且学术思想冒险大胆，这些都可能而且确实冒犯了虔诚的教徒。

韦利出身的小镇是共和党人的天下。他家里有 125 亩地，农场穿过两条沟壑，沟壑中的溪水汇入瓦巴斯河。不远处就是瓦巴斯河与俄亥俄河的交汇处。在 7 个孩子中他排行老六。年轻的韦利时常听到沿河而上的蒸汽船汽笛的尖叫。天气晴朗的时候，还能看见蒸汽船烟囱里冒出的黑烟。他的父亲普莱斯顿·韦利是个自学成才的俗家牧师，身上没有多少农民习气。母亲露辛达·麦克斯韦尔只上过 3 个月的学，尽管家务繁忙，她还是依靠自己的努力学会了读书识字。

普莱斯顿和露辛达求知若渴，他们对未来的世界充满憧憬，也希望自己的孩子能有一番作为。他们为家里的每个孩子提供教育，女孩子也不例外。他们为孩子们购买重要图书，订购几个星期才能收到的期刊读物。为了研究《新约》的最初版本，普莱斯顿自学了希腊语。露辛达的祖父憎恨奴隶制度，独立战争后不久他就带着自己的奴隶离开了肯塔基州。他到达印第安纳州后，立即释放了所有奴隶。

基督教在韦利家具有至高无上的地位，星期天到教堂雷打不动。哈维小的时候，父亲给学生上课时就把他带到教室里。他把哈维放到地上，用粉笔在他周围画一个方框，告诉哈维呆在里面别动。哈维显然没有动过（他肯定知道跳出方框的后果）。就在这个"粉笔监狱"里，哈维学会了阅读。

那时候的投票都是口头表决。1840 年，哈维的父亲在全县投了惟一一张反对奴隶制的选票。他投票的话音刚落，"黑鬼！"的叫骂声就扑面而来。他的父亲还冒着风险参加了"地下铁路"，把南方的奴隶送到北方重获自由。

韦利一家的正义感和他们的求知欲一样强烈，父母不断地提醒哈维要警惕社会上反民主的潮流。商人们利欲熏心，把工人当牲口一样使唤。他们给予工人的报酬仅能糊口，却压榨他们牟取暴利。这是"强盗大亨"（Robber Barons）时代的开始。普莱斯顿赞成创新，但是从不以公平作代价。

哈维从小到大的衣服都是用自家农场出产的绵羊毛手工制成的。他吃的每一样东西——蛋、奶酪、玉米、面粉、鸡肉、牛肉、羊肉——几乎也都来自农场。他亲手种植了当时的最新庄稼——高粱，并把高粱拿到磨坊，用一匹马拉着磨出糖浆。但他读过的书籍让他幻想另外一个更宽广的世界，幻想他的理想和未来。他幻想某一天学成归来,将知识带回到这片自己热爱的土地。然而,没过多久,美国爆发了南北战争。随后,经济剧变驱使大批农民背井离乡涌入城市,也使其中很多人从满怀一个个希望又像肥皂泡破灭似的陷入一个个绝望。

美国的财富很快地从大批土地拥有者流向少数工业家。到 19 世纪末,美国 60%的财富集中在 1%的人手中。随着商业繁荣,美国也遇上了经济周期——隔一段时间就会爆发的经济衰退。1873、1884、1893 年发生了三次大萧条。与经济周期同样重要的是商业和政治日益紧密不可分割,普通人不久前还在心中构想的社会已经永远地销声匿迹,政治的控制权从过去的国王和世袭贵族手中很快转移到富人手里,政治腐败远远超出了今天的想像力。美国参议院被人称为"百万富翁俱乐部",来开会的都是行业巨头的代表。由于政治党派对各州立法和选举规则的强硬控制,有钱人通过给政党捐款来使自己获得提名并赢得竞选的现象司空见惯。历史学家肖恩·卡斯曼(Sean Cashman)写道,"参议院代表的是经济利益,而不是它应该代表的地理区域。"[14]因此,国会里面不是密歇根、俄亥俄、内华达,而是木材、石油和银矿。政府没有公共服务功能,民众的抗议事件也被私人武装或者政府军队镇压。

也就是在这个时代,学术、科学和技术都以史无前例的速度进步。

对哈维·韦利来说,这个时代并不仅仅是激动人心的时代。1864 年夏天,响应联邦政府的志愿军号召,他离开学校,应征参加了印第安纳州志愿军 137 团。掌管他军旅生涯的是中士所罗门·汉普顿。汉普顿是一名乡村医生,当时正在联邦军队里做军医。汉普顿非常幽默,他这样描述韦利这个农家少年,"瘦削、细长,罗圈腿、斜眼,皮肤像在发黄疸"。两个人很快成为好朋友。韦利 1865 年从哈诺维学院毕业后的第一份工作就是在肯塔基州为汉普顿医生做学徒。

奥斯卡·安德森写道,韦利一边学医,一边"陪着汉普顿医生骑马在特林布尔县的山区里面到处出诊[15],有时是去接生婴儿,有时是去治疗枪伤……两个年轻人志趣相投,在工作之余喜欢下国际象棋"。韦利在印第安纳医学院获医学博士学位,然后就利用各种关系,进入哈佛大学学习。在哈佛不到两年的时间,他就以优异的成绩获得理学学士学位,同时做了大量社会工作。随后,作为必修内容,他开始出国学习。他的老师是世界上最好的化学家——这些人都在德国大学里工作。回到美国后,他任新成立的普度大学理学院院长。普度大学位于印第安纳州拉菲耶特市，以捐助者约翰·普度的名字命名。在普度大学，韦利建立了印第安纳州第一批学生化学实验室，成为该地区学术进步的标志人物。

他自己也继续从事研究，满腔热情地为各种手边的物质做化学分析——泥土、木材、水、化妆品。但他首要的研究对象是蔗糖和葡萄糖。

韦利教学出色，并且不断从州政府承接研究项目。随着他的声名显赫，很快使得某些人无法忍受了。普度大学的校长艾默生·怀特就是其中的一位代表人物。怀特以前是当地的高中教师，对印第安纳州以外的世界知之甚少，对科学更是一窍不通。他完全没有幽默感，在宗教问题上是个死硬派。在怀特的统治下，教授都应该信奉三位一体，也不能像韦利那样声称"所有"的信仰都应该得到包容。更糟糕的是，韦利坚持信仰自由，包括泛神论、无神论和一神论。

韦利鼓励他的学生要培养一种"无坚不摧的改善人类状况的宏大决心"。他像传教士一样号召他们采取行动：

> 哪里有需要，哪里就是你们服务的地方；哪里有愚昧，哪里就是你们教学的地方；哪里有疾病，哪里就是你们救助的地方；哪里有压迫，哪里就是你们反抗的地方；哪里有不公平，哪里就是你们主持正义的地方；最后，在生活的斗争中，哪里需要双手、勇气或智慧，哪里有死亡的威胁，哪里有爱与恨的风暴，哪里就是你们直面敌人斗争到底的地方。

有趣的是，韦利在普度大学的最后一刻与一辆自行车有关。他买了一辆"镀锡的哈佛牌自行车，前轮大后轮小。"不久他就被叫到学校托管委员会面前受审，其中一个委员宣读了他的罪状："委员会对他优秀的教学工作感到非常满意，也很欣赏他在学生中的受欢迎程度。不过，他们对他的行为……感到非常不安。他穿上校服和学生一起打篮（棒）球，大大损害了教授的身份和尊严。但是发生在最近的行为最为严重。韦利教授买了一辆自行车。同事们简直难以想象，学校的一位教授会穿着像只猴子一样骑在轮子上在大街上逛来逛去。"这种荒谬的指责发生两次以后，韦利毅然离开了普度大学。

在印第安纳州的时候，韦利开始参加地区和全国性的化学家会议，化学家在当时是新学科的科学家。会议热闹无比。参加会议的著名人士包括法国的路易·巴斯德和德国的罗伯特·科赫。这两位科学家都因发现了人类疾病的原因和治疗方法方面而声名卓著。当时他们两位除在大学任教外，还参与商业活动——巴斯德在酿酒业里工作，科赫在布业研究染布的最佳方法。对这两个行业来说，化学是生活和生意的中心。不久前，化学元素周期表刚刚被发现，这仿佛是自然世界中物质的地图。基本的化学物质——从最不稳定、最危险的到最稳定的——都被归纳成族。化学试验几乎能研究生物和非生物的任何东西，也许很快就会揭示一些物质的关键特性——如食品中各种成分对人体的作用，它们究竟是养料还是毒药。

在一次会议上，韦利结识了美国农业部部长乔治·洛林博士。韦利的才能立刻给他留下了深刻的印象。洛林正面临一个难题，在华盛顿，对于高粱是否可以取代甘蔗这个问题，他和他手下的首席化学家发生公开的分歧。首席化学家极力推崇高粱的价值，尽管当时用高粱炼糖在经济上是否可行还没有定论。洛林对这个问题感兴趣，但又不愿意花太多时间和资源进行深入研究，因此，他辞退了他的首席化学家。为了不希望别人认为他反对高粱这种新的、"美国的"炼糖植物，1883 年，他邀请韦利这位谨慎、优秀，同时又赞同用高粱炼糖的科学家到华盛顿出任美国农业部的新首席科学家。韦利欣然前往。

美国的科学和后来推动科学发展的大学体系都落后于欧洲很多年。美国大学没有健康学系，没有科学系，没有为科研筹集资金的方法；政府也没有商业和科学方面的法律规定；在大众眼里，只有知识分子和梦想家才对科学感兴趣；至于美国商人则对科学嗤之以鼻。

面对这种情况，韦利并不灰心，继续研究高粱炼糖。这个项目具有明显的经济意义，但韦利主要关心的是化学问题，尤其是化学物质对人体及健康的作用问题。食品化学对他来说是上帝为健康写下的神谕。他在德国学会了一种确定食物含糖量的新方法，用这种方法检验过印第安纳市场上的糖浆和蜂蜜——他惊奇地发现，这些产品中的绝大多数都掺有实验室生产的糖，因而更加便宜，而不是如商贩们宣称的那样完全来自蜜蜂或者甘蔗。他发表的有关蜂蜜和糖浆造假的报告在美国开创了一个先例，也引起了华盛顿农业部领导的注意。

人们意识到，食物是适于人体生存，用于保持健康的化学物质和营养物质的混合体。韦利和其他科学家们开始设想为美国的食品药品政策建立一个科学基础。在他的想像中，科学家们能够检验出食品和药物是否有利于健康，而政府也据此来制定相关政策。

但是，商业为了利润，已经开始在食物中造假，他们使用化学物质保鲜、掩盖食品腐烂的痕迹、伪造食品的颜色和纹理等。英国已经出版了一本食品行业虚假手段的目录。韦利担心，造假行为在美国市场也会猖狂泛滥。他没有权力制止食品公司和药品公司的造假行为，但是他可以将这些行为记录下来并公之于众。城市里已经发生过讨伐劣质食品和虚假食品标签的抗议、游行和游说[16]。现在，身处华盛顿的韦利成了这些团体的同盟军。

美国政府不喜欢也不容许干涉商业，只能制裁极端恶劣的商业行为。19世纪后半期的商业巨头们被称为"强盗大亨"事出有因。那个时代被称为美国历史上最无耻的时代。

韦利肩负对科学和公正的使命感，他的机构也很快卷入商业斗争的漩涡中心。

第二章 商业至高无上的时代

哈维·韦利是个具有长远眼光的现代派，他将自己所从事的工作和所处时代都视为绝佳机会。他还是个商人，曾亲历几次创业活动。他相信，政府不应该用直接命令或者不必要的法律来限制商业创新的自由。

在哈佛，韦利听过诸多令人鼓舞的演讲，其中之一来自议员 W·B·艾利森。艾利森说，自由是人类事务的一个伟大原则。他谈到了美国追求进步和外来知识的新精神，还提到过去的政府、教会和习俗在很大程度上压制了人类的求知探索。

> 在我们的政府体系下，你们的探索不会受到任何钳制和束缚[17]。大家都认识到一个真理，政府对个人观念自由不会进行任何干涉。在美国，按照自身模式与方法自由研究任何事物并进行科学大胆的探索，已成为人民的权利；美国人现在能够对科学发现、发明和进步做出其应有的贡献。

这段话的主要内容是关于"科学"，但是"发明和进步"意味着为了促进不同观念之间的竞争，商业应该提倡自由而不受管制。因此，科学的自由和商业的自由成为了同一块硬币相互依存的两个侧面。

韦利热爱科学研究也热衷于商业活动，他终其一生亲历这两个领域。然而有一个问题一直令他迷惑不解：科学严厉制裁欺骗行为；但在商业中，欺骗在攫取利润时却常常是可以接受的手段[18]。二者在此问题上大相径庭。韦利不能理解食品和药品中的造假行为。在他眼里，食品和药品是大自然给人类的化学产品，意义近乎神圣。有谁胆敢亵渎和毁坏上帝和自然为人类的馈赠？

在这一点上，可以食糖为例。化学实验室（包括韦利的实验室）已经可以低成本大批量生产葡萄糖这种纯糖，但用这种方法生产出来的糖不具有植物糖的味道。因此，当印第安纳州的商人把食品中添加的葡萄糖称作天然食糖的时候，韦利十分愤怒。离开华盛顿前后，他一直宣称这两种物质是不一样的。制造商可以使用较便宜的葡萄糖，但是他们应该做到言行一致。

19世纪后半期商业的狂热横扫美国，人们对商业的疯狂程度不亚于任何一次宗教起义。这是美国历史上第二次大规模的社会运动，也使美国完全背离了国父们的理想。国父们理想中的美国是一个安详的、以农业为基础的共和国。而现实的美国则是个多样化、富于活力、充满机械化和工商业的国家，买卖活动无止无休。

哥伦比亚大学教授塞缪尔·米契尔写道，早在19世纪前期，"民众和政府大力提倡发展商业的想法不谋而合。[19]人们的喜好和习惯都向着商业的方向发展。从美洲大陆的一端到另一端，大家都在喊着同一个词：商业！商业！"历史学家高登·伍德写道，当看到美国人把地产卖掉、投身商业的时候，来到美国的外国游客都惊呆了，整个国家都为买卖发狂。亨利·科雷在1812年向国会报告时说："这种狂热和人类其他感情一样，是不可征服的。对这种狂热只能疏导和管理，却不能摧毁它。"

伍德写道，"整个社会都热衷于赚钱和谋求个人利益——很多人对此感到恐惧和困惑。"[20]亚伯拉罕·林肯在去世前展望美国未来的时候曾感叹道："公司已经变得至高无上……高层人士腐败的时代即将到来。金钱为了延长它的统治，将挑起人们的偏见……直到财富被集中到少数人手里……共和国也将不复存在。"[21]

韦利搬到华盛顿的时候，发现自己也卷入了一场争论：是否应该限制以及如何限制商业行为？民众需要特殊的保护吗？如果需要，政府应该采取哪些举措？

终其一生，韦利也未能明了，为什么一些商人连最起码的荣誉观念都没有。对他们来说，商业中的弄虚作假行为简直必不可少。少数商人诚实无欺地销售优质产品，但其他商人似乎认为如果不采取欺骗手段就永远没有钱赚。韦利对于采用不正当的手段获取利润不屑一顾。为什么商人不能和社会上其他人一样信守原则？商业可以有各种创新的战术，可以开拓新的方法和全国性市场战略，但是商业为什么不能远离欺诈？为什么那些在俱乐部里看似诚实的商人要销售对健康有害的产品？韦利起初以为，个人荣誉感和同行的惩罚可以阻止欺诈行为，可以使商人的行为回到荣誉的规范之内[22]。

然而，内战后的商业欺诈愈演愈烈。到19世纪末，食品药品的腐败已经达到了登峰造极的程度。欺诈本身并不稀奇，很早以前就有缺斤短两、酒中掺

美国食品药品百年监管历程

and One Hundred Years of Regulation

水、在药品中添加无害物质以增加重量等做法。其中有些是犯罪行为，有时也得到了严惩。但是商业欺诈还从未达到过像 19 世纪后半期如此普遍与广泛的程度。流通网络的扩大使生产者不必直接面对消费者，客户此时可能不是他的邻居或者与他同住一州的人，因而商人可以大规模地造假[23]。欺诈变得轻而易举，也非常有利可图。

韦利手下的农业科学家们向国会提交了一份食品问题报告，里面详尽描述了一系列降低食品生产成本的化学成分、颜料和防腐剂。这些物质能在人的感官察觉不到的情况下，大大改变伪劣食品的外观、气味和味道，如：硫酸铜能使发蔫的蔬菜重新变绿；苯甲酸钠能使西红柿停止腐烂；三硬脂酸甘油酯能延长猪油的贮存时间；硼砂能去除火腿装罐时的变质异味等。

商业开始使用这些物质的时候[24]，正值农民离开农田涌入城市，外国移民也正集聚租房。农场上贮存食物时，首先要对食物和容器消毒。但这种方法对新商业来讲很不划算，大规模的消毒也难以实现。家庭妇女可以用一打罐子贮存泡菜，烂掉三罐也没关系。但商人不能接受这种风险；而且，产品要经过长途运输，食物在阳光下暴晒，在阴影里降温，在火车和货车上晃来晃去。既然消毒不是一个好办法，冷冻太贵且不实际，最佳选择就是在质量上做手脚。改变食品成了保存食品的最简易方法，于是上面提到的化学物质自然大行其道。

当时，美国没有制度规定要求检验这些化学物质对人体健康的影响。实际上也没有检验。销售掺有大量化学物质的食物不会受到任何惩罚，于是生产和销售防腐剂成为一个新行业。这些防腐剂的名称都和"冷冻"和"防腐"有关，这些产品都没有标签。食品公司的老板们在国会作证时也承认，他们使用这些防腐剂的时候，甚至不问防腐剂里有哪些成分。实际上，这些防腐剂的大部分都是稀释后的甲醛、亚硫酸盐、硼砂、水杨酸、苯甲酸等。（这些物质都有一定程度的毒性，现在在人体上使用时受到不同程度的限制，其中有 3 种被禁用。）

除了想方设法掩盖已经变质的食物，新的化学技术也给百分之百的伪造品提供了机会。一点褐色颜料加上一只死蜜蜂或者一点蜂窝，放到一罐实验室生产的葡萄糖里，就可以为厂商生产出廉价的"蜂蜜"。褐色颜料加上一点调料，就可以把葡萄糖"变"成蔗糖浆或者枫糖浆。一匙干草种子，加上一些调色用的苹果皮浆，就能把葡萄糖"变"成草莓酱。

由于大多数食品都按重量出售，所以从古至今商人都在商品中添加便宜的虚假成分。现在，在化学手段的帮助下，这种做法更加变本加厉。比如，在巧克力里掺入碾碎的肥皂、蚕豆和豌豆。为了在掺假后恢复巧克力的颜色，厂商又加入了红色的氧化汞——而大剂量的氧化汞可以致人死命。在面粉中添加铅笔灰、粘土或者石膏。为了增加重量，商人在面包里加入了可以快速吸收和保存水分的硫酸铜。

有些昆虫在碾碎后看起来很像粗糙的红糖，也因此会引发一种新的疾病叫做"杂货痒"（疱疹性皮炎）。在检查过程中，研究人员常常在红糖里发现大量死虱子，甚至还有一些活虱子。店员们可能就是在为顾客舀红糖的时候，导致了皮肤感染。

掺水的牛奶会危害儿童的健康，19世纪末出现了一种更加危险的混合物"泔脚牛奶"（swill milk）。酿酒厂为了节省成本，不给奶牛吃鲜草，而是把它们关在狭窄的牛棚里，牛头附近倾斜着放上长长的食槽。酿酒厂用谷物和水酿完酒后，把剩下的残余原料直接放到食槽里喂奶牛。这些饲料含有大量的水分，但没有什么营养。奶牛吃了之后，挤出的奶很多，但是不具营养价值。一份医学报告声称，一些地方的居民在购买这种牛奶后，婴儿的死亡率奇高，死因可能就是这种泔脚牛奶。

19世纪还是假药的黄金时代。医学史上不乏愚蠢的治疗方法和假药，但这个时代美国假药的盛行程度可谓登峰造极。

可靠的药品信息一直都很缺乏。人们对医生用药一直持怀疑态度，从很早开始就严惩假药的生产和销售。比起面包的缺斤少两和掺水酒，假药更是罪大恶极。因为假药不仅骗钱，而且威胁消费者的健康。即使存在有效的治疗方法，假药依然使病人无法得到应有的治疗。按照假药生产者对自己产品的掌握程度，我们可以这样说，他们在掏空病人钱包的同时，还犯下了人身侵犯罪、过失杀人罪或谋杀罪。

药品被分成两种：一种是医生使用的、虽然有缺陷却具有严肃使用意义的药品；另一种是没有医学基础、仅以掠夺利润为目的的商业药品。当时，药品是最先在全国范围做广告宣传的行业之一。商人们从大规模营销中看到了滚滚利润，假药生产顿时从涓涓细流泛滥成为了滔滔洪水。为专门适应这种新型商业模式，他们还创造了一类新药品和健康补品[25]。这些药品在英国生产，运往美国销售。虽然被称为"专利药品"（patent medicine），但大多数这类药品不具专利。"专利"和"专有"（proprietary）指的是配方的秘密性。开具药方的医生和使用药品的病人都不知道这些"药品"的配方是什么。

这种秘密性是个新事物。在每个发达国家，医生和立法者都合作编订《药典》或《国家处方集》，里面公开、稳定地列举出有效、安全的药品及其成分。这么做的目的是无论药效如何，保证消费者使用的药品是已知成分的标准混合物。这种为每一种已知治疗方法设定规范药品配方的努力，从 17 世纪开始延续到 19 世纪，发展至今都比较顺利。

这些专利药品的部分或者全部配方通常以医生使用的标准药品为基础，使用的植物和矿物质也相同。有时，它们的配方多达六七种甚至 40 种，但是效果基本相同。这些药品能够销售的惟一原因就是据说某地曾有某人被这些药品治愈过。专利药品与公开药品之间的主要区别不是配方或是药效，而是营销。包装和广告是假药盛行的主要原因。

这种手段在任何商品中尚属首次。美国著名食品药品历史学家詹姆斯·杨写道，厂商不为药品或药品配方申请专利，而是为独特的药瓶、药盒、标签的风格和标签上的图片以及广告等申请专利、商标和版权。

对这些"秘方"药的需求始于殖民地时期，当时这些药品都来自英国。独立战争时期，这些药品不能从英国进口，殖民地的商人们就把任何看似药品的东西放进英国的药瓶里销售。瓶子用光时，他们就叫玻璃工人仿制瓶子。销售的关键完全在于包装，而不是药品。这些"药品"也不具任何疗效。

商人们在瓶子的形状上做手脚，因为不识字的消费者读不懂药品标签，只能凭包装来买药。商人们热衷于瓶子、产品形象、宣传广告等等设计（比如大力士赫拉克勒斯征服九头蛇），他们还为药品标签、与药瓶一起出现的促销文件、张贴在篱笆和建筑上的药品广告等申请了版权保护。药品行业为自己的产品争取法律依据的做法是一个新的商业现象，远远早于其他产品，而且它们的促销和市场活动远远领先于其他行业。

商人们在药品名称上也费尽心机，比如称为"大康复"、"通用植物片"、"韦氏神经活力剂"等，这样的名称有 15 000 多个。药品的疗效宣传在 17 世纪和

18 世纪时还算比较隐晦，到了 19 世纪就变得肆意夸大其辞。比如，施氏（Swaim's）药品就声称能够治愈"癌症、淋巴结结核、风湿病、痛风、肝炎、梅毒"，在随后几十年里，这个名单变得越来越长。

19 世纪，在商业游说人士推动下，美国通过的新邮政法律也刺激了商业的发展。新邮政法快速并直接导致了制药公司采用直邮这种新的营销手段。19 世纪 40 年代，美国降低了大宗邮件的费率。很快，推销药品的手册、信件、商业报纸和其他资料就直接寄到消费者手中。这些专利药品是最先采用直销手段的商品。制药商也首次在美国这个年轻的国家里建立了全国性的市场。

报纸的发展也给药品的广而告之提供了新机会。在托马斯•杰弗逊的时代，殖民地只有大约 200 份报纸，大部分都是周报，发行范围也很少能够超出报纸的出版城市，跨城市的广告或文案基本上不存在。在美国成立后的几十年里，只有几份报纸能保证每天出版。到了林肯时代，每天早晨或者下午出版的报纸有 400 份；包含周报在内，美国的报纸总数已经达到了 4 000 份。

到 1860 年，美国已经实现了为儿童提供免费教育，大众的识字程度也大幅度提高。首先抓住这个新的大众市场商机的就是假药生产者。推销员和广告商为了出售药品，一时间报纸上推销这些药品的广告铺天盖地。19 世纪末 20 世纪初，专利药品行业在发放全国性广告方面居各行业之首。药品广告成为多家报纸的重要收入来源，常常占其全部收入的一半之多。药品历史学家约翰•达菲写道："随着便宜报纸杂志的大量涌现[26]，药品的数量也直线上升。"1858 年，新英格兰一份报纸所做的研究显示，报纸版面的四分之一，所有广告版面的二分之一，都充斥着专利药品。

同样，广告公司的大部分生意也来自药品广告。广告商还自己购买、出售，甚至制造药品。比如，广告业的先锋人士乔治•罗维尔有了新的创意，决定根据广告生产药品，而不是根据药品做广告。他发现了一个有多年历史的用于治疗消化不良的药方。该药可以轻而易举地制成重量较轻的药片，然后廉价邮寄。这种药品的名字 Ripans 来自其主要成分的首位字母：rhubarb（大黄）、ipecac（吐根）、peppermint（欧薄荷）、aloe（芦荟）、nux vomica（马钱子）和 soda（苏打）。他把药价定为 5 美分，而且编制了广告词："Ripans 包治百病……Ripans 能驱除痛苦，促进睡眠，益寿延年。"Ripans 面临的竞争很激烈[27]，上市几年后才开始盈利，其稳定的消费群体至少有 50 000 人。

尽管专利药品市场的竞争异常激烈，有评论家估计，在 19 世纪最后 20 年里，纽约市的 50 个专利药品制造商赚取了超过 10 万美元的利润。如果按照现在的美元价值计算，相当于 50 个百万富翁聚集于同一城市而且竞争于同一行业。即使按 19 世纪的美元计算，这些大亨中也有一打以上敛财百万。按照当时行业里的说法，要想药品走俏，至少要砸入 5 万美元的广告费。一位制药商说，他在盈利之前，在广告费上就花了 25 万美元。1900 年，莉迪亚·平克汉姆的植物复合物（一种假药，主要成分是酒精）在广告费上的开销就高达 100万美元。20 世纪，以上数字有增无减。

詹姆斯·杨写道，广告人把药品广告当成职业生涯中最重要的考验。19世纪最著名的广告词撰写人之一，克劳德·霍普金斯说，药品广告是对广告人的最高考验，因为"这些药品一文不值，除非你用广告提前创造了需求"。[28]

18 世纪，美国药品的数量较少，药品广告也形同虚设。到了 19 世纪中期，药商之间的竞争达到了近乎疯狂的程度。比如，1840 年费城的一位居民抱怨道，专利药品的广告已经达到了无法无天的地步，所有能放置广告的地方都是这些东西："酒馆的墙壁上，街道的拐角和街道的路灯上，火灾后的废墙壁，废弃的建筑和支架，所有城市和乡村空地周围的篱笆墙，还有汽船的甲板和货舱。"[29]总之，只要物主不反对，或者物主愿意出卖广告空间——所有目及之处都是药品广告，连乡下的岩石和城市里的马车也不例外。在 19 世纪 60 年代，有人曾写道："每一寸土地都难逃药品广告的劫难。"

专利药品的推销员和医生之间也发展成为一种类似战争的关系。两者都不擅长治病，但医生在赚取利润的同时，也希望能为药品的使用建立一个合理的基础。有一次，农业部长任命贝利医生对从欧洲进口到纽约港的药品进行为期一年的调查[30]。1846 年调查结束后，贝利在国会作证时说："我们进口的最重要的化学和医学产品中，一半以上都有严重的掺假或变质现象。这些药品不仅没有疗效，而且常常会危害人的健康。"贝利回忆说，因为很多药物里都有大黄根，他在三个月的周期内，检查过 7 000 磅大黄根，却发现"其中没有一磅质量良好或者安全。"

鸦片作为重要止痛剂，在到达纽约港后，剂量被减少到原剂量的三分之一，然后和西班牙茴芹等苦味粉末混在一起，掩人耳目。更糟糕的是，大部分从海上运来的鸦片都生了虫子。马萨诸塞州报告说，该州在1882年到1900年之间采集的药品样本中，37%有掺假现象。纽约采集了343个非那西汀（phenacetin）的样品，其中315个样品掺杂了高风险的镇静剂退热冰（acetanilide）。

当时的药品市场由于没有任何监管，基本情况大体上如同今天的海洛因、可卡因和其他类型毒品的市场。药品的供给不稳定，纯度总让人生疑，价格偏高而且变化无常，有些药品由于质量问题还会致人死命。

19世纪早期，英国和其他国家开始在国内立法保护食品和药品的纯度。但是在信奉自由放任的美国，"无耻的药品造假行为正在迅速泛滥。"国会研究食品药品问题的一个委员会在调查食品和药品问题后，得出这样的结论：美国"已经成为垃圾商品的接收站和大市场。这些垃圾商品不仅来自欧洲，也来自整个东方世界。"[31]英国的国会议员雅各布·贝尔也写道，在英国，在很长时间内，"美国认为够好的产品"指的就是"由于变质或者掺假而不得不降到与美国产品同样价格"的产品。

为了解决这类问题，美国在1848年6月通过第一部反对食品和药品掺假的法律。按照当时的逻辑，严重造假的罪魁祸首先被推到外国人身上。人们大肆宣讲外国产品在到达美国之前是如何变质的。因此，这方面的第一条法律就是禁止国外的劣质食品药品进入美国。

在法律通过的第二年，只有很少的劣质食品药品进入美国。因为按照法律规定，被拒绝进入美国的商品或者掉头返航，或者被销毁。那一年，纽约港拒收了90 000磅药品。而法律中没有提到国内产品的问题。

很多人都坚信，外国人的欺诈行为在美国并不多见。众议员托马斯·埃德华是位医生，也是负责调查食品药品问题的众议院特选委员会的主席。他说，"没有人相信美国人的造假行为和外国人一样猖獗。人们很难想像所有的药剂师会参与这桩非常罪恶的生意。企业之间的竞争、职业自豪感、人类高尚的品德，这些都会有效地抵制和揭发奸商的种种手段。"[32]

1848年的法律成功得快，失败得也快。政府没有设立专门机构负责监督食品药品调查员的素质和独立性。因此，在短时间内，调查员的职位成为竞选后分赃的战利品。调查员要遵从政治家的指示，而政治家对港口的进出口商品饶有兴趣。政治影响和贿赂成为调查系统的家常便饭。此外，调查员们也没有固定的工作标准。在什么是可接受的药品这个问题上，不同的药典给出的定义就至少有 5 种之多。

埃德华·斯奎布医生[33]是纽约布鲁克林的百时美药品公司的创始人，他以诚实著称。目睹了 1848 年法律的通过、早期成功以及之后的失败，他开始呼吁联邦政府任命独立的调查员来监督药品贸易。他说，药品市场过于失衡，需要政府干预以抵制造假行为。他说，"利润的神奇魔力"很容易腐蚀"大多数"药剂师和医生。他同情那些努力维持高治疗水平的人，认为理应给这些人提供公平机会以提高收入。

为确保药品的安全和有效性，独立调查员和高标准历来是管理中最重要的问题。这个问题的最终解决办法是公务员制度。公务员制度保证了公共服务人员的选拔和任命以人才素质为基础，不受政治的影响。药品的调查和检验工作最终也均由独立机构负责。

在美国药品制造和销售业中，各种专业组织尝试用自愿遵守的行业守则来制止假药和专利药品的危害[34]。美国制药协会（American Pharmaceutical Association）在 1852 年成立时，要求会员机构必须签署一个行业伦理条约。条约中声明，签订者将只销售高质量的药品。但时隔不久，人们发现全部问题绝非仅仅是国外的药品供应商，也非少数美国药物供应商。有太多太多的药剂师在销售合格药品的同时，还需要销售这些高利润的专利药品以维持生计。所以，1856 年，美国制药行业协会降低了要求，不再强制要求会员不销售伪劣药品，而改称在任何可能的条件下，协会都将尽可能地限制伪劣药品的销售。

纽约医学院的改革派约翰·格雷斯康医生也致力于解决药品造假的问题。他说，假药兴盛的原因"在于购买这些药品的大众，而不在于从中获利的商人"。这似乎表明，只有在主人把财物锁好的情况下，盗窃才是小偷的责任。他建议，教育公众提防假药的危害，同时允许药品行业进行自我监管。

诚信、科学的原则与商业利润的诱惑剑拔弩张。药剂师亨利·汉森对于博学的药剂学家们"把商业利益放到第一位"的倾向感到忧心忡忡。他认为，经营药房的人需要综合"博学的科学知识和深厚的专业素养"。尽管如此，药剂师仍然甘于为市场提供垃圾药品。另一位药剂师威廉姆·阿尔帕斯在谈到 19

世纪的药品生产商时说，"不要以为掌握药学知识的人都会以科学的进步为目标"，或者"为了满足对某种高等教育的追求"，这些想法都是"荒谬"的。这些人"经商的惟一目的就是赚钱"。

1863 年，斯奎布和美国医学会（American Medical Association）的一个委员会宣布，1848 年的法律是个彻底的失败，当时的美国政府针对国内市场还没有颁布任何法律。

最终，由于美国药品的伪劣程度极高，美国海军的药品和手术局（Bureau of Medicine and Surgery）宣布不再依赖商业供应者的产品，这些商业公司实在太不可靠。为了生产纯净有效的药品，药品和手术局成立了自己的实验室。

早在 1848 年墨西哥战争结束的时候，药品质量问题就曾经导致过一次恐慌。在墨西哥战争的死亡人数中，美军只有 9% 死于战场，另有 87% 是因疾病而死亡。私下的流言和新闻报道都把后者归咎于军队使用的伪劣药品。而事实上，由于士兵患有黄热病、痢疾和霍乱，无论药品纯净与否，对驻扎在墨西哥的美国军队都爱莫能助。但这一次声讨伪劣药品的声音却在后方引起了史无前例的反响：美国商人在欺骗为国家献身的年轻军人时也仍然毫无忌惮！众议院发表的一份伪劣药品报告写道："药品是为了减缓和解除伤病人员的痛苦。那些在药品质量上进行的冷酷、周密、处心积虑和致命的欺诈行为是没有任何借口的，也不应该得到任何宽恕。"

欧洲国家在这方面对美国产品越来越不放心。从 1879 年开始，它们开始对一些美国食品，尤其是肉产品实行禁运。美国产品质量的低劣给欧洲国家创造了建立贸易壁垒的机会，这种壁垒给这些欧洲国家的农民和食品制造商带来了巨大的商机。美国国内发生一系列由变质猪肉导致的旋毛虫感染后，英国驻费城的一位执行领事在给外交部的信中，用带着恐怖和玩笑的口吻对不幸感染上这种病的患者的症状做了描述：病人住在堪萨斯州，他"身体里有数以百万计的旋毛虫。从他的毛孔里就能挤出或者刮出这些虫子。病人能感觉到这些虫子在他身体里爬行，能感觉到它们在一点一点吃掉他的身体。"美国产品也是导致欧洲爆发旋毛虫病的原因，尽管这种推断可能缺乏依据。不过，即使在那些没有抵制美国产品的国家里，美国产品的销量也大幅度下降。

韦利这样描述他所处的时代："人们对 19 世纪 80 年代有不同的描述。无论如何，有一点是可以肯定的——在这 10 年里，商业发生了很大变化，也给社会带来很多罪恶，亟需补救。"

在 19 世纪最后 20 年里，美国有很多民众运动呼吁进行重大政治改革。改革的主要焦点是宏观经济问题和劳工危机。游行和暴乱的结果往往是流血和坐牢。到 1890 年为止，工人和农民的反抗在商业的压榨下尤为剑拔弩张：欧洲的街道上暴乱已经开始；无政府主义者和恐怖主义者在制造恐慌；号召革命的呼声越来越高。虽然美国的罢工和暴力事件不断升级，但商人们赚取每一分利润和镇压每一次挑战的决心却纹丝毫不动。

在 19 世纪的最后 30 年里，美国发生了 3 万多起罢工和暴乱事件。雇主开始和政府联合起来用大规模的暴力手段镇压工人罢工。暴力镇压事件中有三件具有代表意义：1886 年芝加哥市的干草市场（Haymarket）暴乱中，为了震慑社会主义者，政府绞死了无辜的抗议者；1892 年的霍穆斯戴（Homestead）罢工中，抗议削减工资的工人遭到了大量侦探的镇压，其中有 7 位工人被打死；在 1894 年的普尔曼（Pullman）罢工中，铁路工人采取了非暴力的形式抗议削减工资。美国的总检察官本人是两家铁路公司的董事，为了保护铁路公司的利益，命令军队进行干预。联邦军队杀死了 30 人，敢于和公司政策对抗的劳工领袖也遭到了政府的起诉和拘禁。

站在变革一边的政党是"人民党"（Populist Party），人民党起源于农民的抗议集会有浓重的原教旨主义色彩，强调"老百姓的权利"）。与此同时，与人民党持不同观点的地方性药品食品改革方兴未艾。艾利斯·雷凯是 19 世纪末美国食品药品改革运动的主要人物之一。她说："基本上家庭里的所有劳动都转变成了大工业，酿造、烘干、罐装和贮存现在都在家庭之外完成。"[35]美国妇女对这一变化并不十分在意，直到"她突然发现自己家人食用的食品根本无人类尊严可言"。

历史学家罗林·古德温写道，这个问题对于 19 世纪的美国妇女来说，是一个"重大、强烈、紧急，而且缺少解决方案"的问题。内战后不久，美国食品、饮料和药品的质量快速下降，严重损害了社会风气。当时还没有可靠数据来具体描述伪劣产品数量的暴增情况，因为政府的健康监管机构才刚刚建立，为政府监管食品药品的化学家也还是一个全新的职业。但从我们已经掌握的有限数据看来，这个问题相当严重。

当然，社会变革总是具有双重作用。它一方面导致了食品和药品质量的下降，另一方面却将妇女们从食品药品的生产中解放了出来，使其能够从更广泛的知识和社会层面考虑健康问题。妇女开始参加政治活动和社会活动，其中的主要形式就是各种俱乐部——虽然以俱乐部命名，这些团体常常是非常严肃的政治和社会团体。这些俱乐部出现在大多数州的各大城市中，并且开始建立当地的健康机构。随着这些俱乐部的成功，她们开始调查当地的健康问题，并根据调查结果采取行动。

妇女团体在各城市之间、州之间逐渐形成了联盟。和公司一样，她们也意识到，把地方力量集中起来是建立影响力的关键。这些19世纪的妇女组织常常被人们忽略。但实际上，这些组织不仅仅是妇女运动和消费者运动的复合体，它们还初次尝试了在准确事实的基础上对食品和药品进行管制和制定政策。

自由放任的经济学说主张，商业和消费者应该在没有政府援助和管制的情况下自由发展，但现在，这种信念开始动摇。法庭也发现，销售产品的行为本身意味着（明示或者暗示），所售产品不是假货，更不应当具有危险性。1874和1879年，有关伪劣食品的法律在伊利诺伊州通过。1881年，纽约州、密歇根州和新泽西州通过了类似的法律。到1889年，又有10个州通过了相关法律。到1895年，又增加了另外9个州。

在这些19世纪的法案建议中，有一些与我们今天的法案十分类似。如，在密苏里州，有人建议制药商应该在药品标签上注明配方。当时的常见配方中有一些大多数消费者都避免使用的物质，如砷、可卡因、鸦片和酒精等，但这些物质却相当盛行，难以避免。制药商声称，把这些配方列在药品标签上将会非常麻烦，而且成本高昂，"对公众也没有任何好处"。在经济学家发现"不必要的政府管制的重担"之前100年，密苏里州的制药商对这点就已了然于心了。

大多数人都认为，美国需要进行政治改革。人们也希望政府能通过法律来制止非常盛行的贿赂、包庇和钱权交易，但这种政治改革的要求并不包括商业在内。塞缪尔·莫瑞森在描述那个时代时说："律师、银行家和商业大亨们都认为没有必要对商业、交通或者金融进行改革。按照他们的自由放任的逻辑，'应该让树能长多高就长多高'，即使这棵树遮盖、杀死了它周围所有的灌木和其他植物。"[36]

历史上，民事权力或者宗教权力对商业和经济活动都施加一定程度的社会限制。但在资本主义肆意扩张的 19 世纪，这种长期的历史关系被颠覆了。社会处在商业的掌控之中，商业也不认为自身应该受到任何限制。公司是那个时代最大胆的成功，它给了人们前所未有的自由和热情去创造产品和利润。而且，个人可以不为他们的商业行为承担责任，消费者的利益得不到保护，这在商业史上尚属首次。

当食品药品纯净法案和广泛的社会变革都希望渺茫的时候，商业和政府里有头脑的保守派领袖们开始担心整个国家会不会在极度自私中崩溃，或者更糟——从资本主义转向社会主义。矛盾日益尖锐，政府的顽固性却日益增强。国会阻止了相关法案的通过，也取消了对这些问题的讨论。这就像是给开水壶盖上盖子，里面的压力变得更大了。

对韦利及其同时代的许多人来说，人类的快速进步给他们提出了一个新问题。从哲学角度来说，赞美科学和商业的进步是不是就意味着对传统价值的抛弃？不管怎样，冰冷的科学理性和商业算计似乎不能与令人欣慰的信仰和宗教和谐并存，这些信仰不仅是指宗教，也指上流社会秩序的支柱。用简单的话来说，问题在于，怎样才能使思想的交流和商品的交易既自由又有秩序？科学和商业在自由中都极富探险精神，法规和限制会不会给两者带来伤害？

这个问题以不同的形式在很多时间、很多地点反复出现过多次。这个问题的答案和自由探索精神一样，不是仅凭灵感就能获得的。问题的解决开始于美国那个短暂、重要，而且经常让人感到惋惜的时代，人们称那个时代为"进步时代"（Progressive Era）。

第三章 进步时代

哈维·韦利开始成为华盛顿的话题中心人物，他的名字经常成为媒体的新闻热点。他一走出房间，大家就开始议论纷纷，他的哈佛学位以及在欧洲的学历都得到了公认。他的身材也比较适合在公众面前演讲，他站在演讲台上声音洪亮。而且，他本人也喜欢演讲中和生活中的大胆举措。

他是宇宙俱乐部（Cosmos Club）的会员，后来成为主席。俱乐部的成员都是华盛顿的精英人士。作为一个知识丰富、好奇心强的化学家，他对酒和威士忌的细节了解甚多。在公众眼里，他明显极具现代特色——他是哥伦比亚特区第三个拥有私家汽车的人，也是第一个发生汽车交通事故的人（据他说是一辆马车撞了他）。

他的幽默感益处多多，也使他颇受欢迎。有一次，众议院拨款委员会（Appropriations Committee of the House，主要负责预算事宜）的一位委员用怀疑的口吻问他："农业科学家"到底是做什么的？[37]

"农业科学家可以让以前带来 1 美元的拨款议案现在带来 2 美元。"韦利立刻答道。

19 世纪末期，曾经给改革带来一线希望的人民党已经无声无息了。人民党反对工业时代的到来和现代城市的崛起，但是他们对经济不平等这个核心问题完全无能为力。民众支持人民党是因为他们谴责掌握经济和国家权力的人们的贪婪和残酷。但是，人民党在地方问题上失去了大众的支持，以后也没有机会控制国会或者选举出一位总统。

人民党之后的下一代美国人厌倦了空洞的政治口号，转而寻求合理的妥协方案。他们很快就获得了"进步人士"的称号。他们认为，政府应该帮助普通民众脱离困境，而不是对权势人物俯首听命。进步人士里既有坚持人民党主张的普通大众，也有受过教育但同情大众的上层社会人士。他们对强盗大亨式资本主义的贪婪和冷酷感到愤怒，但并不反对工业化的未来，甚至企盼着它的到来。正像作家威廉姆·艾伦·怀特在他的自传里写的那样，人民党通常是"破产的农民，持不同意见的律师和医生……还有不论爱恨都缺乏理智的神经病"。相比之下，进步人士与这些愤怒的人民党不同。进步运动的"核心是小资产阶级"。进步人士包括"小商人、专业人士、富裕的农民、劳工队伍里有一技之长的工匠……成功的中产阶级、小城镇里的市民、谷仓上涂了彩色油漆的农民、高薪的铁路工程师和乡村编辑"。进步人士里还有很多妇女。一些进步人士组织在全国各地有几十个分支机构，他们都要求进行社会变革。进步人士成功地在地方和州里通过了法律；他们给地方性的健康组织施加压力；合并成全国性的组织，推动联邦立法。他们抓住了人民党曾经关心的问题。用怀特的话说，进步人士"趁着人民党游泳的时候把他们的衣服都偷跑了"。

哈维·韦利是进步运动中的专业人士，和仕途顺利的西奥多·罗斯福一样，他们两人在前半生都是共和党人；当共和党不支持改革的时候，两人都脱离了共和党，并以进步人士的身份发出独立的声音。他们俩都表示，希望美国在成为一个富有冒险和进取精神的国家的同时，也关心普通公民是否得到了公平的待遇。

不管美国上下对改革的讨论有多么热烈，国会始终没有做出具体的举动。公司和竞选成功的政治家是伙伴关系，普通公民对国会几乎没有任何影响力——只有他们的暴力活动才能引起媒体的些许关注。罗斯福和韦利职业生涯的进展，以及进步运动本身，都要依赖媒体的帮助，因为媒体不受利益集团钳制，是与大众沟通的惟一途径。下面是媒体对这两个人的轶事的报道，从中可以看出他们的胆量，以及他们为公众服务的意识。

1895 年 5 月，罗斯福出任纽约市警察局长。他面临的问题包括极其严重的腐败和政治保守主义。罗斯福在解决这些问题的时候采用了进步人士的战术，即通过调查和媒体来让公众了解问题的严重性。腐败现象在 19 世纪末的美国社会中比比皆是，而以警察系统尤为典型。纽约市各级警官的职位都有公开的价格（普通警员可以花 300 美元晋升为巡逻员，花 10 000 美元可以升为警长）。买官的价格很昂贵，但可以很快从职位上赚回来。在 19 世纪 90 年代中期，纽约市警察局预算的 2/3 都来自贿赂。

罗斯福上任后不到一个星期，就强迫两名最腐败的警官辞职，并开始给具有公共服务精神的警察颁发奖章。他甚至开始在午夜时分亲自巡逻街道，视察巡警们的工作进展状况。

1895 年 6 月一个温暖的夜晚，罗斯福开始了他著名的"午夜漫步"。[38]大约两点钟，他从第五大道的俱乐部出发，向东走向第三大道。他竖起衣领，把宽宽的帽沿压低到眼睛上方作为"伪装"。和他一起漫步的是《纽约论坛报》(*New York Tribune*)的记者雅可布·里斯。按照里斯安排的路线，他们将走过夜间最危险的纽约东区 42 街和 23 街之间的街道。尽管每个街口都应该有警察执勤，但他们从 42 街向南一直走到 27 街才第一次看到警察。再往前走，罗斯福又发现了六位警察，其中有的在睡觉，有的在忙些其他事情，还有一个警察——按照《纽约论坛报》委婉的说法——"身体的一部分被女人的衬裙半遮半掩"。

在另一个晚上，罗斯福发现一位叫威廉姆·拉斯的警官没有按照规定巡逻，而是在酒吧里面吃牡蛎。对接下来的对话，《艾克塞斯先驱报》(*Excise Herald*)做了如下报道：

> 罗斯福：警官，你为什么不在岗位上值勤？
>
> 拉斯（故意咽下牡蛎）：干你……事？
>
> 酒吧侍应生：你胆子不小，敢进来打扰警官先生。
>
> 罗斯福：我是警察局长罗斯福。
>
> 拉斯（伸手去拿醋瓶）：是啊是啊。你是总统格罗弗·克利夫兰再加上市长斯特朗（声音提高），你真的是。赶紧走开，马上！要不然……
>
> 侍应生（用惊恐的声音低声说）：快闭嘴，比尔。他是罗斯福大人，没错！你没看见他的眼镜吗？
>
> 罗斯福（用命令的口气）：马上巡逻去。（警察出去了，一路小跑。）

罗斯福的传记作家埃德蒙·莫里斯写道："罗斯福的这些夜游轶事给纽约市民带来很多乐趣，他们多年都没有读过这么有趣的都市新闻了。以前媒体也从来没有报道过此类政府官员的古怪举止。"另外，罗斯福明确强调，警察将必须停止不公平的执法行为，警察在任何情况下都将严肃公正地依法办事，绝不能专门为那些每月付得起贿赂的人服务。对警察队伍的肃清使他一夜之间成为举国关注的名人，他的故事甚至流传到了英国伦敦。一位在那些年跟随罗斯福工作的记者布拉姆·斯托克（即小说《吸血鬼》（*Dracula*）的作者）在日记中写道："罗斯福将来一定会当上总统，因为他对奉承、胁迫、收买无动于衷。"

当罗斯福到华盛顿任助理海军部长时，韦利已经是华盛顿的一位知名人物了。美西战争结束后，从古巴载誉归来的罗斯福谈到了战争，也谈到了士兵们不得不服用的劣质食品和药品问题。这样，他和韦利站到了同一个阵营里。罗斯福的上司尼尔森·迈尔斯在美西战争结束后也说过，军队的给养再也不能依靠斯威夫特和阿莫那样的公司。他说，"这些公司给波多黎各送去了 337 吨所谓的'冷冻牛肉'。这些肉实际上都已经腐烂变质。送去的 198 508 箱所谓的'罐装鲜牛肉'也遭到几乎所有军官的谴责。"[39]

罗斯福说，有些士兵拒绝吃这种罐装牛肉。他原以为这些人都是入伍不久的新兵。有一次，他看到一个士兵把这种牛肉扔掉不吃，于是打算惩罚一下这个来自肯塔基的红发士兵。

"我吃不下这些罐装肉。"士兵向罗斯福报告说。

"你要是个孩子，就不要来打仗，"罗斯福答道，"做个真正的男人，把它吃下去。"

士兵服从了他的命令，不过立刻呕吐起来。

后来，罗斯福自己也吃了一些这种罐装肉。他说："我自己饿的时候也尝试着吃一点这种肉，结果发现我也吃不下。"这些肉"黏滑、坚韧、粗糙……像一堆纤维。"由于很多士兵食用这种肉后都生了病，军队把这些给养全部扔掉了。

韦利呼吁建立最起码的食品质量标准，罗斯福从古巴带回来的故事与他的努力不谋而合。韦利在国会里已经有了一批朋友。他也曾经要求国家重视食品质量问题，因为这事关商业诚信也有益于人体健康。但最终还是罗斯福的地位使他能够在国会召开听证会，并在 1902 年获得了进行食品药品安全实验的资金。

记者们把罗斯福的工作方式称为午夜漫步，给韦利工作的称呼是"缉毒队"实验。与罗斯福一样，韦利对全国媒体给他的巨大关注感到吃惊。

韦利从国会获得了 5 000 美元用于食品防腐剂的研究——当时防腐剂在食

品中应用得非常广泛，但如何进行试验还是个难题。他查阅了化学和医学文献，结果几乎一无所获。他不能从研究动物下手，因为那样只能获得最粗略的结果。毕竟动物不能说话，不能报告更细微的感觉。韦利请教了德国柏林的皇家健康研究会（Imperial Board of Health），德国对这类问题很重视，尽管缺乏具体研究，却已经通过了一些全国性法规。研究会的官员告诉韦利，他们曾经做过一个试验：给两个人服用硼砂，并观察这种防腐剂是否对人体有害。

韦利决定采用这种方法：在控制试验条件的前提下，把要研究的防腐剂给人服用，并逐渐增加剂量。这样，随着试验的进展，他就能记录下人体消化系统的任何显著变化，这将是关于常用防腐剂对人体作用的首次重要研究。

为了征集 12 名志愿者，韦利在报纸上做了小广告。没想到前来应征的有几十人。同时新闻记者开着玩笑，兴冲冲地跑来采访这个事件。

韦利挑选了身体强壮的年轻男性作为他的"豚鼠"，[40]这些人大多数是医学院的学生，或者是农业部里有科研潜力的职员。他希望这些"年轻、强壮的"伙计们能"最大程度地承受伪劣食品带来的负面影响"。韦利把农业部地下室的一个邮发室改成了食堂。其中放置了一张"卫生桌"，并将志愿者们召集到了这张桌子周围。试验开始后，志愿者们将只能在这个房间里进食（饮水除外）。食堂里有白桌布，一位手艺不错的厨师（韦利有时候亲自下灶），当然还有简单而美味的饭菜。

这些志愿者都没有报酬。韦利提醒他们说，实验看起来容易，做起来可能会难得多。他们只能在规定的时间内进餐，必须经常做全面的医疗检查。最麻烦的是，他们每时每刻要带着一个小包，包里面装着抽样用的瓶子和仪器。他们必须把每一次身体排泄物的样本送到农业部的实验室做分析。

实验持续了很多星期。最初 10 天，食品里完全不含防腐剂。随后，防腐剂的含量逐渐增加。最初的含量要低于或者等于美国人日常膳食中防腐剂的含量。农业部发现，食品生产商使用的 67 种"保鲜剂"中有 33 种都含有硼砂，因此硼砂是试验的第一个研究对象。表面上看，硼砂也是最不可能对人体产生危害的防腐剂。在硼砂之后，研究人员还研究了水杨酸、亚硫酸和亚硫酸盐、苯甲酸和苯甲酸钠，还有甲醛。

韦利最初认为，大部分的防腐剂对人体最多也只有轻微的作用。试验初期，他说："在食品中包含的危险添加剂这个问题上，我的意见并不像我的一些同行那么极端。我过去一直认为，而且现在也依然认为……食品生产商需要做的只是在标签上列出食品添加剂的名称和剂量……至于这些物质是否有害，应该让消费者自己决定。"

志愿者一开始每天服用 0.5 克硼砂，他们的健康状况没有明显变化。为了增加实验的乐趣，韦利大多数时候与志愿者们一起吃饭，也摄入同剂量的防腐剂。饭菜中防腐剂的剂量在不断增加，目的是找出人体能承受的剂量极限。韦利已经预料到，高剂量的防腐剂可能会导致消化不良。当剂量达到每天 2 到 3 克的时候，志愿者们的胃口急剧下降。他们没有食欲，总觉得胃里很饱。不吃饭的时候，他们会感觉消化不良或者腹痛。有些人白天的排便不好。当剂量增加到每天 4 克的时候，志愿者们开始出现严重的头痛和腹痛，而且浑身乏力，卧床不起。韦利描述道，这一剂量"导致了无法进行任何工作的残疾"。停止摄入防腐剂后，志愿者们在食用健康食物的情况下又重新康复了。（现代实验的结果表明，韦利的试验结论是正确的。硼酸现在已经不能作为防腐剂使用了。）

韦利在新一轮的实验里又测试了 4 种防腐剂。结果显示，有 3 种防腐剂即使剂量较少也能导致相似或者更严重的症状。志愿者中没有人死亡。不过韦利后来说，试验对一些志愿者的肠胃系统将造成终身损害。

韦利试验的缺点也很明显。比如，试验应该安排另外一组同样年龄和身体条件的年轻人作为对照组。他们应该与第一组志愿者吃同样的饭菜，但是不摄入防腐剂。将两组人员的试验数据进行比较，这样得出的结果将更具说服力。不过，当时的科学技术还没有达到这样的复杂程度。

在韦利做试验时，科学界对科学试验中的关键因素还刚刚了解。这种进展的速度似乎有些缓慢：4000 年前，埃及人的平均寿命只有 36 岁；到了 19 世纪初，这个数字也仅为 37 岁。由于缺少科学方法，人们长期以来不能揭开健康和疾病的根源，也不能对治疗方法做可靠的检验，根本的奥秘一直悬而未决。

19 世纪初是医学知识的分水岭。人们发现，统计学能把事实从经验中抽象出来，并简化成为人人可以理解的数字，是一个重要而且公正的研究工具。19 世纪 20 年代，巴黎的一位医生皮埃尔·路易斯建议医生从漫无目的工作方法转向系统地收集和分析数据[41]。路易斯提出的研究目标是被滥用的放血疗法。

他建议，所有医生都使用"数学方法"来研究疾病和治疗方法，从数据中归纳结论，而不是仅仅依赖个人经验。"如果没有统计学，"他在一篇文章中写道，"治疗学就只是一堆混乱、陈旧，让人生疑的处方而已。"他的观点在19世纪30年代的法国曾经引起了一系列学术争议。反对者们认为："疾病不是单纯、独立的现象。即使是同一种疾病，在不同病人身上表现出的症状也不一样，因此应该针对具体病例采用不同的疗法。数学方法对病人之间的大量差别束手无策，统计学只能让事情变得更糟。"

采用数据分析方法的医学试验继续进行，但数量不多。而且这些试验之间缺乏联系，与探讨病因的普遍理论也不挂钩。在18世纪一个著名的医学实验中，英国海军医师詹姆斯·林德在生病的水手身上试验了6种治疗坏血病的药物。当时的医学界以为坏血病是一种发烧和炎症。按照希腊医生盖仑在公元2世纪建立的医学理论，发烧和炎症都与碱有关，应该用酸性药物进行治疗。林德实验了苹果汁、海水、醋、硫酸、柑橘汁（柠檬和桔子），还有一种叫"eleturary"的混合物，由大蒜、没药（myrrh）、芥末、酒石乳等制成。

只有服用柑橘汁的水手被治愈。不过，当时的医学界对林德的试验方法仍然抱怀疑态度。林德本人也没有把柑橘汁作为坏血病的最佳疗法向公众推荐。英国皇家海军在50年后才确定了治疗坏血病的恰当方法。除此之外，还有一些对洋地黄、泻药和各种治疗水肿的方法的研究，但这些研究成果的重要性在50年或150年里都没有得到应有的重视。与科学数据相比，人们一直以来还是更相信医学"权威"的论断。

韦利对科学方法有整体的了解，知道客观试验在科学方法中占据核心地位。韦利的试验虽然有缺点，但毕竟是第一个对食品中的防腐剂做的科学试验。试验研究了防腐剂对人体健康的影响，而且参加试验的人数超过了两个。实际上，这些试验是政府依据科学制定政策的开端，这一传统不断持续，发展至今。

那时，美国的商人可以在食品中自由添加大量防腐剂和颜色添加剂。但从1887年到1902年，韦利和他的同事完成了一系列报告，详细描述了食品造假的各种手段。公众和国会对报告的内容感到震惊，因此才给韦利拨款5 000美元来做试验。韦利的试验也表明，食品药品改革将会引起公众的广泛注意。

在20多年里，韦利在有关食品药品安全的讨论中起到了主席或者主持人

保护公众健康

美国食品药品百年监管历程

的作用。他组织调查，发表报告，到女子俱乐部、各州政府的食品药品部门和专业团体去做演讲。他还帮助举办年会，组织科学家和行业代表坐在一起讨论食品药品立法问题。

在立法问题上，詹姆斯·杨写道：一年又一年，韦利"在州政府的化学家、医生、药剂师、女子俱乐部成员、记者、制药商和国会议员中间起着总指挥的作用，推动国会为食品药品问题制定法规"。[42]韦利在颇有气派的演讲词中谈到了食品药品问题的重要性："这场要求食品药品纯净的伟大运动到底意味着什么？"他自问自答道，"是伦理学在人的消化活动和治疗学中的应用。这是一个新的哲学，是有关新陈代谢的道德。"他用平白的语言描述了这个抽象概念的框架，即随着商业的发展，食品和药品问题已经从单纯的商业问题转变为一个关键的社会问题。这个问题的解决需要科学和技术的帮助。新知识要求人们重新定义各种食品和药品的概念。人类有与生俱来的检验食品好坏的器官，如鼻子、味蕾、敏感的消化器官等，但是技术的进步使得欺骗这些器官变得轻而易举。

防腐剂实验也使韦利改变了他自己长期信奉的一个观点。他过去总认为，只要在标签上注明，商人可以在食品中添加任何物质。现在他意识到，如果允许所有的药品、杀虫剂和化学产品自由上市销售，然后等到出现了严重的问题再去补救，后果将不堪设想。那时，商人在使用化学食品添加剂的时候几乎不受任何限制，无论添加剂的剂量多少、形式如何、毒性大小。他在想，既然初步有力的实验结果已经被公之于众，商人们是不是应该开始谨慎一些呢？[43]

后来，韦利和他的试验成为商业的攻击目标。韦利的反击一开始有些犹豫，但他越来越坚定地表示，除非有保鲜的必要，食品中不能随意使用防腐剂。在做试验之前，他从科学家和行业代表那里征求"专家意见"。而现在，他亲眼看到了参加试验的志愿者受到的伤害有多严重。他在国会作证时说，"我的调查结果说服了我。"

韦利的实验，以及社会上对食品公司和无能的地方健康组织（如果地方上有这些机构的话）的抗议，使国会内部关于食品药品法案的辩论变得更激烈。为商业利益服务的游说人士列举了很多反对立法的理由，如食品中的添加剂并不像人们想像的那么危险，改革人士在制造恐慌，美国公司有权利不受政府的干扰等。全国零售商店联盟（National Association of Retail Grocers）声称，如果政府在给食品中的"有害"物质下定义的时候征求商界的意见，那么该组织就赞成对这些物质实施禁令；否则，他们将认为消费者在购买食品时与购买其他商品一样，不应该享受特殊的保护。

该组织的一位商人，芝加哥地区的弗兰克·马登在国会作证时说，他的公司用糖浆和苹果皮生产廉价果冻。这些果冻的质量和味道都很好，但是如果在标签上注明这些原料，人们就根本不会购买它。很多行业都用诸如此类的借口进行辩解。

例如，专利产品协会（Proprietary Association）的法律委员会声称，"这种法律会摧毁美国的专利药品。"如果让消费者知道，这些看似高深的专利药品实际上与药店里的普通药品并无区别，制药公司将会面临灭顶之灾。该协会的成员还辩称，如果所有消费者商品都要遵守这样的法律，那么是不是应该告诉女士们她们穿的胸衣实际上不能给她们一个"优美、丰满的胸部"呢？医生在开处方的时候是不是也应该把药的具体配方用平白的语言向病人加以说明？

佐治亚州的众议员威廉姆·阿达姆森的话可算是虚假平民主义论调的代表。他说，他不愿意掏钱支持一个肆意干扰公民生意的官僚政府。如果联邦政府对食品药品行业进行监管，那么人们就不得不忍受"像瘟疫一样的间谍、无事生非者和告密者。我相信，美国有成百上千万的老年妇女，无论白人还是黑人，她们在食品方面比韦利医生一伙人懂得多得多。"他认为，联邦政府的任何食品药品法规不仅违宪，而且愚蠢。"这就像是在说，如果一个小孩的脚趾疼，我们就只能听（伊利诺伊州的）国会议员詹姆斯·曼在国会里面滔滔不绝讲两个小时这个脚趾头的故事，然后说国会应该采取措施治疗这个脚趾头。这完全违反逻辑、违反常识、也违反宪法。"

肉类包装行业的代表托马斯·威尔逊也许说得更准确。他说："这条法案将把我们的商业拱手交给理论家、化学家、社会学家等人。而那些为了建设这个'伟大的美国商业'而献出毕生精力的人们将失去管理和控制权。我们反对这个法案，也请求公众保护我们。"

商人对立法的反对态度在一次国会听证会上表现得淋漓竟至。他们收买了很多证人在听证会上反对立法。有的证人虽然没有拿到钱，但是也被告知，法案一旦通过，会对他们的生意产生极大影响。证人中还有一位来自底特律威廉姆斯兄弟公司的罐装食品生产商，名叫沃特·威廉姆斯[44]。

威廉姆斯不是公众人物，对理论的条条框框不了解，也不善辩论。他在听证会上陈述过自己的意见后，在问答阶段基本上实话实说。很显然，他并不清楚自己应当支持哪种观点。当问到他是否认为联邦法规是一件好事的时候，他说，他所在州的法律很混乱，给他的生意带来很多麻烦；如果联邦立法能改变这种状况，那当然是件好事。

接下来又问到他的产品情况。当问到他们公司生产的"14盎司高地草莓蜜饯"的配方时，他说里面有45%的食糖，然后为了降低成本，加入30%的葡萄糖，再加入15%的苹果汁，最后加入草莓。

"为什么是这种配方？"一位议员问到。

"这种配方很便宜，"他答道，"差不多是最便宜的……"

"为什么要放苹果汁？"

"为了降低成本。如果全是草莓和食糖……零售价格就会是35美分。瓶子的零售价是10美分。"威廉姆斯答道。

当问到苹果是从哪里来的？他回答就是那些被人扔掉的苹果皮和苹果核。包括虫眼吗？他说包括，不过这比罐装苹果的质量也坏不到哪里。

尽管威廉姆斯的公司在行业中声誉不错，在听证会上他还是为自己销售的产品的成分感到羞愧难当。他说他的公司没有使用虚假的色素，没有使用防腐剂，而且与一些竞争者相比，里面确实有真正的草莓。最后他说："我宁愿不做生意也不去生产伪劣产品。我认为食品上应该用标签注明食品的成分和质量（这正是法案要求的，厂商一般都反对这一点。）……如果我们能销售纯净食品的话，我们高兴还来不及呢。我们卖纯净食品会比卖现在这些食品赚得更多。"

大多数消费者都不清楚他们购买的商品质量如何。实际上，食品行业的质量标准低得出奇。如果没有法律规定，所有的厂商为了在竞争中生存，就只能追随奸商的做法，不择手段地大幅度降低成本。

历史学家托马斯·杨写道："臭鸡蛋和假奶酪在处理后，价格可以压得很低……这给农民的新鲜鸡蛋和奶酪的价格造成极大打击。如果没有法律监管，竞争会逼迫商人们采用最无耻的手段。"[45]参议院的一份报告写道：人们对"商业诚信"和"商业本身"都产生了怀疑。这种形势绝不能持续下去。

在讨论食品药品的时候，人人都承认造假现象的存在。但是消费者不能期望从政府那里获得任何帮助。众议院两次通过了全国性的纯食品法案，但每一次都被由共和党把持的参议院驳回。其中起主要反对作用的是罗得岛的参议员奈尔森·阿德里奇和两位为大公司服务的律师，康涅尼克州的奥维尔·布拉特与威斯康星州的约翰·斯布纳。奈尔森·阿德里奇本人拥有食品批发生意，与面粉和化学品行业也关系密切。他们三个都作为最腐败的人物而臭名昭著。

在这个问题上，哈维·韦利大概是美国最有发言权的医生。他说，美国每年大约有几万人死于专利药品和伪劣食品，其中最为严重的是给婴儿服用含鸦片的药品。在19世纪最后20年里，仅此一项就至少导致几万名婴儿的死亡。

美国最近的一项重要的食品法律是在1848年通过的，目的是制止伪劣食品的进口。直到1883年韦利当上全国首席化学家之时情况也仍旧如此。相比之下，英国在这期间又通过了两个新的食品药品法案。

1905年，《国家》杂志（*The Nation*）发表了一篇题为"食品法律年"（*The Year of the Food Law*）的社论，文中写道，美国在食品药品立法方面的表现"充分说明了参议院的诡计、分赃和卖国行为。"

最终，在遭受多年挫折之后，食品药品改革突然有了进步。改革的主要诱因有两个，一个是在杂志上发表的系列文章，另一个是一本"扒粪文学"（muckraking）的小说。

有趣的是，登载这些文章的杂志都是《女士家庭杂志》（*Lady's Home Journal*）。它是当时发行量最大的杂志，大概有100万订户。杂志的主编爱德华·伯克鄙视专利药品，而且曾经写文章号召抵制这些假药。系列文章的作者是律师兼作家马克·萨利文。萨利文发现[46]，最畅销的酒精药品之一莉迪亚·平克汉姆的植物复合物，长期以来一直在做虚假广告，其主要成分都是酒精。药品包装上有平克汉姆祖母般慈祥的笑脸。药品广告也邀请伤病中的女士们给平克汉姆女士本人写信，而且保证"男人们绝对不会"看到这些信件。萨利文发现，与这些妇女们通信的不是平克汉姆，因为她已经去世20多年了。（萨利文给平克汉姆的坟墓拍了照片，把照片放到平克海姆药品广告的旁边。）

萨利文还发现了为什么美国报纸都对专利药品三缄其口。专利产品协会的主席弗兰克·切尼为药品广告合同想出了一个绝妙的条款：如果政府通过新法律对专利药品加以限制，或者报纸在这个题材上做负面报道，那么药品广告合同就自动终止，所有计划登出的广告也都全部撤回。切尼说，在想出这个办法之前，他每年在贿赂上要花 75 000 美元（相当于现在的 300 万美元）。使用威胁条款之后，这个数字降到了每年 6 000 美元。其他专利药品公司很快纷纷效仿，结果也都非常奏效。比如，当马萨诸塞州辩论是否要制定食品药品法规的时候，报纸对这一消息根本不予理睬。专利药品公司还发出信息特意提醒报纸编辑们，如果报纸专栏对该行业的态度不友好，报纸将会付出多么惨痛的代价。

　　《女士家庭杂志》和大约六七种其他杂志对这个问题进行了连续报道。由于没有了报纸的竞争，杂志在揭发行业黑幕这方面大获全胜。这些文章中最出名的是萨缪尔·霍普金斯·亚当斯撰写的一系列 6 篇文章，发表在 1905 年 10 月到 1906 年 2 月的《考利尔》杂志（*Collier's*）上。

　　专利药品公司知道这些文章将给他们造成极大危害。亚当斯刚刚开始采访，他们就得知了他的写作计划。亚当斯很快就发觉，有两个侦探在跟踪他。一个周末，他坐火车从纽约到康涅尼格州参加一次家庭聚会，在火车站碰到了一位朋友的妻子，她也去参加那个聚会，两人上车后坐在一起。过了一会，他收到一张便条，上面写着，如果他继续调查药品公司，他和这位女士一起旅行这件事就会被公之于众。亚当斯还不清楚是哪家公司雇用了这两名侦探，但他认识这家公司所在地的市长。拜访市长时，他恰好从市长那里得知，这位要挟他的制药商最近在与一个有夫之妇偷情时，警察突然赶到。商人破窗而逃时，摔断了腿。这件事情还没有流传开来。亚当斯随即告诉这位制药商说他已经知道了这件风流韵事。很快，要挟没有了，侦探也销声匿迹。

　　亚当斯用化学分析的方法来辨认药品成分，并邀请病人报告他们吃药后的感受。比如，Peruna 是当时的一种畅销药，声称可以治疗多种疾病，包括感冒、黏膜炎（当时叫"卡他"，Catarrh）、结核、盲肠炎、流行性腮腺炎等，还有各种"女士疾病"。它的秘方是酒精和水，其中酒精占 28%，支持禁酒的女士们对它爱不释手。他揭露的另一种药品叫 Liquozone，这种药同样声称包治百病，从头皮屑到痢疾样样都可以治疗。它的成分其实只是 99% 的水和 1% 的硫磺酸——目的是给水加点味道。亚当斯指出，服用这种药品的危险性在于，病人以为已经得到了治疗，不必去看医生，结果贻误了治病的最佳时间。

亚当斯最重要的工作是调查含有高度致瘾物质的药品，他对这些药品的批评也最激烈。这些致瘾性物质包括鸦片、可卡因，还有最近较少提起的退热冰（acetanilide）。这些"安神药水"常常普遍地用于哭叫的婴儿，会导致婴儿死亡。1906 年，美国医学会刚刚开始收集医疗数据，就收到了当年十几名婴儿死亡的医生报告。退热冰是药品中的常见配方，往往用作"头痛粉"或者去疼片。它确实有止痛的作用，但也会大量地导致病人发生严重的心脏损害和心脏病突发——亚当斯在文章中列举了 22 名死于退热冰的患者的姓名和地址。

这些文章立刻产生了巨大的影响[47]。当期的杂志售完后，美国医学会又把每篇文章重印了 50 万份，立即销售一空。韦利也抓住这个机会，要求当时已任美国总统的罗斯福支持食品药品立法。到了 1905 年初，罗斯福已经从多方面了解了这个问题。其中有一个人是罗伯特·麦克多维尔·阿兰。他是肯塔基州的一位化学家兼律师，主管肯塔基州的食品法律，一直心怀敬仰地追随着韦利的工作。阿兰最终成为了赞成食品药品立法的机构——全国各州奶制品和食品机构协会（National Association of State Diary and Food Department）的领导人。他组建了一个团体，成员包括美国医学会成员（代表全国的医生）和艾利斯·雷凯（代表美国为数众多的女子俱乐部）。他们与罗斯福总统会面，要求总统采取行动。罗斯福承诺深入研究这个问题，而且说到做到。他同韦利、当时其他的著名化学家以及他的私人医生交流意见。到了 11 月份，亚当斯的文章已经开始连载，罗斯福也答应支持食品药品法案。1905 年 12 月，他在国情咨文讲话中正式表明他的支持态度。私下里，他也表示在声援之外，提供更多的帮助。

亚当斯系列文章的最后一篇出版后仅仅几天，厄普敦·辛克莱尔就出版了他更为轰动一时的小说《丛林》（*The Jungle*）[48]。小说的内容是描写肉品行业工人家庭的艰难生活，其中只有几页关于肉品包装的内容，但是这几页的内容已经使读者感到极度恶心，还有人看过之后不仅潸然泪下。在书籍出版前，"扒粪文学"的另一位作家林肯·斯泰芬也提醒过辛克莱尔说，不论内容是真是假，这些描写都会使读者难以接受。这些片断中最让人震惊的是对工人的描写：他们得了肺结核，在地板上吐痰，然后拖着猪肉在上面走来走去。书中还描写了贮存室里腐烂、发臭、布满老鼠屎的猪肉，这些猪肉就是香肠等肉制品的原料。

书中还写道，有的工人掉进酸性猪油桶里，他们的骨头虽然被捞出来，但身体的其他部分成了"杜拉姆牌纯净猪油"的一部分。

由于这几页卫生情况的描写，5家出版商都拒绝出版这本书。但这类事实并非首次在公众面前提出，查尔斯·爱德华·拉塞尔就曾经写过。英国医学杂志《柳叶刀》（*Lancet*）也发表过阿道夫·史密斯的文章，详细描述了美国屠宰场的恶劣环境。史密斯是世界肉品贸易的专家，据他的了解，没有相关法律规定的美国市场是世界肉品市场中最糟糕的。辛克莱尔顶住了出版商的压力，坚持保留这几页内容，而且在私人赞助的支持下，开始自费出版。书刚售出几本，出版商大博代（双日）—佩吉公司（Doubleday，Page & Company）就同意把这本书按原样出版。签约前，该公司合伙人之一沃尔特·佩吉把手稿校样送给《芝加哥论坛报》的执行编辑詹姆斯·凯利看。凯利回复了一个32页的评论，说是他手下的一个记者写的。实际上，评论是肉品包装商的广告商所为。发现了这个假冒情况后，大博代公司决定按原计划出版。书刚一面市就被抢购一空。

小说对屠宰场的描写似乎令人难以置信，但后来多项调查都证明了当时的情况确实极其恶劣。辛克莱尔在调查屠宰场的情况时，刚刚25岁，还在靠创作浪漫小说谋生。他信仰社会主义，为一些社会主义报纸写过文章，其中有一篇的内容是芝加哥肉品包装工人的一次失败的罢工。一位报纸编辑建议他写一本"工资奴隶"（wage slavery）的小说。"工资奴隶"是当时的流行词汇，指工人恶劣的工作条件和低工资待遇的困境。辛克莱尔接受了这个建议。他到芝加哥的肉品包装城，在那里和工人们一起生活了7个星期。他装扮成工人，手里拎着个餐桶在工厂里自由出入。他说："只要我不停止走动，就没人注意我。如果想做细致的观察，我就在同一个房间来回穿梭。"

辛克莱尔本人和大博代公司都把小说寄给罗斯福总统。在经历了古巴之行和韦利、阿兰的游说以后，罗斯福已经开始关注这个问题。恰在同一时期，农业部的一些雇员发表了两个"调查"报告，声称食品行业没有违规行为。不过很快这些雇员险些身陷丑闻。罗斯福每天都收到100封信，内容全是有关《丛林》中谈到的食品卫生问题。

美国幽默作家芬利·彼得·邓恩用爱尔兰方言描写了总统遇见一位芝加哥神

秘侍应生——马丁·杜利的遭遇。他这样描写罗斯福总统对《丛林》的反映[49]：

> 泰迪（译者注：罗斯福总统的昵称）一边有一搭没一搭地吃清淡
> 早餐，一边双手随意翻看这本新书。突然，他跳离桌子，大叫"我中
> 毒了"，随手就把香肠从窗户扔了出去。第九根香肠砸到了参议员贝
> 布里奇的头上，把他变成了一个金发碧眼女郎。香肠从他头上弹起来，
> "轰"的一声爆炸，把一个间谍的一条腿炸得飞上了天。香肠的碎片
> 还摧毁了一排优美的橡树。

他描写的是罗斯福总统与一个罐装火腿的近身肉博。据说，这种"罐装"火腿相当于熟石膏、木屑、绳子和粗心工人的混合体。什么地方应该有罐装鸡肉？杜利的回答是："煤矿"。

故事的另一个人物赫尼西在杜利的酒吧里喝酒。听完罗斯福大战火腿的故事后，他说，对阿莫斯（Armours）、史威夫特斯（Swifts）等"肉品托拉斯"的有钱老板们来说，惩罚方法是强迫他们吃自己的产品。

"这个建议我提过，"杜利说，"但霍根说这些老板会用宪法保护自己。他说，宪法禁止这种罕见而又残酷的刑罚。"

为了查出事情的真相，罗斯福把辛克莱尔请到白宫出谋划策。他不太相信辛克莱尔的描写，也不赞成他的社会主义观点，但他同意派诚实可靠的人对这些肉品包装厂进行秘密调查。他挑选了劳工部长查尔斯·尼尔和一位著名的社会工作者詹姆斯·瑞诺前往，并让辛克莱尔向两人说明情况。这两人将秘密抵达芝加哥，然后对肉品包装厂进行突击检查。但是，计划不慎走漏了风声。包装厂的工人日夜三班倒泼洒成桶的白灰清理工厂。尼尔和瑞诺一到芝加哥就受到了早已等待多时的记者们的欢迎。肉品公司也派了大队人马，随时准备向他们展示工厂和他们的现代方法。

工厂为这次检查准备了3个星期。但是尼尔和瑞诺还是对工厂里令人作呕的肮脏场景感到震惊，工厂管理层对卫生条件的淡漠态度也让他们反感。他们甚至目睹了一条死猪从生产线上掉到厕所里，工人们把它捞上来后，不加清洗就和其他猪肉一起贮存起来。

《丛林》出版后仅仅几个星期，肉品的销量就下降了一半。罗斯福也发现，

以前那些寸步不让、不肯合作的肉品包装商们一改往常的强硬态度，突然变得愿意接受某种程度的政府监管。

最终，辛克莱尔小说中的社会主义寓意也完全被读者忽略了，用他自己的话说，"我瞄准的是读者的心灵，结果打到了肚子上"。

韦利已经为食品药品立法奋斗了 25 年之久。在《丛林》问世之前的几个月中，他对立法已经完全不抱希望。[50] "参议院总是把纯食品法案交给生产委员会（Committee on Manufactures），"他说，"这就像是把婴儿扔到空房子里饿死一样。"但是今非昔比，法案得到了总统的支持，杂志和报纸也对这个问题做了大量报道。面对媒体持续不断的抨击，厂商们现在也要求政府制定相关法律。爱达荷州的参议员威尔顿·海贝恩说："在要求国会对纯净食品问题制定法律这一点上，社会各界的呼声在这个世纪之交真是空前的一致！"[51]

美国医学会也开始走进公众的视野，公开挑战参议员阿德里奇。历史学家肖恩·卡斯曼写道："美国医学会……用坚定的语气告诉这位共和党领袖，如果参议院不通过纯食品法案，该协会在美国 2000 个县的 135 000 名医生将促使他们的病人对参议院施加压力。"

公众的呼声和总统的努力最终获得了胜利。俄亥俄州的参议员阿尔伯特·贝弗里奇说："参议院被夹在中间。公众的呼声越来越强烈。一天下午，阿德里奇对我说，'告诉海贝恩，如果他要求考虑《纯食品法案》，参议院不会提反对意见。'"贝弗里奇替他传了话，但海贝恩却不相信，因为阿德里奇多年来一直想方设法阻挠法案的通过。海贝恩说他不想再次被人戏弄；贝弗里奇坚持说自己会负责任。于是，当天下午，海贝恩再次要求共和党领袖让参议院对食品法案进行投票。这时候，大多数参议员都已经准备好投赞成票了。

立法的时间从 1906 年春天一直持续到 6 月份，法案通过前后，国会里的斗争愈发激烈，形势也变幻莫测。首先讨论的是肉品法案。罗斯福没有立刻把尼尔—瑞诺的报告公之于众，他需要用这份报告作为对付众议院农业委员会（House Committee on Agriculture）的杀手锏。该委员会的主席詹姆斯·沃兹沃斯是个牧场主，对法案持反对意见。罗斯福对沃兹沃斯说，如果农业委员会通过贝弗里奇提议的法案，他就不公布尼尔—瑞诺报告。

沃兹沃斯没有答应。相反，食品行业的代表提出了一个折中方案。罗斯福说："这个折中方案糟糕透顶，它只能使目前的食品问题变得雪上加霜。"总统公布了尼尔—瑞诺报告。不出他所料，报告证实《丛林》中的描写是准确的。

在国会两院中，对立法问题的分歧最终演变成党派忠诚问题。共和党担心其内部保守派和改革派之间会产生不可弥补的分歧（这个分歧后来还是没能避免）。为达成共识，众议院的发言人约瑟夫·坎农亲自到白宫会见了罗斯福。为保障共和党的利益，他们两人同意邀请某人帮助两派达成协议。他们选择了众议员亨利·亚当斯。亨利很快促成各个利益集团达成共识，并把法案送交国会考虑。

经过种种斗争和变化，最终通过的《肉品检查法》（Meat Inspection Act）包括以下条例：组织联邦肉品调查员，并由国会每年拨给他们300万美元的费用作为工资（这在当时是相当大的一笔款项）。牛、绵羊、猪、山羊在屠宰前后都要接受检查。生病或者不合适的牲畜，以及不宜食用的部位，要在联邦调查员的监督下销毁。调查员有权力在任意一天的任意时刻对工厂进行检查，调查员有权检查肉制品是否含有"危险的颜料、化学物质和防腐剂"。立法后，农业部将对肉品加工厂的卫生程度划分等级，未经检查的肉制品或其他食品不得运出州外。有趣的是，不遵守这些联邦法规的后果不是罚款或者坐牢，而是政府将撤回所有调查员。这样，肉品上就没有"政府检验"的章，也无法运到州外销售。

《肉品检查法》是一个巨大的进步。它规定，产品的安全必须在销售之前通过政府的检查和批准。这个意义和1902年的《生物产品控制法》[52]一样，不过规模和有效度大了许多。

几天后，国会通过了《纯净食品药品法案》（Pure Food and Drug Act）。这部法律的意义和难度更大，斗争的时间更长。它建立了美国的第一个监管机构，同时又给这个机构安排了一项困难而含糊的任务。因为如何确定几百种相关物质的安全性就是个难题。除此之外，还有造假问题。药品都声称能治病。有的造假行为看起来明显，要证明起来却不容易。此时还不清楚如何在药品上市之前为消费者提供保护措施。解决问题的方法应该是用标签注明产品成分，并在法律中要求标签信息做到真实可靠。但在立法的争斗过程中，要求将专利药品成分在标签上注明这一条关键的要求被取消了。不过，提及诚信问题，法律在这一点上还是做出了含糊的表示——要求盒子或瓶子里的产品不能被伪造、掺假或者不纯。

法律同时要求，厂商如果选择在标签上做产品成分说明，那么这些说明就必须是真实的。法律规定必须在标签上注明的情况是：含有酒精、鸦片、可卡因、吗啡、氯仿、大麻、退热冰、水合氯醛或者尤卡因的药品，并说明其含量。此外，法律禁止在标签上"对产品或者产品成分做任何虚假或者误导性的声明"。也就是说，如果标签对产品做任何声明，这些声明就必须是真实的。但实际上，很少有标签提及产品成分。

那么对于疗效有何规定呢？如果药瓶上没有列举配方，却声称可以治疗癌症，这种标签是违法的么？（或者按照法律术语，是"标识不当"（misbranded）么？）答案是否定的。法庭也允许这种疗效广告，因为当时的科学手段还无法判定药品所声称的疗效。

法律对食品的规定与对药品的规定相差无几。如，食品标签也不能被"造假"或者"标识不当"（即在标签上提供虚假信息）。食品造假包括：缺少关键成分（如，面包中缺少面粉）；使用色彩、粉末、涂层、混合、着色等方法掩盖低劣质量；"肮脏、分解、腐烂"的食品；食品中含有"有毒或其他会使食品对人体健康造成伤害的物质"——最后一条在定义和执行时不好界定，但是这些有毒有害物质可能会包括一些防腐剂，如甲醛、硼砂、苯甲酸钠等（这可能是由于韦利试验的结果）。

除了措辞的弱点之外，法律在执行起来也存在难度，因为国会没有给执法部门拨款分文，而且法律没有授予政府权力判断某些行为是否属于违法。法律规定，政府只能在法庭上用证据说明某个食品或者药品触犯了法律。但是如果政府经过几个月甚至几年的努力打赢了官司，败诉的一方也只是轻罪，对第一次犯法者的惩罚不会超过 200 美元。广告传单、手册、报纸广告、张贴广告，还有后来的广播广告都不算作标签，因此法律规定并来起到实质性作用。

总的来说，法律成功地确立了两点：首先，打击猖獗的商业腐败的责任将由联邦政府承担；第二，专利药品和普通处方药一样，都被算作药物。（法律对药品的定义与专利药品制造商自身对药品的定义差不多："用于疾病的治疗、缓解或者预防的任何物质或者物质的混合"。）

1906 年 6 月 30 日，罗斯福总统正式签署《纯净食品和药品法案》。他说，进步人士在和进步人士做斗争，不过在这部法律中获胜的是其中较好的一半。"一半人……（希望）尝试着一项不可能实现的任务，即把我们的经济倒退到 60 年前。"而另一半人，他说，希望"认识到商业合并组织的必然现实，并相应地增强了政府对大型商业公司的监管能力。"

哈维·韦利对通过的法案并不十分满意。但当别人问他的感受时，他以问代答，"一位将军在赢得一场大战并结束敌对局面的时候，你说他会有什么感受？"

与哈维·韦利道德术语的表达方式一样，罗斯福说："每个新的社会关系都会产生新的不道德行为，也许过去我们管它叫罪恶。社会要经过很长时间才能把这种罪恶转变成可以用法律手段有效惩罚的犯罪。"在对美国生活方式的重新定义中，罗斯福说政府必须为公众主持正义。这一方面是被商人的贪婪和邪恶所迫，另一方面也是由于科学进步给人们带来了新的希望。历史学家詹姆斯·杨写道，公众突然间对科学兴趣大增。经济学家艾尔文·费雪也表示，因为"人们逐渐意识到，他们的生活条件是可以不断提高的"。[53]人们开始觉醒，做事可以更有尊严，医学和科学的新发现可以改变世界的面貌。

人们慢慢意识到，法律的颁布也带来了政府政策的根本性改变。现在，政府的职责不仅是保护商业，而且要保护消费者不受某些商业行为的侵害。同时人们也深有感触：在应对政府政策方面，商业比普通消费者的能力更强。在某些方面，如保证国家的食品药品的安全有效方面，政府必须保护消费者不受商业的侵害。但这个原则说起来容易做起来难。

保护公众健康

美国食品药品百年监管历程

第四章　法律的胜利和失败

媒体把新法律的通过称作韦利医生和他的团队的胜利。《纽约时报》的社论作者兴奋地写道："现在，公众使用的食品和药品质量都得到了保证。"[54]《纽约论坛报》写道："有人可能抱怨法律走得还不够远，在细节上还有这样那样的缺陷。但最重要的是，法律确实树立了一个重要的先例，并且为以后的国会立法提供了一个有力的借鉴。"在揭露专利药品的危险性方面起到了很大作用的记者萨缪尔·亚当斯则认为，法律标志着专利产品协会的"全面惨败"。大多数制药商认为，法律使"伪劣"厂商无法经营，从而使"信誉卓著的厂商"真正获益。

法律的通过是长期斗争的结果。美国在利用法律手段控制商业欺诈方面晚于其他国家多年，但美国的法律也有着自己的特色——它不仅定义了哪些商业行为属于非法，而且成立了一个专门机构来执行法律。以化学家韦利为首的这个机构人数不多，由研究员和调查员组成，但是可以就食品药品的黑暗面发表报告，并在有限程度内用法律手段制裁违法者。表面上看来，法律的颁布将给商业带来大规模的整顿。但这种乐观情绪的持续时间没有多久。很快，人们就意识到，制定法律只是第一步，关键还是在于执法。

韦利领导下的农业部化学局（Bureau of Chemistry of the Department of Agriculture）现在肩负着更大的责任。从化学局成立的第一天起，韦利就收到了数不清的请求，要他对新法做出解释。他自己也不知道该怎样回答，具体的规定还没有起草，也没有新员工和经费来进行抽样调查以发现那些尚未查出的伪劣商品。而且他们也需要把法律条文转变成农业部的具体规定，并提出相应的建议或者采取行动。

化学局在执法方面取得了一些成功。调查员的第一个集体行动是打击纽约市的"死马"贸易[55]。当时的马匹经常猝死路上，而且尸体在那里停留很长时间都无人处理。哈德森河对面的海肯萨克市有一家公司专门派马车把这些城中的死马拉到新泽西州,用作肥料。但有大量的死马肉又流回到纽约市,当作"牛肉"在市场出售。化学局的调查员决定用暗访的方式来瓦解这个组织。在海肯萨克市的工厂附近的大垃圾堆周围,两名调查员满身灰尘、衣衫褴褛,与一小群无家可归的人混在一起,共同在海肯萨克工厂附近捡垃圾,同时监视工厂的情况。另外一些调查员则前往工厂应聘,其中有一人很快就当上了车夫,赶着马车到纽约市里搜集死马。因而他们很快就搜集到了证据。但在对工厂进行突然搜查的前夜,当地官员走漏了风声,工厂的老板逃之夭夭。尽管没有提起正式公诉,化学局的这次行动还是成功的,因为这个非法团伙被瓦解了。

另一个成功例子是调味番茄酱。化学局知道,调味番茄酱的大部分成分都是"高度腐烂"的西红柿,但当时一时还很难证明。为了消除细菌,厂商在番茄酱中加入了防腐剂,然后添加醋和香料来掩盖气味和味道。化学局的化学家们找到了两种确认瓶中腐烂物质的方法。首先,由于腐烂的西红柿含有的汁水较多,其中的固体物质的重量较少。通过检测固体物质的百分比,就可以鉴别食品质量。另外,他们发现,腐烂的西红柿里一般都明显含有高浓度的真菌。

但不幸的是,调查工作不能秘密进行,也不能强迫工厂的工人出庭作证或是提供文件证据。不过,在印第安纳州的一个重要案件中,一位调查员发现了一个公司文员的住址,并说服这名文员给他提供一些工人的名字。在法庭上,化学局调查员出示了他们的化学证据,不过仍然觉得不足以说服地方陪审团。于是他们传唤了一位在分选输送带上工作的老年妇女出庭作证。她说,输送带的速度太快,她根本没时间拣出所有的烂水果。而实际上,传送带转得太快,就连田鼠也得从输送带上跳下去逃生,那些跑得慢的田鼠的尸体就成了番茄酱独特的调味品。她的证词引得整个法庭哈哈大笑。化学局也胜诉了。

调查员和科学家联手检查市场上的食品药品质量,这在美国历史上还是第一次。虽然参与的科学家为数不多,但是由于他们的精神和使命感,这些人逐渐成为化学局的核心力量,在保护公众健康方面起着侦探的作用。

多数情况下,大部分公众都愿意协助调查员的工作。但有时他们也会遇到挫折。例如,北卡罗来纳州的一个公司声称它生产的牡蛎罐头里有5盎司牡蛎,实际上大约只有1盎司,其余都是液体和残渣。双方陈述完证词后,法官对陪审团说,如果陪审团认为牡蛎分量不足(法官提醒说这一点是有证据证明的),

保护公众健康

美国食品药品百年监管历程

陪审团就应该为政府作出公正的判决。化学局的保罗·邓巴对公诉人说，从法官的意见看，化学局会打赢这场官司。邓巴后来写道：

> 公诉人回答："你可能知道 60 年前我们这里发生过一场叫'南北战争'的小小的不愉快。这些陪审团成员不会顺从华盛顿来的一群北方佬的意见，给他们的邻居判刑。"很快，陪审团宣判被告无罪。法官大人把被告叫出来，然后说："你听到了陪审团的判决。但我警告你，不要让类似事情再次发生。"被告急切地保证说，以后他的罐头中会有 5 盎司牡蛎。

根据 1906 年的法律，大部分这类纠纷都在法庭上得到了解决。在多数案件中，政府都获得胜诉。韦利打击假药的第一个案件很简单：药品有毒性，常常会致命。被告罗伯特·哈珀生产一种药品"头脑滋补液"，厂方声称该药可以治疗头痛。药名也是稀奇古怪地按谐音的方法取成：Cuforhedake Brane-Fude[56]（译者注：标准的拼写应为 Cure-for-Headache Brain-Food，即"治疗头痛的头脑滋补液"）。成分包括酒精、咖啡因和大量的退热冰。退热冰是致命的止痛剂。萨缪尔·亚当斯在《考利尔》杂志上也列举过 22 例他确认为是退热冰引起的死亡事件。农业部经过文件研究和医生访谈后确信，实际死亡数字远远高于亚当斯的初步调查结果，甚至高出很多倍。同时发现，经常服用退热冰会使人上瘾。

哈珀是位药剂师和化学家，曾在惠氏公司（John Wyeth）工作。"头脑滋补液"是他自己公司的产品，已经销售了上百万瓶。他是零售药品协会（Retail Drug Association）的主席，也是当地商会主席。"头脑滋补液"可以致命，但在包装上却写着，"药效奇特，保证无痛康复，无任何副作用"，而且"不含任何有毒物质"。

按照法律，"任何虚假或者有误导性的药品标签"都是违法的。韦利认为，"头脑滋补液"的标签有误导性，因为药品含有危险甚至致命的物质却公然宣称无害。"头脑滋补液"这个名称也不恰当，因为药品里不含什么有价值的营养成分。配方中惟一能称得上是"食品"（"fude"，即 food）的是酒精，而酒精对头脑没有任何滋补作用。

陪审团判决哈珀有罪。但是，考虑到哈珀在社区的地位，法官只给予很轻的处罚。这是联邦法院第一次根据食品和药品法制裁违法者。从那时至今，由于各种社会和法律原因，对违反联邦食品药品法的行为一直都从轻处罚。不论造成多大的死亡和伤害，罚金都不多，坐牢更是闻所未闻。违反食品药品法的行为只算是商业犯罪，不算是侵害个人或公共健康。哈珀要交法律规定的最高罚金——700美元。判决出来后，韦利对记者说，哈珀"在这个产品上赚了200万美元，（交了罚款后）依然净赚了1 999 300美元"。哈珀原打算上诉，但后来又觉得不值得花这笔费用，于是交了罚款，在很多年里继续生产和销售他的"头脑滋补液"。从这个意义上说，法律得到了执行，却没有达到预期的效果。

专利药品行业一直抵制立法。但后来他们发现，新的食品药品法规实质上对他们没有形成什么影响。大部分走上法庭成为被告的企业都有罪，但是很少有公司因此而破产。一些药品停止了销售或者改变了配方——大部分此类药品都含有高剂量的毒品和酒精，若把配方写在标签上，消费者自然不会购买。

还有一些药品对人体无害，但是也不具任何疗效。这些徒有虚名的药品白白浪费消费者的钱财，而且耽误病人接受真正治疗的时间和机会。1912年，联邦最高法院对这类药品做出了一个重要判决。

这个案件是约翰逊对美国政府[57]。堪萨斯城有一位约翰逊医生，他生产一种叫做"癌症温和治剂"的药品，声称他的药能治疗几乎任何癌症，而且没有任何痛苦，也不需要医生的帮助。下面是一份约翰逊的药品广告：

> 在家治愈癌症。我的温和治剂完美无缺，病人可以放心在家里使用，效果和在我的办公室里接受治疗完全一样。我愿意向每位病人出示绝对可靠的证据，证明我的药品确实能够治愈癌症。我也可以提供充分的证据来证明我的正直、诚实、财务能力和专业背景。不论你的病情有多么严重，不论你动过多少次手术，不论你尝试过什么样的治疗方法，请不要绝望……你在家就可以康复。

联邦法庭在审理这个案件的时候，不同意约翰逊医生的广告，但同时宣称，《纯净食品和药品法案》中禁止标签做"任何虚假或者误导性的声明"这一条不适用于对药品疗效的声明。因此，如果标签列举的产品成分有假，公诉方就会获胜；但如果成分正确，而疗效有假，公诉方也无能为力。国会在立法的时候，有惩罚虚假疗效广告的意愿。但法官在判案时没有考虑到这一点。政府在联邦法庭败诉后，又到美国最高法院上诉。结果，最高法院中以著名的奥立弗·温代尔·霍姆斯为首的大部分法官也同样认为，疗效的真假与否不应该通过法律手段在法庭中解决。

霍姆斯说，国会不应该参与有关疗效的争论。最高法院的另一位法官查尔斯·休斯虽然也认为国会和法庭都应该避免在不确定的领域中做结论，但他同时认为并非所有的领域都属于不确定范畴。即便承认"医学中的很多问题都有争议，但是亦可以断定有些药品疗效的声明是完全错误的和不负责任的。"比如，没有药品能治愈癌症。最高法院对约翰逊案子的判决受到了多方面的质疑和指责。威廉姆·塔夫特总统很快就要求国会通过法律，宣布最高法院的裁决无效。

1912 年夏天，国会通过了一项修正案纠正最高法院的错误决定。修正案规定，在药品标签上做虚假的疗效声明是违法行为。但实际上，要证明疗效声明的虚假性几乎是不可能的。制药商只要说一句"我相信"就万事大吉了。这个法律漏洞在多年之后才得以解决。

这样，经过 5 年的努力，100 多个提案，六七个全国会议，以及国会内外大量的听证会，药品法律的重点最后落在了标签上。法律禁止带有虚假标签的食品和药品运出州外，但如果标签上没有说明产品成分，就不会构成犯罪。如果对疗效的声明不出现在标签上，而是出现在广告传单上，同样不构成犯罪。"扒粪文学"的作家同时尖锐地指出，法律仍然允许把美国人当成药品实验的"豚鼠"。药品在销售之前不需要做实验。如果怀疑药品的安全性，政府就必须在法庭上证明药品对大量使用者来说是危险的。政府在胜诉后才能将药品撤市。如果药品的危险性需要长时间积累后才能被发觉，或者药品只在少数人中产生不良影响（如千分之一），那么，这种危害就可能无限期地持续下去。

我们还可以看到，1906 年的法律并没有遵循最重要的政府原则——即法律对人类的本能应该加以引导，而不应该一味禁止。（如，让纳税人在领取收入之前逐周交纳一定的税费比较可行；而让他们在年底把所有税款一次性交清的做法就逊色许多。）在有毒有害的食品药品上市销售前就禁止生产是行得通的；在这些产品造成危害后再采取补救措施的做法却不奏效。现在，法律要韦利的团队自己去发现问题，然后要求厂商改正。如果厂商不合作，调查员们就只能在法庭上解决问题。事实证明，这种做法收效甚微。

而且，法律生效后，一直反对立法的那些利益集团并没有消失。他们实力强大，拥有各种资源，包括大批费用高昂的律师和游说团。实际上，这些触犯食品药品法的人恰恰是美国最有钱、最有影响力，也最有侵略性的人。韦利逐渐认识到，要使这些人服从法律，联邦调查员需要采取一些强硬的态度和手段。

法律颁布后，韦利在技术上的决策差不多都是正确的，他对法律背后的逻辑也了如指掌，但是在政治决策方面却缺乏政治家的技巧。政治家既不是技术人员也不是道德家，政治家的主要工作就是在各个不同的政治团体之间达成貌似漂亮的折中方案。罗斯福此时发现韦利在技术和道德上绝不出轨，但在政治圈内却相形见绌。

韦利的政治缺陷在玉米糖浆问题上表现得尤为突出。《纯净食品和药品法案》禁止用葡萄糖冒充糖浆或者食糖。由于糖浆是用化学方法从玉米中提炼出来的，标准石油（Standard Oil Company）的一家分公司觉得可以把葡萄糖当作"玉米糖浆"销售。这个名字听起来很自然，而且避免使用了"葡萄糖"这个字眼——因为人们常常把葡萄糖和不干净的胶水联想在一起。韦利反对这种做法，因为"糖浆"指的是从植物中直接提取出来的汁液，如从枫树提取出来的枫蜜。他说，"玉米糖浆"这个词只不过是让人们购买他们本来不会购买的产品。玉米产品提炼公司——凯罗糖浆（Karo-syrup）的生产商，开始大力游说。游说团直接到国会施加压力，并且给农业部、国会和总统寄去大量邮件。农业部长詹姆斯·威尔逊在游说的压力下拿不定主意，三番五次改变立场，最后还得罗斯福本人出面做出决定。1907年12月的一天，罗斯福手里拿着一杯糖浆，把厂商和韦利都骂了一通，当时有三位内阁部长在场。罗斯福的决定是，"制造商们必须实事求是，绝不允许他们挂羊头卖狗肉。"[58]

然后是法国醋事件。1908年5月，法国的塞萨公司（Cessat）把一些醋通过海运销售到美国。醋瓶的商标上有一个锚，一根绳子，还有几串葡萄。标签用法语说，瓶子里的液体不是用葡萄作原料发酵制成的酒醋，而是用化学方法制成的蒸馏酒醋，原料里也没有葡萄。韦利认为这是明显的欺诈行为，因此禁止这些醋进入美国。法国人同意在商标上用英语注明"蒸馏制成，用焦糖上色"，并且把葡萄从标签上撤掉，但是保留葡萄叶。韦利要求把葡萄叶也去掉，否则就禁止进口。

法国大使联系了美国国务院和美国总统，最终解决了这一事件。罗斯福很

保护公众健康
美国食品药品百年监管历程

恼火，把韦利和其他官员都训斥了一通。他说，这些官员"必须为此事做出充分的解释，否则将被视为用无效、非法和不合适的方法恶意阻止从一个友好国家进口食品……如果能适当执行，纯净食品法将是法典中最好的法律之一。在执行这部法律的时候，我既不允许偏向奸商，也不允许用挑剔、挑衅、愚蠢或者腐败的方法来骚扰诚实的商人"。[59]这些醋最终被批准进入美国市场。

韦利对商界的不变通和不包容让罗斯福略感不安。韦利的顶头上司威尔逊部长，也经常和韦利意见相左，而且觉得韦利受过教育又名声在外，抢了他的风头。因此，在罗斯福的支持下，威尔逊在化学局安插了一个"影子局长"，作为对韦利的钳制。担当这个职位的化学家将在化学局担任第二把手，韦利不在华盛顿的时候主持工作，但他将直接向农业部长汇报工作，而不是向韦利报告。

一个冬天的上午，威尔逊来到韦利的办公室，身边有一个刚从密歇根州赶到的年轻人。威尔逊向韦利介绍说："这是邓拉普医生，你的副局长。"

"部长先生，他是我的什么？"[60]韦利难以置信地问道。

"你的副局长。我在化学局任命了一个副局长，这个副局长完全独立于局长，直接向我汇报工作。局长不在办公室的时候，工作由副局长代理。"

韦利后来写道，他"对这个举措感到震惊。他同时交给我一份文件，上面写着他任命了副局长这个职位，并且介绍了副局长的工作职责"。这位新上任的"副局长"在很多情况下都对韦利的工作起到了破坏作用。

有关防腐剂的争论是那个年代持续时间最长的斗争之一，而且在 1883 年韦利担任政府职务之前就已开始。韦利的防腐剂试验使他声名鹊起，不过这一次他就没有这么走运了。韦利认为，在有数据证明防腐剂的安全性之前，应该在食品中禁用防腐剂。他觉得，法律使他有责任宁可失之谨慎，也要把消费者和安全放到商业利润之上考虑。他认为，除了在完全必要的情况下，如保证食品在长途运输中保鲜，食品中应该逐渐禁用苯甲酸钠。1907 年，他规定暂时可以使用安息香酸盐，但浓度不能高于 0.10%。然后，他又开始着手逐步彻底地淘汰安息香酸盐的使用。

韦利的这个举措让厂商惊慌失措。尽管有法律禁止，游说人士还是争取到了再次召开听证会的机会。在听证会上，罐装食品商们声称，他们担心会发生不正当竞争。一位代表说，"有人可以在生产烹调酱时不使用苯甲酸钠，但大多数人都做不到这一点。如果禁止使用苯甲酸钠，就会在这个行业中造成垄断局面。"

一些厂商赞成韦利的观点[61]，而且证明了贮存番茄酱时不是必须要使用安息香酸盐。这一点做起来有些难度，但并非不能实现。除了防腐剂外，贮存食物只有3种方法：晒干、加热或者冷冻。但只有少数具有创新精神的公司知道消费者不喜欢含有化学物质的食品，因而发明了不用防腐剂的食品保鲜法。其中的代表人物是亨氏公司（Heinz）的亨茨。亨茨发现，如果在番茄酱的生产过程中使用非常新鲜的水果，采取消毒措施和安全的装瓶技术，就没有必要使用苯甲酸钠。亨茨希望把这项技术转为竞争手段，因此游说其他生产商采用同样的标准。但是其他厂商却不肯苟同。他们觉得，既然没有证据证明苯甲酸钠对人体有任何害处，为什么要强迫厂商停止使用呢？他们最担心的就是有些厂商能达到这个标准而他们不能，因为不采用防腐剂的生产方法对技术和卫生条件的要求较高——要使用新鲜的西红柿、非常干净的设备、消过毒的瓶子，有几个生产步骤还要求真空。

希望继续使用防腐剂的厂商继续施加政治压力。纽约州的众议员詹姆斯·舍尔曼自己是个罐装食品生产商，而且是未来的副总统。他直接找到总统讨论这个问题，并宣称对防腐剂实施禁令会打击"共和党的生意"。实际上，那些希望使用防腐剂的罐装商和瓶装商可能在行业中并不占多数，而且生产的产品也是最便宜的大众货。威尔逊在这个问题上支持韦利的意见。他们俩和舍尔曼一同在白宫的内阁会议室会见了罗斯福总统。那些在生产过程中不使用防腐剂的公司，如亨氏公司，没有参加会议。

舍尔曼说，禁用防腐剂会使很多人破产，会让一些人损失几十万美元。

罗斯福总统然后问威尔逊部长："威尔逊先生，你认为在食品中添加苯甲酸钠会对人体造成伤害吗？"

"是的。"威尔逊答道。

罗斯福又问了韦利同样的问题。

"我不仅认为，而且我知道事实就是如此。我在年轻、健康的人身上做过防腐剂的实验。防腐剂使他们生病。"

农业部的首席律师麦凯布和化学家邓拉普也同意韦利的意见。

"那么，"罗斯福用拳头敲着桌子说，"先生们，如果防腐剂对人体有害，你们就不应该把它放到食品里去！"

这个时候，韦利看来已经胜利了。但是他接下来说的话却让形势发生了变化。

舍尔曼又提起另外一个话题。"总统先生，除了安息香酸盐之外，我们昨天还和你谈到在食品中使用糖精（saccharine）的问题。我的公司用糖精取代食糖作为罐装玉米的增甜剂，去年一年节省了 4 000 美元。我们希望你在这个问题上也能做出决定。"

总统还没来得及回答或者提问，韦利就立刻插嘴提出反对意见。"吃这种甜玉米的人都上当了。他以为自己吃的是食糖，实际上他吃的是从煤焦油里提炼出来的东西，完全没有任何营养价值，对身体也极其有害。"

接下来，韦利回忆说："总统突然转过身来，像变了个人一样，勃然大怒，说：'瑞克西医生（罗斯福的私人医生和朋友）每天都给我吃这种甜玉米……谁说糖精有毒谁就是个白痴'。这句话后会议戛然而止。他要是继续说下去，肯定会说我就是那个白痴。而且罗斯福到现在也认为我是个白痴。不过最糟糕的是……我觉得我自己罪有应得。"

从此，罗斯福对韦利的态度从担心转为强烈的不信任。不久，罗斯福写道：

> 据我本人了解，韦利医生的问题在于，他在重大问题上的判断力极其不准。即使我接受了他的意见，也总觉得这种决定会带来灾难性的后果。在玉米糖浆、萨卡林和法国醋这三件事上，他都没有经受住我的考验，每次他都毫无理由地乱判一通。如果我们听信他继续做出这样的判断，整个纯净食品法就会面临灭顶之灾。这些事件使我极其不信任韦利的判断。但另一方面，我完全相信他的正直和热情，只要他的判断是正确的，我都会尽全力支持他。

这次会议后的第二天，总统同意了舍尔曼的要求，任命了一个由科学家组成的"专家"小组，专家小组能够有效地抵制韦利的作用。（1906 年立法的时候，国会考虑过成立一个独立的科学家小组，但后来放弃了这个意见。）厂商们注意到了这个信号，开始在全国的报纸和杂志上发表文章攻击韦利。韦利感到极其震惊。他说，"专家小组"显然违法，政府在向商业利益投降——韦利在这一点上很可能是正确的。

专家小组的第一个工作就是重做韦利做过的苯甲酸钠试验。不过，实验是秘密进行的，韦利完全蒙在鼓里。参加实验的科学家中最著名的是霍普金斯大学的化学家艾拉·瑞姆森，实验过程中也征询了厂商派遣的科学家的意见。专家小组的人后来承认，实验的目的显然就是给厂商争取一个继续使用防腐剂和其他新的化学物质的机会。也就是说，专家小组的任务本身就有偏见。专家小组的实验设计差不多是韦利当初实验的翻版。两个实验的最初结果相差无几，但是，瑞姆森实验把病人的症状归咎到其他因素，如病人是否轻微感冒？在实验期间体重下降一磅半难道不是体重浮动的正常现象吗？瑞姆森的专家小组只关心极端严重的症状。因此，尽管实验结果很相似，瑞姆森的报告结论却和韦利的报告结论差别很大：新报告认为症状与防腐剂无关，同时宣称苯甲酸钠几乎没有害处，哪怕是大剂量服用，也对身体无害。这个结论和韦利实验的结论大相径庭。

专家小组认为，苯甲酸钠可以在食品中无限期地使用，完全没有必要逐步取消。厂商就这样获得了政治上的胜利。具有讽刺意味的是，争论的焦点是苯甲酸钠。而在韦利的实验中，6 种防腐剂中有 4 种比苯甲酸钠的毒性更强。现在我们知道，这 6 种防腐剂都有不同程度的毒性，其中有 3 种已经在食物中禁用。但这一次，厂商在战场上占据了主动权。

韦利读完瑞姆森实验报告的第一冲动就是辞职。显而易见，他感到，利益集团在干扰他们的工作，而且推翻了化学局的工作成果。按照法律，韦利和农业部长对食品药品做出决定，经过法庭检验后成为最终定论。现在这个程序被破坏了，韦利没有机会在法庭或者在公共场合发表意见。反复思量，韦利决定鼓起精神斗争下去，他把他的众多支持者们组织起来。很快，国会就收到了一份提案，要求把瑞姆森的专家小组列为非法。

斗争的焦点不是数据，而是政策。政府应该从产品安全和消费者的角度出发，采取谨慎态度，还是应该站在商业自由一边，直到有事实证明这些产品是危险的？这个问题是食品药品法规历史上最重要的问题，实际上也是所有政府法规里最重要的问题。如何在政治决策中利用科学？这个问题要经过很多年才能有答案。在这场斗争中，厂商要的是在美国经商的最佳模式。尽管他们说，禁用防腐剂会使他们破产，但他们心里清楚，事实并不如此。现在，他们对这些高高在上的监管机构和监管费用感到十分不满。

The FDA, Business,

and One Hundred Years of Regulation

多年之后，在苯甲酸钠问题上曾是韦利死对头的两个人承认，自己当初错了，而韦利的结论是对的。这两人曾去过国会很多次，在法庭上和韦利斗争过六七次，在攻击韦利的战役中起着主要作用。但最后，底特律公司的总裁沃尔特·威廉姆斯和一直反对禁用防腐剂的游说人士艾略特·格罗斯万诺都不再提倡使用防腐剂。威廉姆斯甚至给韦利写了一封信，说他的公司已经不再使用苯甲酸钠。他说：

> 化学防腐剂在番茄酱和甜泡菜等食品中是完全没有必要的。不仅安息香酸盐这类防腐剂没有必要使用，我们还认为使用防腐剂会使厂商降低产品质量……过去我们以为自己的观点是正确的，不过现在大部分人都发现了我们的错误。现在我们可以按照《纯净食品和药品法案》的要求生产出比过去质量更高的产品……当我回顾食品行业过去25年的历史，看到我们生产技术的巨大进步时，我真难以想像为什么我们当初那么无知，为什么我们没有更早一点地欢迎和遵循您的教导。

在不断的政治压力和法律压力下，1906年的法律基本上失去了效力。这是无法避免的。[62]1906年的法律的基本观点并不关注食品和药品是否如广告所说的那样安全和有效，而是认为必须对虚假的产品广告给予惩罚。韦利后来才认识到他在1906年立法中所犯的错误。他说，食品和药品法应该以1902年通过的《生物制品监管法案》（*The Biologics Control Act*）为样本[63]。《生物制品监管法案》直接而简单，通过的时候几乎没有引起任何反响。

疫苗学刚刚建立时，爆发了一场小小的危机，《生物制品监管法案》应运而生。疫苗学的原理是少量的抗原反而能够激发人体分泌抗体以保持健康，这在19世纪末才得到证实。但当时还不存在疫苗公司，也没有疫苗行业。研究疫苗的只有为数不多的科学家和一些公共健康人士。1894年，人们发现，患白喉的动物体内产生了抵抗白喉的强抗毒素。抗毒素可以从动物体内取出来，用于人体后，可以预防或者治疗白喉。纽约的公共健康实验室完善了从马身上提取这种抗毒素的技术。很快，其他公共健康实验室和一些商业公司开始模仿纽约实验室的方法，并在1896年到1901年把这种新的抗毒素用于病人。

这项研究最初开始于美国卫生实验室（U.S. Hygienic Laboratory，是美国国家健康研究院（National Institutes of Health）的前身）。实验室的负责人约瑟夫·金永说，抗毒素的生产过程非常复杂，而且有一定的危险性。他在一封信中告诫人们不要模仿敏感技术，将未成熟的技术提前商业化。他说，美国各地的实验室可能已经"开始生产这种疫苗，市场上也会出现很多顶着抗毒素名字的假药。所有出售的疫苗都应该由具备能力的人生产和测试，测试工作应该由没有利益冲突的第三方执行"。[64]

当时没有法规，也没有方法来阻止公司随便生产和销售虚假疫苗。有人提议，应该对销售虚假疫苗的人进行刑事处罚，但是人们还不清楚应该如何对有犯罪嫌疑的实验室或者公司提起公诉。

1901 年 10 月，金永的担心变成了现实。由于粗心大意，圣路易斯市生产的一批抗毒素被感染。（提取疫苗的一匹马患有破伤风。实验室的工作人员没有把沾染破伤风病毒的烧瓶全部销毁。）圣路易斯市有 5 名婴儿由于注射了被感染的抗毒素而死亡。在新泽西州的卡姆登市，被感染的天花疫苗导致 9 名儿童死亡。除此之外，还有几百份关于不合格疫苗导致发病和死亡的报告。因此，1902 年初，国会悄无声息地通过了《生物制品监管法案》，当年由罗斯福总统签字生效。法令通过时没有多少讨论，也没有引起公众的注意。

《生物制品监管法案》解决致死药品问题的办法很简单，就是计划生产、销售疫苗和抗毒素的厂家必须获得许可证。在药品上市销售之前，联邦政府公共卫生局（Public Health Service）的科学家们将对获得许可证的生产厂家进行检查（有时是突击检查），确保在药品上市之前是符合生产规定的。许可证每年更新一次，政府对厂商的检查也至少每年一次。有的公司没有通过检查。这个法律很快获得了成功，也得到了企业和公共健康官员的赞誉。

韦利的任期很长。他处理的最后一个问题是谷物问题。化学局的调查员开始发现，发霉、腐烂、变质的谷物里面还掺有防止谷物继续腐烂的硫磺。韦利宣布他将很快应用食品法制裁销售这种腐烂谷物的商人。尽管韦利已经发表了意见，但农业部认为这是个新问题，暂时还不准备介入。1912 年 3 月，全国谷商协会（Grain Dealers National Association）在华盛顿开会。农业部长威尔逊抓住这个机会，宣布他不会允许查封谷物或制裁销售腐烂谷物的商人。在谷商联合会的会议上，塔夫特总统也积极寻求农民和商人的政治支持。他说，尽管他认为虚假标签和伪劣产品都应该停止，但他愿意向美国农民保证，

保护公众健康

美国食品药品百年监管历程

他不会让政府行为摧毁合法的美国生意。在总统选举前，政府不会对这个问题采取任何措施。

韦利的妻子怀孕了，5 月份他们的第一个孩子就要降生。韦利在弗吉尼亚州新买的农场住了一段时间，也非常喜欢那里。回顾自己的职业生涯，他觉得现在是离职的最佳时期。虽然国会和白宫至少在原则上已经许诺他的连任，但他很清楚，对消费者的保护在共和党眼里目前不是一个主要问题，连任也不能使他在这方面有大的作为。斗争会一直持续下去，而他已经觉得厌倦了。很多公司用重金聘请他去工作，他都不予考虑，他决心已定：绝不从倡导纯净食品药品的运动中拿一分钱。此外，有人邀请他在全国作巡回演讲，还有人邀请他在《好家务》（*Good Housekeeping*）杂志上开一个有关食品、营养和卫生的专栏。他对这两个邀请都颇感兴趣。虽然这两份工作收入不高，但他觉得，这是他在继续推进食品药品改革方面应该把握的最后机会。

因此，在塔夫特总统和威尔逊部长发表对谷物问题的看法后，不到 10 天，韦利就提交了辞呈。《纽约论坛报》在向他道别的文章中写道："在那些执行纯净食品法过程中被严厉打击的人眼里，韦利可能有时显得太过严厉、太过教条。但是公众赞赏他的坚定立场。作为官员，他对食品生产过程和标签诚信的严格要求是值得人们钦佩的。"塔夫特总统在竞选时拉拢他，但是韦利决定脱离共和党，就像不久之后西奥多·罗斯福也以同样的原因脱离共和党一样。那一年，倡导改革的大旗从共和党转到了民主党手中，这种转变是永久性的。在某种意义上来说，食品和药品问题是这种转变的原因之一。

和很多人一样，哈维·韦利最初对社会改革寄予厚望。但是到了 1930 年，韦利对自己和化学局的处境都深感不满。[65] 法律通过已经 25 年了，化学局仍然只有 295 名员工负责全国 1 亿人的食品药品问题。调查局每年的预算远不及印刷农业部通讯的资金。农业部对一个农业问题（如发现了玉米螟）会迅速采取有效行动，而且动用的人力和资金比化学局一年的预算都多。韦利看到了立法的成功，也得到了国会和几位总统在原则上的支持。但最终，他觉得这些举措都未奏效。当他躺在床上，行将去世的时候，《纯净食品和药品法案》的作用在迅速消失。厂商们已经学会了钻法律的漏洞，市场上的商品越来越多，新出现的商业领域也超出了法律监管的权限。

第五章　资本主义深陷危机

美国经历了第一次世界大战的风风雨雨，20世纪20年代的经济繁荣，继而又付出了大萧条的沉痛代价之后，才有了改革的第二次机会。

1921年，沃尔特·坎贝尔成为化学局的新局长。韦利在1906年的《食品药品法》通过后，亲自聘请他到化学局工作。那时坎贝尔还是个略带天真的年轻律师。他来自肯塔基州，举止从容自信。如果现代人看到他，会联想起演员本·金斯利（Ben Kingsley）那种谦虚、温和又精明的形象。卡贝尔注重礼节，分析问题总能一针见血。在那个时代，人们常常从打扑克牌上判断一个男人的性情。坎贝尔是调查局里打扑克牌最好的两个人之一。他打牌的时候脸上一本正经，让人觉得他只不过是"运气太好"——这种说法本身就表明这根本不是一个运气问题。打牌是个心理和社会问题，调查局的化学家把打牌当成数学问题，所以输牌的总是他们。

坎贝尔的外号叫"沃特"。他在调查局目睹了厂商和政治力量如何利用各种手段对调查局狂轰滥炸。在韦利的提拔下，他成为化学局的第一任首席调查员，陪着韦利一次又一次参加总统召开的会议。每次会议结束他都满怀希望，最后却都以失望告终。坎贝尔在调查局一直看到进步时代收场，看到调查局的预算日益捉襟见肘，看到调查局在法庭上连连受到打击，也看到厂商们开始新一轮的胆大妄为。他也看到了韦利的辞职。

第一次世界大战后，美国发生了历史上最严重的通货膨胀，此外还有种族暴乱、工人罢工等社会问题。警察在暴力冲突中杀死了几十位激进分子和上百名黑人。在几个州里，有几位赢得公平竞选的政治人物由于他们的激进观点而不能担任公职，这些在现在看来简直不可思议。美国本质上是一个保守的国家，现在开始毫不留情地打击所有左翼激进分子。

在这种情况下，已经明显成为美国商业代言人的共和党在20世纪20年代开始鼓吹让美国"回到正常状态"。他们不明白的是，已经没有什么正常可言了，业已发生的社会变革是无法倒退的，社会只能重新建立稳定状态，回到过去是行不通的。保守派称这个时代是美国经济最繁荣的时代，但这种说法只适用于社会上层。这时失业率很高，大部分人口的收入没有增加或只是略有提高。经济学家仍然延续着 18 世纪亚当·斯密的梦想，但这个梦想与现实的经济情况完全脱节。

到了 20 世纪 20 年代末期，少数行业巨头已经取代了大批的个体企业，这些大公司占有美国三分之二的工业财富。1929 年，200 家公司控制了美国一半的工业。从个人的角度来看，占总人口千分之几的少数人拥有的财富比其余人多得多。在最"繁荣"的时候，美国还有 71%的家庭收入低于 2 500 美元，超过 80%的人没有存款。赫伯特·胡佛说得最好："资本主义社会的惟一问题就是资本家。他们贪婪无度。"

1928 年下半年，美国经济处于崩溃边缘。美国总统胡佛身边的朋友都是有钱人，但他仍然幻想美国的财富能"下渗"到社会的中低收入人群。他宣称："我们很快就会在上帝的帮助下，让美国完全消除贫困。"但腰缠万贯的富人在经济问题上不愿意做任何让步。美国的富翁兼财务部长安德鲁·麦隆（Andrew Mellon）说，他"看不到任何危险或者值得悲观的迹象"。查尔斯·斯沃博（Charles Schwab）说，"美国的公司从来没有像今天这样发达兴旺。"

政府继续为银行和股票投机商提供信用支持，因为"归根到底，信用和信心是一回事"。同时，胡佛对工人抱有怀疑态度。战争部长帕特里克·赫尔利说，他不会考虑为失业工人提供救济。失业工人需要的的救济是信用，"免费商品"只会使接受者更加堕落。

大萧条一来，这些资本主义的奇思妙想也都无影无踪了。大萧条对美国的打击很大，有人把它比作一场内战。罗伯特·林德和海伦·林德在《美国城市》（*Middletown: A Study in Modern American Culture*）中写道："大萧条像一把刀，剥夺了穷人和富人的生命与梦想。在这座城市的历史中，还没有任何事件的影响范围能与大萧条相比。大萧条的影响之深，甚至触及了居民的出生和死亡。"[66]

坎贝尔面临的局面和 30 年前韦利面临的局面完全不同。韦利上任时，美国还没有食品药品法规。药品的有效性并不明显，科学和商业之间没有多少密切的关系[67]，进步只是零零星星。

坎贝尔面对的商业也不是简单的公司，而是巨大的社会机构。他看到，这些公司正在学会如何利用知识。调查局的权力十分有限，最多也只能向违反法律的公司提出警告，然后与公司负责人商谈如何停止最恶劣的违法行为。年老的韦利曾经向坎贝尔抱怨过这一点，说这不是政府职务，调查局没有义务给这些公司做普法讲座。他说，这分明就是浪费资源，而且事实也表明厂商根本不把这当成一回事。

1927 年，调查局被正式命名为食品药品监督管理局（FDA）。坎贝尔面临的商业环境与过去相比也发生了很大的变化。在 FDA 监管的产品中，有一半是在 1906 年立法之后出现的。对另一半产品，FDA 也只有很少的监管权限。以化妆品为例，19 世纪末的化妆品仅限于一些简单的粉末、护肤膏和香水，几乎没有什么化妆品市场。现在，这个市场已经非常庞大，而且充斥着各种化学产品，其中有些对人体有危害。而 1906 年的法律在这方面并未提及。再以杀虫剂为例，新出现的杀虫剂种类繁多，但杀虫剂在农作物上使用后，还会出现在加工后的食品里。《纯净食品和药品法案》没有授权政府对杀虫剂做检查，更不用说控制这些产品了。面对这些新情况，坎贝尔颇觉力不从心，只能希望通过外交手段和一些诉讼来维持局面。他需要好好考虑如何使监管机制适应这些新情况。

坎贝尔面临的情况会让现代人难以置信：任何人都可以在家中的厨房里生产药品，并拿到市场销售。而且只要药品里不含毒品或者少数几种被公开禁用的毒药，他在生产药品的时候也不需要通过任何检查。（那个时候，对生命有潜在威胁的药品配方并不算是毒药。毒药只限于那些能立即致人死命的物质。）如果这种"厨房药剂"使一些消费者受伤或者死亡，生产商也没有义务把药品从市场上撤出。即使药品导致的伤病和死亡人数多到引起社会的注意，制药商仍然可以以治病救人为借口，继续经营下去。对于这种情况，FDA 最多只能诉诸法庭。官司可以打上几年，如果 FDA 胜诉，制药商只需要支付微不足道的罚款。最终结果是，只要药商给药品换个新名字，就可以重新开始销售。

由于《纯净食品和药品法案》的法律漏洞很多，到了 20 世纪 30 年代初期，

保护公众健康
美国食品药品百年监管历程

单单专利药品贸易一项就已经达到了 3.5 亿美元,远远超过了韦利在 1906 年立法时的规模。不变的是监管方法:危害在先,监管在后。

但到了 20 世纪 20 年代末期,人们对政府监管的态度发生了变化。即便是在保守的共和党当政的年代——从沃伦·哈丁到赫伯特·胡佛(1920 年到 1932 年),商业一直要求政府实施监管,政府也相应地予以配合,尽管大部分监管措施都不是以消费者为中心。法规的针对对象既有整个美国商业,也有具体行业。立法的目的包括停止农产品和原材料贸易的下滑,提高关税,帮助银行业和调整货币供给等。

1929 年的大萧条之后,政府必须考虑如何通过立法来稳定失控了的经济。从这个意义上来说,大萧条不仅带来了麻烦,也带来了解决这些麻烦的政治方法。1933 年 3 月 4 日,富兰克林·罗斯福宣誓就任美国总统。他说:"国家需要行动,而且是立即行动。"他说,如果有必要他会动用只有战时总统才能使用的权力。听众对这句话报以热烈的欢呼。

美国的收入只有 4 年前的一半,四分之一的工人都处于失业状态。罗斯福在就职的当天早上宣布,要临时关闭美国所有的银行。他冻结了黄金的供给,同时要求国会召开紧急会议。

在银行关闭、经济冻结的 3 天里,罗斯福拿出他的记事本,召集顾问,建立起一个新的银行系统。思量再三,罗斯福没有摧毁已有的银行系统,尽管在过去几年中,这些银行系统里的人一直攻击罗斯福,而且极其贪得无厌。事实上,如果罗斯福在 1933 年 3 月宣布把这些人逮捕入狱,也很少会有人表示惊奇或者抗议。

上任 4 天后,罗斯福和他的政府班子完成了第一批紧急法令,法令的内容是整顿银行业。第二天,国会只用了 40 分钟就通过了该法。当众议院投票后把惟一的一份法案文本送到参议院的时候,参议员们已经等得不耐烦了。路易斯安那州的参议员休伊·朗试图就这个法案发起辩论,但很快就被暴民一般的其他参议员们嘘下了场。晚上 7 点半,国会把通过的法案送到白宫。不到一个小时,罗斯福就在法案上签了字。这个法案只是一系列经济法案的开始。罗斯福上任不到 100 天,便通过了 15 个重要的紧急法案。

罗斯福的班底中,有一位智囊领袖叫雷克斯福德·塔格威尔。他是哥伦比亚大学的经济学教授,他精明过人,满腹经纶,个子不高,举止文雅。新闻报道里面常常提到他的英俊外表。名义上,他是农业部的二把手;实际上,他是罗斯福过渡时期顾问团的一员,对罗斯福的百日新政起到了关键的作用。

食品药品问题并不算是迫在眉睫的经济问题,但塔格威尔认为,这些问题自有其重要性。他说,在这两个行业里,消费者的权益最容易受到商人贪婪和无情的侵害,自由的市场经济其弊端在这两个领域也最为明显。如果让"纯粹"的市场模式在食品药品行业里自由运转,消费者会先受害致死,然后政府才会采取调查,最后才是采取行动。根本谈不上对消费者的保护。

在就职之前,塔格威尔说:"我首先要处理的问题之一,就是FDA。FDA的一些举措是在保护商业利益,已经违反了这个机构的初衷。"[68]有人告诉过他,FDA的现任领导层作风腐败。一个重要的消费者权益保护机构答应为他收集证据。塔格威尔读过一些市场上关于伪劣食品药品的报道,认为问题在于FDA本身。如果消费者保护组织能给他提供充足的证据,他说:"我们就会让他们原形毕露。"他打算好好打击一下FDA。"我等待这个机会已经太久,这一次一定要竭尽全力利用它。"他又用坚定的语气表示,"我知道这么做在政治上有很多风险,但我会为了消费者的权益竭尽全力。不管政治如何,我都不会妥协。"

1933年3月,塔格威尔发起了进攻[69]。他用铅笔给坎贝尔写了一张便条。在此之前,他在办公室收到了一封信,询问有关果树喷雾剂中碳酸铅的问题。农业部的人按惯例起草了一封回信,只等塔格威尔签字后,就以农业部的名义发出。但塔格威尔没有这么做,他在回信的空白处写了几句话,大意是,如果碳酸铅有毒,那我们为什么还允许使用它?写完后,他把自己的批注和未签署的回信草稿一同送给了坎贝尔。

这样,用坎贝尔的朋友的话说,坎贝尔与新政府的新政人士的第一次沟通,收获的就是"迎头一脚"。坎贝尔当然愿意禁止使用有毒的喷雾剂(他也愿意禁止食品药品行业中的其他种种不法行为,如危险的药品、有毒的化妆品等),但是法律不允许他这么做。法律本身就给商业留下很多空子可钻。哈维·韦利也大力倡导过商业自由,声称政府监管不能过分等。

我们可以想像坎贝尔收到便条后感到的挫折和愤怒。这是坎贝尔的职责所在,因此他必须承担责任。但是,FDA没有制定产品安全标准的权利。它只能就产品安全问题提出建议，然后是一个又一个的听证会，然后是由法庭作出最后裁决。多数情况下，这些建议都是周而复始，无功而返。

塔格威尔的便条到达坎贝尔办公室时，已经是晚上下班之后。坎贝尔正在办公室里与几位同事聊天。坎贝尔读了便条之后，跟同事们说，第二天一早他就到塔格威尔办公室去，给他点颜色看看。同事中有个本杰明·怀特，头脑比较冷静。他意识到，虽然便条的语气傲慢，但实际上是赞同加强执法力度的。这么多年来，FDA 的人一直得不到政府的支持。然而当支持真的到来时，他们反倒无法辨别了。

明白了这一点后，坎贝尔说："怀特说得对。明天我就按他说的方法去见塔格威尔。"第二天，坎贝尔不再生气和抵触，自信地走进农业部助理部长塔格威尔的办公室。他向塔格威尔解释了 1906 年法律的弱点，过去 25 年中几乎没有通过什么有利的修正案，在柯立芝和胡佛总统时代，共和党还通过了很多对《纯净食品和药品法案》起破坏作用的修正案。

坎贝尔对历史和法律的重述说服了塔格威尔。当天上午，塔格威尔到白宫拜访罗斯福。他知道富兰克林·罗斯福非常敬佩自己的堂兄西奥多·罗斯福，而且喜欢把自己的政治生涯和西奥多的政治生涯做比较。因此，塔格威尔说，是西奥多·罗斯福通过了第一部《纯净食品和药品法案》，而现在这部法律的实际效力已经接近荒废，总统现在重提这个问题时机成熟。

到了中午，塔格威尔给坎贝尔打电话，告诉他说，总统同意对食品药品法案进行大幅度修改，政府招聘了两名法律人员，一个全新的法案已经在起草之中。

为国会工作的年轻人首次到华盛顿时，总会听到关于立法的"香肠"故事，如秘密交易、政治恩惠、歧视、密室中的争斗等。在这些故事里，立法跟生产香肠一样，是很肮脏的事情。但随着经验的增多，这些人会意识到，立法过程中的阴暗面比香肠中的垃圾佐料可要多得多。

新的食品药品法的起草工作开始于 1933 年。与 1906 年相比，与立法有关的政治派别和商业利益都差不多，但有一个显著不同。1933 年的时候，美国政治舞台上出现了一股新势力，即专业的消费者权益保护组织。这些组织中有的才刚刚建立，但是成长的速度很快，而且已经获得了不小的影响力。其中最著名的一个叫"消费者研究会"（Consumer's Research），是现在的"消费者同盟"（Consumers Union）的前身，极有权威性的"消费者报告"（Consumer Reports）就是由该协会发表。

几小时内，厂商和华盛顿的其他人就知道了起草新法案这条消息。很快，大量的问讯蜂拥而来。法案起草的时间要花上几个月，同时要征求厂商和普通公民的意见。将要受到法案影响的各个公司变得越来越紧张，开始酝酿反击计划。

经过厂商的精心安排，法案草稿刚一公布，媒体上和国会里立刻反对声音一片。并不是所有厂商都反对新法案，但是，那些首先会受到影响的厂商叫声最响，使人误认为整个食品药品行业都持反对意见。那些看到新法案价值的企业代表着少数还没有很好组织起来的群体，人们暂时还听不到它们的声音。

新法案的目的很简单，就是要扩大原《纯净食品和药品法案》的范围：新法案禁止在标签之外的其他广告内容中做虚假声明，包装瓶上必须列出产品配方。这些要求并不过分，因为所有的专利药品制造商在疗效广告方面都没有事实依据，却完全依赖这种广告销售产品。如果列出药品的所有配方，同时取消各种疗效广告，他们的处境就会岌岌可危。更糟的是，新法案中还列出了一些不治之症的名称，如癌症和糖尿病。任何药品——无论是专利药品还是处方药，都不能声称可以治愈这些疾病。药品只能表明对这些疾病有延缓作用，或者不说明具体功效。法律没有对任何药品实施禁令，但很多制药公司都把它看成是禁令，因为按照它们的经验，如果公开药品配方或者降低对疗效的宣传，它们的"药品"就会彻底断了销路。

法案中有一条全新的内容：任何计划上市销售的药品必须向政府提交药品样品和相关信息。这样，药品公司在销售之前必须向政府证明药品的安全性，而这一条内容是前所未有的。

对法案攻击最起劲的是两个专利药品行业组织：专利产品协会（Proprietary Association）和药品制造商研究会（Institute of Medicine Manufacturers）。[70]它们担心，这个法案与其他以恢复经济为目的的新政法案将一起很快被国会通过，于是迅速发起了密集的大范围反攻。它们给国会议员和政府其他机构发出上百封信，内容都是对新食品药品法案的抗议。制药商还指使公司员工给他们的议员写抗议信。这样，国会的各个办公室都收到信件要求阻止新法案通过。这些信件的措辞都大同小异，如其中一封写道，新法案"将使成千上万人失业，使几十家工厂倒闭，上百家商店关门……法案对谁都没有好处……"

有一个被厂商们操纵的自称为"小人物"的组织，他们写了这样一封信：

> 零售商先生：
>
> 　　1. 你知道吗，国会正在考虑的新《食品、药品和化妆品法》可能让你无法经营下去？
>
> 　　2. 你知道吗，如果这部法案获得通过，你的客户在购买很多畅销产品之前都要出具医生的处方？
>
> 　　3. 你知道吗，如果这部法案获得通过，你店里的很多畅销产品将不得不完全从市场上消失？
>
> 　　4. 你知道吗，如果这部法案获得通过，政府官员将拥有对制药商的生意和你的生意实施绝对控制的权力？
>
> 　　……

信件还鼓动零售商们向国会提出抗议；让所有零售商的员工也给国会写信；告诉供货商和业主，如果法律获得通过，零售商可能就不能再和他们做生意了。

一个公司的代表给报纸写了一封信，信中写道：

> 　　（如果法律获得通过）你将失去很大一部分来自食品、化妆品和药品的广告收入……你应该向你的参议员和众议员施加压力，你应该教育和发起你周围的人，一起反对这个严重限制个人权利的法案。
>
> 　　如果这部法案得到通过，我们将不得不立刻取消所有Creomulsion（一种治疗咳嗽的药水，广告上的用途是治疗肺炎）……很多其他药品、化妆品和食品广告也将和我们一样，撤销在你们报纸上刊登的广告。

媒体对新法案的报道非常少，而且常常是负面报道。报纸受到的压力很大。圣路易斯城的一位编辑给塔格威尔写信说，法案反对派的声浪之大是"他在25

年的政治评论生涯中从未见过的"。虽然很难说清来自厂商的这种压力与零星、负面的媒体报道之间有多大关系，但在华盛顿记者中做的一个调查显示，49%的记者认为他们的报纸对这个问题的报道是不公正的，另外有34%的记者拒绝对这个问题做出回答，只有23%的记者认为他们的报纸对这个问题做了公正的报道。考虑到记者对自己所在媒体的忠诚和他们对新闻报道真实性的了解，这个调查结果很是耐人寻味。

最著名的专利药品——莉迪亚·平克汉姆的植物复合物（里面没有植物成分，18%是酒精），给每位顾客提供了一张"粉色纸条"。上面写着："国会正在考虑的一份法案将使你很难再买到莉迪亚·平克汉姆的植物复合物，也会使你很难再买到你正在使用的其他有效药品。我们正在努力阻止政府通过这条法案……请在信上签上你的名字和地址，放到为你准备好的信封里，然后立即寄出。信件寄出后，请立即销毁这张粉色纸条。"

尽管塔格威尔与法案的具体条款没有什么关系，制药商们还是把这个法案称为"塔格威尔"法案。他们说，塔格威尔的学术身份不适合这份工作。而且一位制药商称，更糟糕的是，"大家都知道他去过苏联"。虽然他回来后声称苏联的社会体制是彻头彻尾的失败，他在经济学文章中还提倡对资本主义进行"管制"，认为只有这样才能全面考虑到商业和公民的利益。制药商们声称，这个新法案将会使美国的药品销售"苏联化"，"使药品行业受独裁的控制"。对塔格威尔的攻击越来越频繁，越来越离谱。很快，报纸上就出现了针对这些攻击的讽刺文章，比如称塔格威尔的计划是要"取消金银本位……让联邦造币厂发放阿斯匹林片作为货币"等。

反对法案的人士声称，这部法案将取消自我医疗这个"神圣的权利"。对这种广泛传播的叫嚷也有讽刺。《国家》（*The Nation*）杂志的一篇文章写道：

> 很明显，这条法案对崇尚自由的美国人的权利来说是个威胁。这些权利包括把给马治疗的外用药用于治疗肺结核……或者把马尾草的提取物用于治疗糖尿病。人们从钱包深处就能感觉到这个问题的重要性。

专利药品制造商在全国范围内到处激发反对新法通过的浪潮。他们竭力对同行、消费者和立法人员施加压力，拼命想让人们相信新法的极端危害性。一个专利药品杂志的律师声称，如果法案获得通过，"所有制药商都只能仰华盛顿官僚的鼻息生存。"这种说法是有些道理的：加了点颜色的水再也不能自称治疗癌症；用在马身上的外用药再也不能冒充治疗肺结核；掺有酒精的假药再也不能声称治疗子宫疾病。

在药品行业的一次会议上，专利药品制药商的代言人詹姆斯·比尔医生说，如果新法获得通过，政府不批准的药品都会消失。他又提醒人们说，别忘了皮肤科专家对滑石粉是否会导致皮肤搔痒还有分歧，在淀粉和动物油是否会危害人体健康等问题上，专家们的意见也不统一。他说，尽管如此，这些药品可能都会被取消。

恐慌遍及整个社会。北卡罗来纳州威台克斯市的一位贫穷的老妇人艾玛·卡莱尔给国会议员写信说，她担心新法会影响她的生活。"如果头痛，新法会不会禁止人们服用百里香茶？穷人可不能生点小病就去看医生。"1934年，一份杂志警告读者说，"FDA 的偏见与公共利益相左。"

1906 年赞成立法的人再次站在了一个行列，如妇女俱乐部、科学家、各州的健康官员、药剂师、公共健康团体，还有少数认为能从新法获利的公司等，现在又增加了专业消费者权益保护组织。

促进食品药品立法的行动在罗斯福新政的第一条法案被提交之前就已经开始了。"扒粪运动"的一本本书揭露了食品药品行业的各种造假行为。其中最先出版的是 1925 年的《浪费的悲剧》（*The Tragedy of Waste*）和 1927 年出版的第一份消费者权益宣言《物有所值》（*Your Money's Worth*）。第一本书的作者是经济学家斯图尔特·蔡斯。蔡斯认为，很多经济活动都是在生产没有用途的产品，或者是为那些没有特色、没有价值的专利药品做广告。第二本书《物有所值》的作者是蔡斯和斯林克。斯林克是一位机械工程师，对经济学中的市场特别感兴趣。《物有所值》出版后非常畅销。随后又出现了一本更为畅销的《一亿只豚鼠》（*100 000 000 Guinea Pigs*），作者是斯林克和他在消费者研究会的一位同事亚瑟·凯雷。

消费者研究会成立于 1929 年，到了《一亿只豚鼠》出版的 1933 年，会员已经达到45 000人，而且还在快速增长。《一亿只豚鼠》在出版的第一年就重印了27次，随后几年的销路也一直很好。历史学家詹姆斯·杨说，这本书"综合了技术分析和火热的辩论"。书中列举了事实，揭露了几个品牌的造假行为。

这些品牌包括最著名的李斯德林。当时的李斯德林并不仅仅用于漱口。这个品牌的漱口水在宽松和严格的法律下都获得了成功。区别在于，在新的严格的法律下，厂商放弃了危险、虚假的营销模式。在旧法下，李斯德林的广告说，它可以预防疾病，包括肺结核，而且"在15秒钟内杀死2亿个细菌"。凯雷和斯林克指出，李斯德林是可以杀死一些普通的细菌，但是不能预防或者治疗感冒、咳嗽或者肺结核等严重疾病。李斯德林杀死的不是那些导致生病的细菌；而且，对于细菌来说，2亿这个数字微不足道。

凯雷和斯林克说："按照科学家的标准，针对大众的广告基本上没有讲真话的。"在谈到现今规则时，他们说："在法律眼里，我们都是做实验用的豚鼠。食品药品行业里的任何恶棍都可以拿我们做实验。"他们认为，法律没有对消费者提供有效保护。"诚信"本该用来保护购买食品和药品的人，但在制药商眼里只不过是一句广告词而已。

坎贝尔对这些书揭露的事实做了调查。他很现实，不希望把辩论集中在原则、理论或法律问题上。相反，他认为不良产品对消费者造成的伤害是推动立法的基础，厂商可以向国会议员推销商业的健康发展和自由的市场原则。这些听起来都有道理，但是消费者被药品伤害的故事会使每一位国会议员意识到，厂商的说法一定有问题。

坎贝尔要求他的下属给他提供最具说服力的案例。出席听证会的时候，他把这些案例一一列举。为什么要修改法律？他说，这些案例就是答案。他展示了十几种危害消费者健康的药品包装，并讲述了相关的具体案例，说目前的法律对这些药品都无能为力。

很快，一位记者就给坎贝尔的展示起名叫"恐怖之家"（Chamber of Horrors）。"恐怖之家"的效果和韦利当初的防腐剂实验一样，以其真实性和戏剧性给人留下深刻的印象。总统夫人埃莉诺·罗斯福听说了"恐怖之家"后，还专门到FDA去观看了一次，这次参观起了很好的公关作用，媒体对这次参观做了大规模报道。很快，这些展览品就被送到各个妇女俱乐部巡展讨论。FDA

的官员出去做演讲的时候，也带上这些展品。

展品中有一种与化妆品"睫毛诱惑"（Lash Lure）有关[71]。故事的主人公是中西部地区的玛瑟夫人。她是当地家长和教师协会的娱乐委员会主席。5月份的一天，她要参加一个晚宴。宴会上会表彰她为家长和教师协会做出的贡献，她的照片也将刊登在该州家长和教师协会的杂志上。因此她提前几个小时到美容院做头发。在美容师的建议下，她用"睫毛诱惑"美化了一下眉毛和睫毛。

两小时后，她的眼睛开始刺痛流泪，脸也又红又肿。她到药店去买些东西把睫毛油洗掉，又买了些用于脸部的油膏。这些药都没用，疼痛越来越厉害。由于她是晚宴的嘉宾，她还是去了。但到了9点钟，她就不得不回家去。第二天早上，她连眼睛也睁不开了。她先去看医生，然后又去了医院。她的脸肿得很厉害，脓水从眼睛里流出来。眼皮下面生了溃疡，开始腐蚀她的眼球。她在医院里呆了几个月，做了8次手术。出院时，她已经永久性失明了。

在公共场合，"睫毛诱惑"的生产商承认这款产品给一些消费者造成了伤害，但又说大部分伤害事件都是夸大其词。而且，这些不良反应事件的数量很少，产品对大部分消费者来说是安全有效的。后来，制药商改了几次药品的名字继续销售。"睫毛诱惑"中的染料导致的伤害事件没有具体数字可循。但据一个销售类似产品的公司记载，由溃疡感染导致的死亡和失明事件有370件，这些伤害事件最终都在法庭外解决。至于"睫毛诱惑"，估计有1%的使用者有严重的眼睑发肿和眼球溃疡。在这1%的患者当中，大部分人只能恢复一部分视力。

反对新法案的人士在国会听证会上强调，"恐怖之家"里面的那些厂家为数很少，有些已经被市场淘汰，因此这些厂家不能代表整个行业的状况。

美国大学妇女协会（American Association of university Women）的主席阿尔文·巴伯夫人准备在听证会上反驳这种说法。她抓住听证会的中间休息时间，在听证会所在地周围6个街区之内，找到了4家使用和销售"睫毛诱惑"的商店。她的证词给议员们留下了深刻的印象。议员们特意选派了一个代表团到FDA总部观看"恐怖之家"的全部展品。

"恐怖之家"还有一个叫作"疯狂水晶"的展品。[72]据说对于其他产品都无能为力的疾病，这种产品可以使人起死回生。"它治疗便秘、高血压、风湿、关节炎、肝病、肾病、醉酒、肤色不良、胃酸过多……""疯狂水晶"的生产商在全国性的广播节目上做广告，每播放一次广告的费用都高达几十万美元。广告上说，"几百万饮用该产品的人都顺利过上了轻松健康的生活。"

广告里还有病人现身说法，如"疯狂水晶把我从坟墓中拖了出来。""我患关节炎和膀胱炎已经很多年了，非常痛苦，也很绝望。听说疯狂水晶的奇妙疗效后，我决定再试一下。现在，我没有膀胱炎，没有关节炎，饮食也不受任何限制。"

这种披着神秘外衣的"水晶"实际上98%是硫酸钠（别名芒硝，历史上长期用作轻泻剂）。芒硝在药店里的价格只有每磅5美分到50美分。"神秘水晶"的价格是芒硝价格的6倍到30倍。低浓度的芒硝溶液是不错的轻泻剂。但如果浓度过高，会导致胃破裂和腹膜炎。爱荷华州的一位医生写道："疯狂水晶""能够导致阑尾破裂。有一次我做阑尾切除手术时，疯狂水晶从病人肚子里流了出来……然后在床单上凝固。""疯狂水晶"畅销后不久，费城的一个调查表明，在481例腹膜炎导致的死亡中，有437例源于服用轻泻剂。另外，有报道说，在梅奥医疗中心（Mayo Clinic），轻泻剂引发腹膜炎并进而导致病人死亡的比率大约在95%。

1922年，疯狂水晶公司（Crazy Water Crystals Company）在产品标签上声称，该产品包治从关节炎到肾病的各种疾病。该声明触犯了1906年的法律（1912年又有修正）。疯狂水晶公司交了100美元的罚款后，把这些疗效声明挪到了包装的背面，但没有修改标签。于是，联邦药品调查员再次没收了该公司打算跨州销售的药品，并计划予以销毁。疯狂水晶公司为了把这些药品拿回来，以书面形式承认，标签上的声明是虚假的，并保证把这些声明从标签上删除。以后这些声明确实没有在标签上出现。但《纯净食品和药品法案》没有对标签之外的药品广告做出规定。因此，疯狂水晶公司依然可以在国家广播公司的广播中做广告，同时采取一些在法律监管范围之外的营销策略，如在销售药品时，给消费者发放一些印有疗效声明的传单。该公司的律师托马斯•洛夫是美国的前财政部长。洛夫要求美国政府别把先前没收药品与厂商承认虚假标签这两条消息公之于众，因为该公司"已经不再违反任何法律，甚至在礼节上也无可挑剔"。

危害较小，但是更无耻的假药是那些完全用水来骗人的药品。"山谷矿泉水"声称可以治疗风湿、膀胱炎、肾炎、心脏病和糖尿病。分析发现，它的成分和产自亚特兰大的自来水一模一样。

制药商认为"恐怖之家"的展览对他们非常不利，开始对展览本身提出反对意见。首先，他们谴责展品信息的真实性。美国药品制造商协会的报纸《药品行业新闻》（*Drug Trade News*）把"恐怖之家"称作"下流勾当……在这个'恐怖之家'里，农业部展示了一系列声称可以治疗糖尿病、癌症、肺结核等疾病的药物……这些产品的销量都不大，生产商的名誉都很差。专利产品协会和美国制药商协会都禁止接收生产这种产品的会员……"很快，这种批评意见就露馅了，因为事实上，"恐怖之家"里的一些产品确实是由专利产品协会和美国制药商协会的成员厂家生产的。

这两个协会还有很多会员厂家的产品与"恐怖之家"的展品非常相近。其中最让人难堪的是"海贝提纳"（Habitina），生产商是圣路易斯的三角洲化学公司（Delta Chemical Company）。当时的美国有几十万吸食吗啡和鸦片的瘾君子。海贝提纳声称可以治疗毒品上瘾："海贝提纳绝对可以治疗吗啡上瘾和其他药物成瘾。皮下注射或口服。免费为药店提供简易包装的样品。定价2美元。"每瓶海贝提纳包括8粒吗啡、4粒海洛因，还有酒精和咖啡因，另外加了一些配方来掩盖它们的味道。一位医生说，他的一位病人以前每天服用6粒吗啡。使用海贝提纳后，病人发现自己每天要服用16粒吗啡和8粒海洛因。三角洲化学公司在法庭上承认有8位病人对该药品有不良反应，其中有4人在开庭前死亡。《美国医学会杂志》对这个事件做出了不寻常的激烈反应，质问"为什么会发生这种事情？"

FDA最终对三角洲公司的两位所有者提起诉讼，算是取得了一定的成功。但三角洲公司在6年中获利约50万美元；两位所有者坐牢时间很短，而且在交付7 000美元的罚金后就获释。

专利药品生产商对"恐怖之家"的污蔑没有奏效。他们又开始威胁FDA的官员，说如果这些官员利用"恐怖之家"为新的食品药品法推波助澜，他们就对这些官员提起诉讼。他们的依据是，10年前政府通过一项法令，禁止联邦官员为立法游说。现在，FDA的官员参与起草新法案，又在公共场合推动该法案的通过，这明显是违法行为。FDA征询了总检察官的意见，取消了"恐怖之家"的巡回展览。FDA 的官员也不再发表主张通过新法案的演讲。但是在 FDA 完全缄口之前，FDA 负责公共关系的鲁思·兰姆成功地把巡回展览的内容印成《美国恐怖之家》（*The American Chamber of Horrors*）出版。

参议员罗亚尔·科普兰向参议院提交了新法案，并积极倡导新法案的通过。他是参议院商务委员会（Senate Commerce Committee）的主席，商务委员会的权力很大。科普兰对新法案的积极性有些出乎意料。他本人是一位顺势疗法医生，在给制药商提供咨询的过程中收拿药厂很多钱财。不过，他对新法案的支持看起来还是真诚的。他对 FDA 的钦佩和信任由来已久。他担任纽约市健康局长的时候，碰巧爆发了由贮存不当的橄榄导致的严重肉毒中毒。FDA 成功地找到了橄榄生产商，不仅为疾病的爆发提供了微生物学的解释，而且建立了新的产品标准，使整个行业免于崩溃。还有一次，一位商人用变质麦角垄断了市场，同时给 FDA 施加压力，要求 FDA 批准他的麦角销售。科普兰就这个问题主持了冗长的听证会。听证会表明，FDA 人员是诚实的，FDA 也尽到了自己的职责，他们工作上的主要缺陷在于预算不足和来自商业的不断攻击。

但科普兰的举止并不能让人完全信服。他不断在密室里面和厂商达成交易，削弱新法案的效力。消费者权益组织怀疑他是个为商业服务的奸细。实际上，他只是喜欢，或者是过分喜欢妥协，而这恰恰是整个参议院的特色。科普兰热衷于立法过程中思想的碰撞，但把握不好妥协的时间和分寸。他向参议院提交了由 FDA 起草的新法案后，单独与商业人士会面，而且很快就礼貌地缴械投降了。在商业人士的唆使下，他删去了新法案中最重要的一条，即药品在上市销售之前，必须证明其安全性。

经他修改的新法案渐渐失去了美国医学会、消费者研究会和美国药物协会的支持。法案最后出现了 5 个版本。有的版本只在众议院或者参议院获得通过，却没有在两院同时通过。最终有一个版本成功地在两院和两院的会议委员会上获得通过，但就在总统签字前，被众议院中的共和党人以政治手段毁掉了。这一次起主要作用的是加利福尼亚州的众议员克莱伦斯·李。加利福尼亚州的水果种植园主强烈反对 FDA 有关减少水果防腐剂剂量的要求（使用这些防腐剂的目的是为了运输和给水果脱水），而克莱伦斯与这些种植园主过往甚密。

到了 1937 年，法案的前景十分渺茫。消费者组织和专业团体开始建议再次起草一个新法案。各州对国会的迟缓举措也显得很不耐烦，纷纷在科普兰法案的基础上通过了各自的法案。最终，联邦立法的结局和 1906 年立法的结局一样，起决定性作用的还是一次危机事件。

与食品药品相关的健康安全事件时有发生，几乎每年都有很多死亡和其他不良事件。1906 年立法之后，发生了 10 多起重大食品药品事故，但几乎没有受到任何媒体的关注。例如，由于在瘦身过程中使用二硝基酚，[73]导致从 1933 年开始出现大量不良反应事件，包括已知的 9 例死亡、200 多例白内障或失明，还有其他伤病事件，如肝肾疾病、皮肤疼痛并出血、有致命危险的血液疾病等。医学统计上的粗略估计是，每收到一例不良反应事件的报告，就有 10 例到 100 例事件没有被报告。这意味着，在这段时间中，二硝基酚导致约 100 人死亡和成千上万人患白内障。一份杂志写道，患白内障的年轻妇女的数量之多很可能是历史上空前的。但是，二硝基酚导致的死亡和伤病现象没能引起强烈的反响，也没有导致新法的出现。

当危机到来时，能促进立法的因素有两条。第一，国会已经在考虑一个新法案。第二，立法者和重要的公众人士在危机到来时已经掌握了相关知识，而且关注危机事件的进展。还有人说，危机事件必须与儿童有关。

1937 年的夏末，田纳西州布里斯托市的马森基尔公司（Massengill Company）出售一种叫磺胺的药物。科学家对抗生素的出现已经期待很多年了，而磺胺是抗生素大家族的一员。磺胺是真正的抗生素，能够抑制并且杀死病菌，对一些昆虫也很有效。磺胺类药物上市后，在医生和病人中都很畅销，主要用于治疗性病和链球菌咽炎。马森基尔公司的销售人员向总部报告说，病人和医生喜欢磺胺的药片和药丸，但是认为药的味道不好。如果能把磺胺制成味道更好的口服液，销量会更高。这些意见表明，谁能第一个生产并销售这种口服液，谁就能至少在短期内占据市场的领先地位。

马森基尔公司的首席化学家是哈罗德·沃特金斯。沃特金斯几年前卖过假药，但这件事对他在马森基尔公司的职位没有什么影响。他逐一尝试了各种磺胺制剂，最后认为稍有甜味的二甘醇（diethylene glycol）最合适。每盎司的二甘醇最多可以溶解 75 粒磺胺。如果多于 75 粒，磺胺在低温下会有沉淀。公司检查了溶液的味道和香气后，分批生产了 240 加仑。溶液被命名为"磺胺醑剂"

（Elixir Sulfanilamide），每瓶装 4 盎司。1937 年 9 月 4 日起，"磺胺醑剂"开始运往各个药店。

最先使用"磺胺醑剂"口服液的是俄克拉何马州塔尔萨市的病人。10 月 11 日，詹姆斯·史蒂芬森医生给芝加哥的美国医学会发出一封紧急电报，要求他们提供"磺胺醑剂"口服液的配方，因为他有 6 个病人在服用该口服液后立即死亡。美国医学会电报回复说，他们不知道配方，但是迄今为止医学会还没有批准任何液体形式的磺胺类制剂。美国医学会还给马森基尔公司发出电报，让他们提供产品样本。马森基尔公司同意提供样本，但条件是美国医学会不公开药品配方。医学会收到产品样本后迅速做了实验，结论是二甘醇为剧毒物质。

与此同时，纽约的一位医生听说了塔尔萨的死亡事件后，在 10 月 14 日给 FDA 在华盛顿的办公室打了电话。16 日，FDA 的一位调查员抵达塔尔萨，发现史蒂芬森医生的病人中，死亡人数已经上升到 10 人，其中有 9 人是患链球菌咽炎的儿童，另外一人是患淋病的成人。另外，史蒂芬森医生已经开出了 20 个"磺胺醑剂"的处方，因此，死亡人数可能还会继续上升。

调查员参加了一位死者的尸体解剖。死者为男性，到塔尔萨市的医院就诊时已经非常虚弱，而且伴有恶心和腹部疼痛等症状。他已经有一天多不能排尿。先是出现肾脏衰竭，然后恢复了一段时间，继而又继续衰竭。解剖后，医生发现他的肾脏已经变成紫色，胀得很大，里面的组织堵塞严重，完全失去功能。现场的人都知道，患者在死前一定经受了长达数小时甚至数天的剧痛。[74]但并不是所有服用该药的患者都有同样的反应：另一个男性患者服用了 7 盎司"磺胺醑剂"后，感觉不太舒服，停止用药后，症状就消失了；而一个儿童在服用 2 盎司口服液后，不到 3 个小时就死亡。

FDA 调查员到达马森基尔位于田纳西州的工厂时发现，危险可能已经超出了塔尔萨市的范围。240 加仑"磺胺醑剂"口服液已经运到全国各地。当天，联邦调查人员询问了沃特金斯和公司负责人萨缪尔·马森基尔。两人对情况做了说明，同时表示，药品在出厂前没有做安全试验，政府也没有规定药厂有义务做这类安全试验。沃特金斯在听完"磺胺醑剂"造成的不良反应后，主动服用了 4 盎司"磺胺醑剂"口服液，说自己感觉良好。他还把这种药喂给豚鼠，豚鼠也安然无恙。（第二天，沃特金斯生病了。他给美国医学会发出一封电报，问有没有治疗二甘醇中毒的药物。医学会回答说没有。不过一周内，沃特金斯就康复了。）

沃尔特·坎贝尔在华盛顿召开了记者招待会，宣布马森基尔公司的产品已经导致 14 人死亡。他说，目前还不清楚问题出在哪里，但可能就是二甘醇。他同时表明，按照法律，只有在药品标签出问题的时候，FDA 才能对这件事展开调查或起诉。但是，他强调，他已经让 FDA 在全国展开调查，因为 FDA 是惟一一个可能对此事拥有任何法律权限的机构。法律还没有对危险药物本身实施禁令。（坎贝尔的这个决定是幸运的，因为药品标签上 "elixir" 这个词在技术上是指含有酒精的液体。坎贝尔希望这一点技术问题能为 FDA 的调查提供足够的依据。）

FDA 发动了在美国境内的全部调查员共 239 人，开始寻找那些接收了 "磺胺醑剂" 的医生和药剂师。各地的健康机构也着手开始这项工作，但马森基尔公司对这件事并不积极。当危机刚开始的时候，FDA 要求马森基尔公司从医生、药剂师和分销商那里召回所有尚未出售的 "磺胺醑剂"。马森基尔公司发出了信函，但在信中没有提及药品召回的原因，也没有强调药品召回的紧迫性。因此，这封召回信基本上被收信人忽略了。直到 10 月 19 日，马森基尔公司才迫于压力再次发出了一封召回信，同时在信中表明，"磺胺醑剂" 对使用者存在生命危险。

FDA 必须找到所有药品销售人员和分销商，从他们那里找到收货人名单，然后根据名单一步步搜寻，直至找到销售的最后一环，即医生或者药剂师的办公室。然后，他们还要争取医生的合作，找到那些可能存在危险的病人。这是因为，虽然 "磺胺醑剂" 是处方药，有些药剂师也会在没有处方的情况下直接出售药品，而且不保留销售记录。还有一些医生担心自己惹上麻烦，拒绝与调查人员合作。如，一位德克萨斯州的医生在入狱后才同意提供服用该口服液的病人名单。在南卡罗来纳州，一位医生拒绝承认曾给他的一位已经死亡的黑人患者使用过这种口服液。为了查明真相，FDA 的调查员拜访了死者的家属，家属确信该病人服用过 "磺胺醑剂"。调查员还从家属那里得知，死者刚刚被埋葬，而且当地有在坟墓上放置死者生前用品的习俗。调查员开车来到公墓，在死者的坟墓上，他发现了一个小包，里面有个 4 盎司容量的 "磺胺醑剂" 药瓶，其中有 3 盎司已经被用掉了。

到了 11 月底，已经证实的死亡人数达到了 107 人，大部分都是儿童。这 107 人不包括沃特金斯——他导致了全部事故，自己也自缢身亡。其余没有报告的死亡人数还不明了。但是，FDA 的调查员在 4 周内召回了 90%以上的"磺胺醑剂"口服液，大大减少了死亡人数。很明显，区区 6 加仑的口服液是所有这些死亡事件的元凶。

到了 12 月，危机已经结束，下一步是起诉。萨缪尔·马森基尔在给美国医学会的信中表明了公司的态度。他说，死亡事件令人非常遗憾，"但是我没有违反任何法律。"同时，他开始给医生们发信，题目是"磺胺醑剂的真相"。信中说，"磺胺醑剂"在生产过程中没有发生任何错误；在出厂前也做过大量实验，实验结果并没有显示药品会给人体带来任何害处。病人死亡的原因还不清楚，但可能是由于二甘醇。（最终马森基尔公司由于虚假标签被起诉。公司被罚款 26 000 美元，即为每例死亡事件支付 240 美元。这个数字是 FDA 到那时为止赢得的最大一笔罚金。）

为了推动新的食品药品法案的通过，美国医学会发表了一个声明。声明中说，由于服用伪劣药品而死亡的人数远远超过 107 人，国会收到了大量支持新法的邮件，在国会里原本已经奄奄一息的食品药品法案也有了转机。"磺胺醑剂"的悲剧是一个突发事件，受影响的又大部分是儿童，而且事件发生时人们正在就政府监管的必要性进行辩论。现在，法案获得了重生，国会也准备予以批准。在最后一刻，众议院的商务委员会主席克莱伦斯·李，（上次曾阻止法案通过），给 FDA 打了个电话。他现在面临很大的压力，表示愿意让国会对这个法案进行投票。但他还想问最后一个问题：原来那个即将被通过的法案本来是可以阻止"磺胺醑剂"悲剧发生的，对吗？坎贝尔的回答是否定的，原因是要求产品在上市销售之前必须证明其安全性这一条当时已被删除。现在，这一条又被放回到新法案中去了。1938 年 6 月 1 日，《食品、药品和化妆品法》（*Food, Drug and Cosmetic Act*）经富兰克林·罗斯福总统签字生效。从那时起，这部法律就为美国的药品生产和销售奠定了基本框架。

这个危机事件具有现代意义。因为它的重点不再是伪劣产品和虚假疗效声

86

保护公众健康

美国食品药品百年监管历程

The FDA, Business,

and One Hundred Years of Regulation

明，而是技术知识、有效的现代医药以及在药品销售之前对药品成分进行检查的必要性。

《食品、药品和化妆品法》通过的时间也具有重要意义。当时，美国刚刚从经济危机中复苏，制药行业也刚刚意识到，他们未来的生意将不仅仅是生产出数以百万瓶计、无一差别的化合物，而是要生产出能治疗疾病的药物。磺胺类药品的突然出现以及其他由大学里的科学家们发现的有效治疗方法，如治疗梅毒的撒尔佛散（salvarsan），使制药公司的管理者们意识到，他们在研制新药的时候，必须关注高水平的大学医学实验室，而不能去看叫卖祖传秘方的小广告。

美国的公司鲜有研发队伍，在研究疾病和疗法上的花费也不多。不过，对科学研究的重视已经初见端倪。1938 年的法律表明，公司要生存下去，就必须有实验室和研究人员，必须对疾病本身和公司出售的药品有深入了解。至少，他们应该向 FDA 提供产品安全性的科学证据。在 20 世纪 20 年代，美国最大的 200 家制药公司只有几千人的研发队伍，其中大部分人只关注对化学物质的处理。到了 20 世纪 40 年代，整个行业专门从事科学研究的人数已经达到 58 000 人。

1938 年的法律是政府管理的一个标志性事件。它的标志性意义不仅对美国如此，对世界其他民主政府也非同寻常。自此之后，发达国家在立法时都采用了这部法律的核心原则。这部法律也是第一个要求在药品销售之前进行科学实验的法律。它还表明，成为现代社会标准的应该是科学研究，而不应该是商业手段、零星事例或者权威意见。它也意味着，药品的生产者和销售者必须在证明药品的有效和安全方面做更多的工作。法律颁布后，立刻为这个行业中极易受到伤害的消费者提供了保护。另外，通过要求药品有科学依据，法律也能大大促进了制药行业的发展，尽管人们当时还没有预测到这一点。事实上，我们将会看到，这部法律是催生现代制药行业和现代药品使用方法的关键因素之一。

第六章　现代制药行业的诞生

制药行业的革命开始于 1938 年《食品、药品和化妆品法》的通过，结束于 1951 年 10 月[75]。在此期间，制药行业从一小撮没有研发兴趣、没有医学专业人员的公司转变成一个能够发现、研究、销售具有真正疗效的药品的巨大机器。现在人们都说这是美国商业的一大进步，不过当时这些公司都是被强制接受这个变化的。众多因素合成，促进了现代药物的出现，也转变了生产这些药品的制药公司。战争是促成人类向现代社会转变的最后一步。战争促使政府、大学和各行各业的科学家们一起创造了历史。虽然说战争期间的原子弹工程更加著名，但是可以说，战争期间盘尼西林（青霉素）的出现相对而言尤为重要。

历史学家詹姆斯·杨写道："在 1938 年《食品、药品和化妆品法》之后的四分之一世纪里，处方药发生了巨变。这场变革的范围巨大，影响深远，是医学史上的一个重要事件。"导致这场巨变的因素很多：在科学上，先是有细菌理论的建立，后来又开始对药品做细菌实验；在法律上，专利法的变化使药品公司可以在专利药品上赚钱。随着磺胺类药品的出现和 1938 年强制做药品检验的法律的通过，过去对研发不感兴趣的制药企业现在必须雇用医生和科学家来做科学研究。长期以来，制药公司一直对科学持忽略和蔑视的态度。至少到 1941 年，制药公司大体上仍不承认科学和创新的重要性。更应该使他们感到羞耻的是，最初，他们甚至拒绝参与大规模公开生产盘尼西林。

19 世纪末期发展起来的"细菌理论"表明，人类所有最严重的传染病，如肺炎、肺结核、感冒、痢疾、白喉、霍乱等，都是由可以用显微镜观察到的微生物引起的。人类最初抵抗疾病的方法很粗糙。1880 年到 1920 年，人们开始在洗衣服时使用肥皂和清水，修建下水管道来保证饮用水的清洁，不再食用被污染的食物。这一系列科学手段把人均寿命从过去 1000 年一直不变的 40 岁以下提高到当时的 54 岁以上。接下来的进步是生产能够治疗疾病的化学产品和生物产品。这一点需要科学家、制药公司的管理者和医疗人员密切合作，而这三种人在美国历史上连同坐一辆马车都不愿意，因此他们的合作并非易事。

而且，美国还没有建立把药品从实验室送到消费者手中的社会机制和商业机制。我们现在看到的制药企业在那个时候还没有建立，当时的制药公司只热衷于大批量生产祖传秘方。现在的政府有规模庞大、拥有数十亿美元研究经费的医学研究机构，还有为老年人和穷人提供服务的专门机构。但在当时，政府不资助任何医学研究，对患病的公民也不提供任何帮助。

历史上，美国的奖学金一直以来也向文科倾斜，科学奖学金很少。到了1861年，美国理学博士的数量还是零。1894年，这个数字仅仅上升到164人。美国的学者们纷纷赴欧洲学习。仅1890年一年，就有500位美国学生到德国的大学注册学习。哈佛大学的哲学家乔赛亚·罗伊斯说，德国的学术界"是我们的老师和向导……那里的学术气氛非常浓厚……到德国学习的人，去的时候对纯理论性的学术生涯还没有信心，回来的时候已经变成理想主义者，愿意单纯地为研究而研究，愿意为丰富的人类知识做出自己微薄的贡献，而且对在美国兴办大学也满怀热忱"。

从欧洲学习归来的美国年轻人对纯粹的学术研究怀有宗教般的热忱，他们瞧不起美国的药品商人和那些以科学家自居的普通员工。他们发现，商人对科学知识和科学发现并无兴趣，他们关心的只是钱。而药品行业假药繁多，竞争激烈，决定成功的不是知识，而是广告。

科学和商业的分家是妨碍美国医学进步的一个主要因素[76]。在这一点上，大学里的药理学家和商业中的药理学家的分歧是个明显的例子。霍普金斯大学的约翰·阿贝尔是二战前美国药理学家中的权威，他提及为企业做药学研究工作时难以掩饰鄙视之情。"不论制药公司叫什么名字，在什么地方，我都不会为它们工作。"美国医学会在1847年公布了伦理守则，其中第一条就是把申请药品专利和为药品做公开广告列为不道德行为。当时的一个权威性的药理学家组织是成立于1908年的美国药理学和实验治疗学协会，该协会明确禁止与制药企业发生任何联系。协会章程中有这样两条："任何制药企业的任何永久性雇员都不能成为本协会的会员"，以及"任何成为制药企业永久性雇员的会员即被视为自动放弃会员身份"。这些禁令虽然经常不能执行，但还是被协会保留到 1941 年。

　　制药公司内外的科学家都觉得，整个制药行业的一些做法完全不道德。美国医学会强烈反对为药品申请专利。百时美药品公司的创始人埃德华·斯奎布说："我个人认为，医生和药剂师不应该为任何东西申请专利。专利药品不会给病人带来益处。"汽车可以申请专利，但是正直的公民不应该从病人的痛苦中赚钱。因为这种做法就像为面包申请专利然后向消费者勒索高价一样，结果只会使一些人吃不到面包。这些道理看起来都显而易见，很具说服力。但如果公司致力于快速生产出新的有效药物，而这些药物又是独立工作的科学家们可能几十年也发现不了的药物，那么利润和专利也会对社会起正面作用。不过，美国以及世界上其他国家要经过很多年，包括中间的两次世界大战和很多重大事件之后，才能认识到这一点。

　　由于美国医学知识的进展缓慢，再加上科学家和商人之间公开的敌视态度，美国只能眼睁睁地看着欧洲的制药行业和大学携手推进医药行业的现代化。不过，即使在欧洲，科学发现的进展也比人们期望的更慢。在保罗·埃尔利奇发现撒尔佛散之后，经过了 25 年才出现医学的下一个重大进展——磺胺。磺胺是煤焦油染料的一种衍生物。1908 年，德国的化学家在寻找皮革染料的时候发现磺胺可以用作红色染料。20 世纪 30 年代初期，德国染料工业集团（Farbenindustrie）的科学家杜马克重新发现了磺胺[77]，并把它当作药物进行测试。磺胺在动物身上很有效，杜马克最后还把磺胺用在他女儿身上。他的女儿胳膊上的伤口发生了链球菌感染，很快就要做手臂切除手术。最终磺胺保住了她的胳膊。

　　但在长达 3 年的时间里，染料工业集团一直不能把磺胺拿到市场上销售。困难在于，集团已经为一种叫"百浪多息"（prontosil）的药物申请了专利。百浪多息里除了一些无用成分之外，还有一种确实能杀死病菌的有效成分。而这个有效成分由染料工业集团的另一位科学家发现，被命名为磺胺，并且申请了专利。后来，由于这位科学家没能发现磺胺的疗效，就让磺胺的专利到期后自动失效。现在，染料工业集团的科学家掌握了一个含有磺胺的新的分子结构，能够有效杀死病菌。因此，集团在为百浪多息申请专利之后，没有对外界做出声明，因为一旦百浪多息的疗效被公之于众，其他公司的化学家们很快就会发现，真正的疗效是磺胺，而磺胺的专利已经过期。

集团打算把百浪多息拿到市场上销售，但这么做就相当于把很大一部分利润拱手相让。这样，经过 3 年的对外蒙骗和内部的争论（这段时间里病人得不到治疗），集团管理者最终允许公司的化学家撰写报告，介绍百浪多息在动物和人体上的疗效。

报告发表在一个名不见经传的杂志上，但是法国巴斯德学所（Pasteur Institute）的科学家恩斯特·富诺读过之后非常兴奋。他给染料工业集团写信，要求他们提供一些百浪多息的样本供研究之用。这种要求在大学研究人员中间非常普遍。出乎意料的是，集团的答复模棱两可。富诺知道这项研究的重要性，于是他让实验室的全体人员都做好准备。他亲自到德国去见染料工业集团的负责人，请他们提供一些药品样本。对方的态度极其冷淡，而且要求他付钱。他们说，只有在他保证百浪多息能在法国销售而且获利的情况下，他们才能给他提供样品。但是由于法国还没有专利法，富诺也无能为力。而且，他觉得，染料工业集团的态度完全是对人的尊严和对科学的极大侮辱，集团掩饰治疗方法的做法只能导致人们的死亡。

富诺很生气。回到巴黎后，他抛开染料工业集团的警告，开始自己生产百浪多息。巴斯德学院的人很快就发现，这种奇妙的红色染料并不是什么新物质。德国公司的态度现在也有了清楚的解释。作为大分子的百浪多息本身没有疗效。百浪多息被人体分解后，里面叫磺胺的那部分物质才是产生疗效的真正原因。通过检索专利记录，法国人还发现，染料工业集团虽然拥有百浪多息的专利，但是最重要的部分——磺胺的专利已经过期。法国人感到很开心，开始打破德国人不道德的沉默，把磺胺投放到全世界的药品市场上。不到一年，磺胺就在欧洲和美洲被广泛应用，而且对链球菌感染、淋病和脑膜炎有极强的疗效。磺胺也有缺点，如它的强副作用能使 5% 的使用者死亡。但磺胺已经充分证明，人们可以应用系统的化学知识直接对抗疾病。

很明显，开发新药的工作并不容易。制药公司在这方面的投入能否得到回报也是个未知数。德国染料工业集团在找到可以盈利的方法之前，一直掩盖磺胺的发现，原因也在此。染料工业集团在磺胺类药物研究上花去了几年的时间和经费，但是由于专利的问题，他们从磺胺上获得的利润比预想的要少得多。

而其他不做研发，像法国人那样直接利用磺胺赚钱的公司，则获得了更高的利润。这方面的另一个例子是美国的氨基氰实验室（Cyanamid's Lederle Laboratories）。该公司耗巨资发现了一个肺炎疫苗，然后建起一座工厂，准备进行大批量生产。没想到，8个月后出现了一个能够有效治疗肺炎的药物——磺胺嘧啶。这样，氨基氰实验室的几百万美元投资都付诸东流，疫苗工厂也报废了。

现在，在科学研究的基础上，能挽救生命的药品几乎可以被随时发现，这与过去的漫长历史相比有了很大的进步，而且生产出的药品可以立即在庞大的市场上面世销售。

1937年，在新泽西州刚刚起步的默克公司（Merck）担任研究实验室主管的兰道夫•梅杰雇用了实验室的第一位真正的研究人员麦克斯•提斯勒，后者是哈佛大学的毕业生。当时的默克公司和其他美国制药公司一样，都没有属于自己的有效药品。默克公司的研究战略是从维他命入手。人们已经对坏血病和另一个与缺乏维他命相关的疾病做了多年研究。20世纪30年代中期，人们已经发现了3种预防疾病必需的"食物因子"，分别命名为维他命A、B、C。虽然由缺乏维他命导致的疾病并不是最严重的健康问题，但摄取维他命仍然有益于健康。默克公司成功地合成了维他命B_1，为根治亚洲最流行的脚气病做出了贡献。到了20世纪30年代后期，维他命B_1占默克公司总利润的10%。由于媒体的宣传，人们认为有必要经常补充维他命来维持健康，维他命的销量也随之大增。（事实上，这种想法是错误的，但是人们对疾病的担心还是提升了维他命的销量。）为了迎合这种心理，商人们在面包和面粉里加入维他命，并把生产出来的食品当作"富含维他命"食品销售。人们期待发现更多的维他命，因此默克的计划就是"把每一种维他命分离出来……弄清楚它们的结构，并把它们转化成商品"。

但竞争仍是个问题。制药公司在投资药品研发之前，需要确保它们通过研制新产品能控制市场，获得可观的利润。在这一点上，需要政府来制定规则和建立激励机制。

政府规章为清除虚假广告奠定了基础。按照政府的要求，所有制药公司都要开展研发工作。而现在整个制药行业雏形的形成，经受考验并最终成形都来自于下一个挑战，人类最伟大的化学发明之一——盘尼西林。它既起到示范作用，也起到激励作用。在盘尼西林发明之前，欧洲的大学在医学研究方面占据领先地位；但此后领先者变成了美国的制药公司和大学，整个制药行业也从单纯的化学生产线提高到真正的科学研究。

一般的说法是，英国的亚历山大·弗莱明爵士在 1928 年发现了盘尼西林[78]。据说他在伦敦做实验时，培育了很多细菌。一天，一些土壤中的霉菌——青霉菌的一种，从窗外刮进来，落到培育细菌的器皿上，很快杀死了器皿四周的细菌。第二天来到实验室后，弗莱明出于好奇发现了盘尼西林。实际上，通向他实验室的窗户是打不开的，因为中间隔着文件橱。而且，在弗莱明之前，盘尼西林的杀菌作用在科学文献中至少出现过 9 次。每一次，研究人员都注意到了霉菌的杀菌作用，有的实验甚至把这种霉菌直接用在患有炎症的病人身上。但每次实验都失败了，因为这些霉菌非常不容易控制。

实际上，由于弗莱明不能培育足够的霉菌，或者不能提取足够的有效成分并保证其质量稳定，再加上他没有时间和资金来继续这项研究，1928 年的机会只能告一段落。在接下来的十几年里，其他人在这项研究上的努力也都以失败告终，直到霍华德·弗罗瑞出任牛津大学的病理学系主任才出现了转机。弗罗瑞的研究人员更多，资金更充足，处理霉菌的水平也更高。经过 5 年的不懈努力，弗罗瑞和一位来自德国的难民科学家恩斯特·钱恩最终提取了足够稳定的青霉菌，并在小鼠身上做实验。实验人员给 8 只小鼠注射病菌，使它们患上链球菌感染。很快，所有小鼠都被传染了。然后，实验人员给 4 只小鼠注射了不同剂量的盘尼西林，其他小鼠则没有被注射。实验人员观察小鼠对疾病的反应一直到深夜，凌晨 3：30 他们离开实验室时，所有未注射盘尼西林的小鼠都死掉了，而注射盘尼西林的小鼠都还活着。第二天早晨，钱恩第一个到达实验室，看到被注射盘尼西林的小鼠在笼子里依然活蹦乱跳。实验室的工作人员说，钱恩的第一反应不是大叫，而是手舞足蹈。研究人员明白，他们的发现具有重大意义——他们发现的这种物质在这个实验里杀死了链球菌。他们还知道，它能够杀死其他几种病菌，而正是这些病菌每年都导致大量病人死亡。这个发现改变了人类历史，它的确切日期是 1940 年 5 月 25 日。

很快，他们把盘尼西林的实验范围扩大到猫和大鼠身上。关于盘尼西林的论文在 8 月 24 日发表于《柳叶刀》杂志。但是，这种乐观的情绪很快坠入谷底。他们在为大批量生产商用盘尼西林寻求帮助的时候，得到的反响却并不热烈。他们找到英国的制药公司 ICI 和 Boots，说只要他们投资把霉菌提取物转变成临床药物，就可以生产和销售盘尼西林。两家公司都谢绝了这个机会。毕竟，英国还在打仗，但美国尚未处于战争状态。牛津大学的研究人员日夜辛勤工作，尽可能生产更多的盘尼西林。他们认为，盘尼西林大概是人类历史上最有前途的药品，美国公司一定会为它的生产提供帮助。

弗罗瑞和他的同事诺曼·希特利把一些霉菌和培养基包好，藏到行李箱里，登上了全美航空公司的飞机。1941 年 7 月 2 日，他们到达纽约。当地空气湿度很高，温度达到了华氏 94 度。他们担心行李箱里的霉菌可能会失效。但霉菌安然无恙。他们带着霉菌到各个制药公司做推销。美国的柯达公司、强生公司、蒸馏产品公司（Distillation）以及加拿大的康诺公司（Connaught）都拒绝了研发盘尼西林的机会。这些公司都知道盘尼西林的实验——《纽约时报》对盘尼西林的巨大潜力作过报道。他们的担心是，目前的盘尼西林都是在实验室的小碟子里生产，数量太少。要达到商业意义上的生产规模，需要的小碟子的面积要以英亩计。他们还知道，一些微生物已经开始对磺胺类药品产生抗药性。如果公司在研发药品上投入几百万美元，而药品上市后一年就失去疗效，那该怎么办？英国人生产的盘尼西林性质还不稳定，如果处置不当，就会变成没用的废品。盘尼西林在人体上大量使用后，也可能会被发现有毒性——在这一点上，磺胺药物就是个例子。而且，盘尼西林的各个生产步骤能否获得专利也是个问题，因为青霉菌是个天然产品。

弗罗瑞和希特利从美国政府的科学家那里得到了完全不同的反应。这些科学家都是学者，在政府的农业试验站里积累了大量经验。他们不关心科学发现的盈利前景，而且他们也清楚，欧洲战场上的伤亡人数比第一次世界大战的伤亡人数还要多。如果盘尼西林确实安全有效，就可以拯救成千上万名士兵的生命。在美国内战中，受伤的士兵中有一半都死掉了。

美国政府的这些科学家对盘尼西林感到很兴奋。他们跃跃欲试，敢于冒险。在弗罗瑞与美国农业部东区研究实验室主任珀西·威尔斯会谈后的当天，威尔斯给农业部在伊利诺伊州一个新建实验室的科学家们发了封电报，询问他们是否愿意投入大量时间和精力来"率先研究大批量生产来自弗莱明青霉素的细菌抑制物质。你们能否立刻安排……"第二天,他们收到了回复:"实验器械和用品准备完毕。具体实验进程还不清楚。建议他们(英国科学家)来皮奥亚(Peoria)面谈细节。实验室可以立即合作。"在培育来自土壤的微生物方面,美国政府的科学家比英国科学家做的好得多。积极投入到这项工作后不到 4 个月,他们已经能够使霉菌生产盘尼西林的数量达到牛津大学实验室的 12 倍。研究结束时,他们已经把盘尼西林的产量提高了 120 倍,同时提高了盘尼西林的治疗潜力。

不久,美国在大西洋和太平洋地区同时参战。提高盘尼西林的产量,并在大量人体上做盘尼西林实验成了重要的战争任务。主导科研的战事机构是科学研发办公室,这个办公室最著名的项目是生产原子弹的曼哈顿项目,盘尼西林也在科学研发办公室的工作范围之内。领导战时医学研究的是宾夕法尼亚大学的阿尔弗雷德·理查斯博士。在美国宣战前两个月,理查斯与制药公司的领导会面了两次,希望他们能帮助生产盘尼西林。制药公司拒绝合作,理查斯非常泄气。12 月,他再次与制药公司会面的时候,手里已经有皮奥亚实验室的初步结果——盘尼西林的产量已经达到原来的 12 倍。4 家制药公司中有 3 家依然持拒绝态度。但默克公司的乔治·默克在科学与商业之间的关系上比较有远见,他答应合作后,又去说服其他制药公司,其中最为困难的是百时美公司。最终,虽然制药公司热情不高,理查斯还是获得了他们的许诺。于是,政府开始为研究提供资金,制药公司同意承担大部分后续费用。希特利原本在皮奥亚工作,后来转到位于新泽西州拉斯威市(Rathway)的默克公司工作了 6 个月。到了1942 年 3 月 14 日,美国的盘尼西林的数量已经足以在病人身上用纯净有效的试剂做秘密实验了。

美国第一个使用盘尼西林的病人是耶鲁大学体育系主任的妻子安妮·米勒。安妮在流产后发生严重的体内链球菌感染,在 4 星期里,她神志不清,高烧超过了华氏 106 度。医生给她做了子宫切除手术,希望这样能够消除严重的炎症彻底扭转病情。结果毫不见效。现在,她的血液里充满了不断繁殖的病菌,人已经濒临死亡。然而,在下午注射盘尼西林后,到第二天凌晨 4 点钟,她的体温已经恢复正常。到了星期一,她身体里的病菌已经完全消失,她健康无事地出院了。

政府的研究项目得到了更多公司和独立实验室的支持。到诺曼底登陆的时候，盘尼西林的数量已经足够登陆士兵使用。但是，制药公司直到战后才实现了盘尼西林的安全生产。理查斯并不恭维制药公司的技术水平，而它们的态度就更糟，用理查斯的话说，大部分公司的态度是"不负责任"。这种态度在战争期间尤其让人不能容忍。有一次，百时美公司在生产过程中偷工减料，结果使所有使用这批盘尼西林的士兵都患上了可怕的静脉炎，即血管栓塞。理查斯说："他们的这种不顾后果的作弊行为简直就是犯罪。"

到战争结束时，随着盘尼西林、原子弹和雷达等众多科学成果的出现，科学研究已经从默默无闻一跃变成英雄主义。提斯勒写道："现代战争的生存逻辑把科学从我们社会的边缘一下子拽到中心位置。"弗罗里达州的参议员克劳德·派珀用略带讽刺的语气说："只有一场大规模战争才能给医学研究人员提供足够的研究资金。"战争末期，在罗斯福总统的要求下，科学研发办公室的主任万内瓦尔·布什就科学研究问题发表了一份宣言，其中写道："基础研究推动技术进步，发现新知识，给人们带来科学研究的资本，是对知识的实际应用的源泉。新产品和新流程不会一出现就很完善，它们的基础是新原则和新概念，而这些原则和概念都是在纯粹科学领域里辛勤研究的结果。"当时，这种宣言还是新闻。慢慢地，人们开始对科学研究有信心。在政府和法律的推动下，过去一直拖后腿的制药公司现在至少愿意考虑把有风险的研发工作作为他们未来日程的一部分。

从那时起，商业、大学和政府间的合作就持续不断地推出新的治疗方法（尽管有人认为，商业是医学进步的惟一推动者，商业研究不应该受政府的束缚[79]）。

对科学研究的信仰改变了医学和制药公司。原来大部分医学产品都是垃圾产品，现在这些垃圾开始消失。由于新的政府法规、盘尼西林的出现以及新的"研发"战略，到了 20 世纪 50 年代，史克公司（Smith, Kline）放弃了其 15 000 个产品中的 14 940 个，只销售余下 60 个比较成功的产品。

生产秘方药品、专利药品的厂商数量也大幅下降。二战后，剩下的专利药品厂商中有 5 家控制了 40% 的市场。为数不多的几种有效专利药品，如阿司匹林、轻泻剂、咳嗽药、抗酸剂、治疗轻伤的消炎剂、搽剂、维他命，也成了各公司纷纷争抢的对象。原本咄咄逼人的专利产品协会主席也承认，在新时代里，原来支持秘方药品的那些证据现在看起来"极其不可靠"。他甚至敦促人们对这些秘方药品做实验，看看它们是否真的有效！

现在，制药公司像大海捞针一样，开始大规模寻找有效的新药品。它们也有一些激动人心的发现，药效最好的几种青霉菌就是一例。这些青霉素的发现过程非常偶然，一种在新泽西州的泥土里发现，另一种则来自伊利诺伊州市场上一个其貌不扬的瓜果。1951 年，布里斯托—梅尔斯公司（Bristol-Myers）给公司股东去信，声称如果股东愿意帮忙，他们可以把所到之处的土壤样本装在信封里寄回公司。土壤样本应该"潮湿，水分不多，里面没有大的石头"，而且要寄到信封上注明的布里斯托公司的实验室。公司还给销售人员和外出度假的员工发放塑料袋和试管，要他们也帮助收集土壤样本。

从 1935 年到 1955 年，新发明的有效药物的数量超过了之前人类历史中的总和。到了 20 世纪 50 年代早期，90% 的处方药都是 1938 年之后出现的新药。新药的到来大大减少了病人的痛苦和死亡。

1950 年，年迈的英国科学家亨利·戴尔说：

> 在 20 世纪早期，能够直接消除病根或者扭转病情病根的医学疗法仍然是个让人吃惊的想法……医生和病人还不能想像，有些药品能够直接解决疾病的根源。而现在，我们对于新近才出现的复杂而有效的治疗方法已经习以为常了。本世纪的这种进步比过去所有世纪的总和还要大。

亨利·加德森向国会报告说，他在 1937 年加入默克公司时，

> 你用两手的手指就能把基本药物数过来：吗啡、奎宁、洋地黄、胰岛素、可待因、阿司匹林、砷剂、硝酸甘油、汞剂以及几种生物药品（这些药品都不是制药公司研制的）。我们的沙东目录（Sharp and Dohme catalog）里没有一个专有的处方药。我们和其他公司一样，有很多药水、药膏和提取物。但我们同时强调生物药品的研制，我们大

部分的药品都是非处方药。处方药里面又有 43%由药剂师配制，而这个数字在今天（20 世纪 50 年代）只有 1.2%。

从人类首次使用磺胺类药品开始，到多种抗生素的普遍应用，人们的平均寿命提高了很多，从 20 世纪 20 年代的 50 多岁，上升到 1950 年的 68 岁，随后又上升到 1960 年的 71 岁。到了 1960 年，由于使用新发现的抗生素，过去危害人类最严重的三大传染病已经不再是造成人类死亡的头号杀手。从 1920 年到 1978 年，肺结核的死亡率下降了 99%——从每 10 万人死亡 113 人下降到每 10 万人死亡 1 人。痢疾、百日咳、白喉、麻疹的死亡率下降了 87%，流感和风湿的死亡率下降到近乎于零。取代这些疾病的是长寿病：心脏疾病、癌症和中风。

这段历史也表明，科学方法——用实验的方法来检验物质和想法，是解决人类健康问题最成功和最重要的方法。药品的研制也完成了从旧世界到新世界的转变。1950 年前，所有主要的新药都来自欧洲和加拿大，如治疗淋病的撒尔佛散、治疗糖尿病的胰岛素、治疗一些传染病的磺胺，还有盘尼西林。现在人们看到政府是大有可为的，政府能够做到那些唯利是图者办不到的事情。

政府的管理和法规的健全横扫了制药行业中那些残酷的行为、愚蠢的行为和一切阻碍制药行业成为一个巨大的发明和销售机器的无谓的行为，而这些都是在自由市场状态下的制药商业在至少 60 年里都未完成的任务。残酷的市场竞争使制药公司不能进行昂贵和细致的科学研究。政府首先制定了科学标准，现代制药行业随之应运而生。由制药行业之外的人士执行的科学标准是这个体系中不可缺少的一部分。现在，制药公司可以研发真正的药物，然后送交联邦政府审批。

通过 1938 年的法律，制药公司还创造了处方药的概念[80]。病人必须持有医生开具的处方才能购买这些药品，处方药的价格由制药公司规定。制药公司之间的竞争从争相降价和广告进攻转向药品研发与实验。贪婪、技术，对生物学的深入理解，这些因素的强有力结合产生了社会最伟大的进步之一。这种结合的效果非常强烈，焕然一新的制药行业很快就变得极其令人骄傲和而且有利可图。

第七章　新药，新问题

　　一种药品——氯霉素，和一位医生——沃特金斯医生的故事[81]可以为建立于 20 世纪 50 年代的医药系统（这个医药系统基本延续至今）做出充分的解释。故事发生时，美国的发展很快，人们充满乐观态度。这是一个有关成功的故事，但是其中的悲剧导致了几百人甚至几万人不必要的死亡。悲剧的进展很慢，没有什么高潮，没有成为头条新闻，也没有引发任何调查。

　　1952 年，社会对医学和医疗行业充满信心的时代开始了。阿尔比·沃特金斯医生是洛杉矶附近郊区的一位尽职尽责的全科医生。托马斯·迈德对氯霉素事件的描述最完整。按照他的说法，沃特金斯在密苏里州的小镇上长大，当地的医生必须兼做其他工作才能维持生计。42 岁时，沃特金斯在加州行医，生意红火，而他和妻子搬到加州是为了减缓妻子的严重哮喘。沃特金斯每天工作 14 到 18 个小时，为 30 多位病人看病。他的医术一般，他也说自己"不是特别聪明"，但是他感到工作中充满乐趣。抗生素的到来给他的生意帮忙不少，尤其是那些能杀死多种病菌的广谱抗生素。

　　他的故事开始于 1951 年的元旦。他 8 岁的儿子詹姆斯告诉父母，他的小便有些问题：他小便后，发现马桶里面有血迹。沃特金斯立即想到最坏的可能性，包括肾瘤。他带儿子去附近的一位泌尿系医生那里诊治。检查结果是，詹姆斯的尿道里有个小梗塞，为了避免严重伤害肾脏，必须清除。后来，詹姆斯需要再做一个手术，于是在一段时间里，他的尿道里插了一根管子。很快，詹姆斯就康复了。为了预防术后感染，医生给詹姆斯开了一种抗生素（一个不合理的处方）——帕克—戴维斯公司（Parke-Davis）生产的氯霉素，也是新出现的广谱抗生素中最受欢迎的一种。詹姆斯的尿道中插入导管时，他再次使用了氯霉素。詹姆斯在一年时间里都安然无恙，但后来他患上了炎症，高烧达华氏 104 度。

沃特金斯有些担心，因为他记得几年前链霉素上市时的情形。广告上同样把链霉素说成是灵丹妙药，药效强，没有副作用。后来才发现，链霉素造成一些病人永久性耳聋。迈德写道，沃特金斯向帕克—戴维斯公司的销售人员询问氯霉素的副作用，这个销售人员的答复是他不知道氯霉素有任何副作用。实际上，在这个销售人员的销售区域里，已经有两三例与氯霉素相关的死亡事件。后来，同一地区的一位医生对沃特金斯说："如果销售人员说不知道这些死亡事件，那他就是在撒谎，因为有 1 例死亡事件是我亲自告诉他的。他肯定知道这种药品的副作用。"之前，沃特金斯相信了销售人员的说法，给他的儿子再次服用了氯霉素。詹姆斯第一次服用的氯霉素使他的免疫系统变得敏感，而他第三次服用的氯霉素引发了灾难性的反应。

詹姆斯变得迟缓，嗜睡，脸色苍白，身体开始出现瘀斑。他告诉父母这些伤不是由于他调皮造成的。一天晚上，父子两人下棋时，一块棋子掉到地上，滚到沙发下面。詹姆斯双膝着地去找棋子。当他站起来时，膝盖上有两块又大又黑的瘀斑。沃特金斯意识到，这些快速产生的大块瘀斑是血液疾病的症状。他带儿子去见几位他能找到的最好的血液医生。这些医生的诊断都一样，詹姆斯得的是一种罕见的再生障碍性贫血。患这种病的人，体内的造血功能受损，凝血的功能也被破坏，因此轻微的接触也能造成身体瘀伤，而且伤口会急剧出血和肿胀。大多数患者都难逃一死。令沃特金斯一家人吃惊的是，一位医生说，这种病例他已经见过 4 个，而且病因很明显，都是氯霉素造成的。

詹姆斯的身体越来越虚弱。他做了 50 到 60 次的输血。最后，迈德写道，当父子两人看着窗外孩子们玩耍的时候，詹姆斯平静地告诉父亲，他想他再也不能做游戏了，而且他想如果能早点离开这个世界的话，也许会更好。几个月后，詹姆斯在阵痛中死去，时间是 1952 年 5 月。

事实上，詹姆斯根本不需要氯霉素，其他毒性较弱的抗生素就能起到足够的预防感染的作用。在氯霉素的副作用暴露之前，人们仅仅把它看作是一种强效抗生素。医生对氯霉素的疗效很有信心，使用时也毫无顾虑。当然，氯霉素是对伤寒和斑疹伤寒的惟一有效疗法，也能够杀死多种病菌。但是，它对病人的疗效如何？这个问题只能靠抑菌试验来回答。而它的广告却只说明疗效而根本不涉及副作用。

第一批有关氯霉素副作用的报告开始广泛流传时，药品上市销售已经至少两年了。帕克—戴维斯公司一边矢口否认药品有副作用，一边继续大力销售氯霉素。公司在维护氯霉素名誉方面的态度非常坚决，因为氯霉素的销量使它从一个以销售维他命为主业的中等规模公司一跃变成世界最大的制药公司。仅仅一年时间，帕克—戴维斯公司的销售额上升了超过 30%。1951 年，公司的药品销售额超过了 1.35 亿美元，在所有竞争对手中高居榜首。

儿子死后，沃特金斯才发现，很多医生都知道氯霉素的副作用可以致命。一些报告已经送交 FDA，帕克—戴维斯公司也知道有死亡事件发生。有一位医生向帕克—戴维斯公司报告了 12 例死亡事件。沃特金斯本人也给帕克—戴维斯写信，公司的医学主任给他的回复是，没有证据能证明再生障碍性贫血与氯霉素有关。儿子的死使沃特金斯万分悲痛，尤其正是他本人给詹姆斯服用了致命的药物。他决定带着妻子和家里的其他孩子开车周游美国，拜访各地的医生，提醒他们氯霉素的副作用，同时搜集更多的不良反应报告。他到达华盛顿后，将把这些报告交给 FDA。

迈德引用沃特金斯的话说："我们白天开车，每天跑 300 到 400 英里。孩子们在后座做游戏。晚上停车后，我妻子去找住处和餐厅，安排孩子们休息。我则给黄页上的医生挨个打电话。"他告诉这些医生说，自己也是个医生，他的一个儿子由于氯霉素导致的再生障碍性贫血离开了人世，然后他询问这些医生在行医时是否注意到氯霉素导致了不良反应。

尽管沃特金斯的访谈充满了悲痛，也具有随机性，但到达华盛顿时，他已经搜集了 40 多例氯霉素引起的严重不良反应事件，并报告给 FDA 负责抗生素的亨利·韦尔奇医生。韦尔奇说，FDA 本身已经确认了 50 个这样的事件，其中 36 例死亡。不良反应的数字每天都在增加。

我们现在知道，帕克—戴维斯公司很清楚氯霉素有这些严重问题。化学家们也提醒过帕克—戴维斯公司，说氯霉素和三硝基甲苯（TNT）一样，都含有一种叫硝基苯的化学物质。硝基苯对造血的骨髓有很强的亲合力和毒性，它的上市时间是 1949 年。同一年，约瑟夫·斯迈德医生发表了一篇文章。文章在评估氯霉素的神奇疗效的同时，也提到，由于硝苯基有毒副作用，在使用氯霉素时一定要谨慎。11 月，在芝加哥的一个医学会议上，医生们讨论了首批由氯霉素导致的 3 个血液疾病病例。此后,有关氯霉素不良反应的报告就源源不断——尽管从 1949 年到 1952 年,这些报告大部分都仅见于学术会议和名不见经传的杂志上。

同时,帕克—戴维斯公司仍在大力推销氯霉素这种"自盘尼西林之后最伟大的药物"——这是一位惊奇不已的杂志记者的说法。公司在广告里鼓吹药品疗效出色,没有副作用。直到 1952 年,在 FDA 的压力下,帕克—戴维斯公司才在广告里加了几行关于血液疾病的小字。FDA 还要求帕克—戴维斯公司给美国的每一位医生发信,提醒他们注意这个问题。这封信的标题是"血液病专家眼里的氯霉素"。信中说,目前有些血液疾病的报告与氯霉素有关,但这些血液疾病为数极少,而且都没有得到证实。即使问题确实存在,也很有可能是由于某些病人的特殊情况导致。(FDA 的要求仅限于美国。在此之后,帕克—戴维斯公司在国外继续大肆鼓吹药品的疗效,同时绝口不提氯霉素的副作用。)信函发出后,帕克—戴维斯公司的医学主任格雷又给每位医生发了一封信,信中写道:"据我们所知,目前还没有一例再生障碍性贫血被证明是由氯霉素引起的。"这些声明、信件和新闻报道一度使氯霉素的销量下降到了 1951 年销量的六分之一。但在随后几年中,氯霉素的销量又有反弹,到 1958 年达到最高点。帕克—戴维斯公司在实现这些销售业绩的同时,让销售人员极力否认和诋毁那些关于药品不良反应的新闻报道。

公司负责人给销售人员提供了具体的指令,让他们在医生面前尽可能反复讲述。根据迈德掌握的资料,一些指令说,销售人员应该给医生提供正面的产品信息,并向医生建议,正是药品的巨大成功和目前面临的认真调查才使人们以为氯霉素有问题。下面就是销售人员在 1952 年使用的具体说词:

建议使用的销售说明
氯霉素[82]

医生,我很高兴您向我询问氯霉素的"情况"。不用说,我们帕克—戴维斯公司对此事也非常关注。我们尤其担心的是,报纸和杂志表现出的越来越明显的"媒体行医"的倾向……

氯霉素是被报纸广泛评论的最重要的产品之一。部分原因可能是这种抗生素的奇妙有效。不过，很少有文章认为氯霉素与一些血液失调的疾病（即血细胞异常)有关。在国家科研委员会（National Research Council，NRC）特别指派的专家小组的协助下，FDA 对此事进行了深入调查。调查结果是无条件地允许继续使用氯霉素治疗它过去治疗的各种疾病……（这种说法不成立。FDA 和国家科研委员会一致认为，氯霉素有造成血液疾病的危险。两个机构都建议限制使用氯霉素，同时建议教育医生们不要误用滥用氯霉素。）

截至 1952 年 10 月，报告氯霉素使用情况的共有 59 篇文章，涉及 1 700 多名病人。这些报告提供了这些病人在用药前、用药中和用药后详细的血液研究数据。这 1 700 名病人中，没有一人在使用氯霉素后出现血液失调的症状。医生，这一点难道不重要吗？……在结束这次谈话之前，请允许我强调一个过去一年来一直不变的事实，即由于其温和的性质和良好的有效性，氯霉素仍然是一种出色的广谱抗生素……（实际上，1 700 个服用氯霉素的病人中是不会出现死亡事件的，因为再生障碍性贫血的发生率是二万分之一。更重要的是，这意味着即使是最繁忙的医生在一年当中也极少会碰到一次由氯霉素导致的严重不良反应。因此，氯霉素导致的血液疾病对大多数医生来说非常抽象，况且他们已经看到过，在一些盘尼西林导致的严重不良反应中，使用氯霉素可以起到很好的疗效。）

对 FDA 来说，氯霉素是个新的挑战：这种药物非常有效，能够挽救生命。但是在一小部分病人中却能够致命，而且很多死亡事件都是可以避免的。FDA 应该怎么办？

沃特金斯到达华盛顿的时候，氯霉素引起不良反应事件的数量已经达到让人吃惊的地步。FDA 的韦尔奇个性突出，善于社交。他给沃特金斯留下的印象是富有同情心和责任感。当时担任 FDA 局长的是乔治·拉里克。拉里克曾在 FDA 长期任职，办事谨慎。1952 年 6 月 26 日，拉里克局长和韦尔奇命令 FDA 美国境内的 16 个办公室的全部人员放下手中的工作，让所有的调查员、化学家和其他办公室人员到各个医院、医学院和诊所里调查是否还有尚未报告的、由氯霉素引起的血液疾病。拉里克和韦尔奇要求这些人晚上和周末加班工作，而且每天都要向华盛顿报告情况。调查开始的日期是周五，到了接下来的周二，FDA 已经发现了 200 多个新的病例。

就在这个周二，拉里克给帕克—戴维斯公司的副总裁霍莫·弗里茨打电话。他把 FDA 正在采取的行动向弗里茨做了介绍，并且告诉他，已经有 15 位血液专家和其他医生要求 FDA 限制氯霉素的销售。他们建议，至少在掌握更多信息之前，氯霉素应该只用于伤寒等其他药品无能为力的疾病。但是，拉里克说，他不会这样做，而是应该先采取一个比较温和、低调的做法。抗生素在销售前，它的纯度和疗效必须获得政府颁发的许可证。拉里克建议，在一段时间内，暂时停发氯霉素的许可证。这就意味着不会有新的氯霉素上市销售，但市场上已经存在的氯霉素不会受到影响，也没有把这些药品全部召回的谴责性的声明。

拉里克问弗里茨："我们想知道，你们是否清楚如何与我们合作？"

第二天，帕克—戴维斯公司给 FDA 打电话，声称他们已经开始起草广告，计划发表在下两期的《美国医学会杂志》上。他们也开始修改发给医生的药品促销广告，打算在里面加几句话，告诫医生氯霉素的潜在危险性。

FDA 拒绝了这个建议，单单在促销广告里加几行字对 FDA 来说是不够的。拉里克要求帕克—戴维斯公司给每位医生单独发一封信，帕克—戴维斯公司同意了。于是，颁给氯霉素的许可证暂时中止；药品广告的最下方加上了几句有关血液疾病的提示；帕克—戴维斯公司也给每位医生发了信。但在最关键的一点，即是否要求医生只能在必要情况下才使用氯霉素这一问题上，帕克—戴维斯公司声称他们没有相关信息。很明显，他们决定忽略 FDA 局长的要求。FDA 在这个最关键的一点上放弃了自己的立场，没有强制制药公司遵从自己的要求。

到了 7 月份的第三周，FDA 已经收集了 400 份氯霉素的不良反应报告。6 月 18 日，拉里克给帕克—戴维斯的总裁哈里·罗林德打电话。这一次，拉里克没有提出进一步限制氯霉素的使用，而是说，FDA 将要求国家科学院下面的国家科研委员会指派一个专家小组来审查这些事件并提出建议。FDA 邀请帕克—戴维斯公司来参与对这些事件的审查，并发表意见。从制药公司的角度出发，FDA 还进一步承诺，审查过程和所有的证据将秘而不宣，参加审查的人的姓名也不会向媒体通报。审查会议于 1952 年 8 月 6 日召开。很快，FDA 就明白，秘密操作在公共政策领域是行不通的。

专家委员会的结论是，氯霉素确实会导致血液疾病，但他们不能确定问题出现的几率。委员会认为，氯霉素是一种重要的药品，因为它是治疗伤寒、一些脑膜炎、尿道感染和葡萄球菌感染的最佳方法。他们觉得，惟一合理的做法是让氯霉素在市场上继续销售，同时要求医生在开处方时采取谨慎态度，只在确实必要的情况下才给病人使用氯霉素。有人质疑医生是否可信或者这些事实是否能够有效地教育医生。会议最终决定，要求医生在每次使用氯霉素时都做血液试验，这样至少能够保证尽早发现问题。（实际上，这些血液试验不起任何作用，因为即使发现问题，对病人来说也已为时太晚。而且大部分医生都不做血液试验。）

FDA 最终发表了一份声明，声明开头的语气比较委婉。声明中说：

> FDA 决定修改抗生素药物氯霉素的标签，使其在明确提醒医生预防滥用氯霉素的情况下，允许该药品继续流通和销售……FDA 评估了氯霉素给使用者带来的伤害，并决定，在有必要使用氯霉素治疗那些严重和有时甚至致命的疾病时，允许医学专业人士继续审慎使用该药品。

FDA 的声明给制药行业带来不小的震动。行业内部的出版物认为，这份声明意味着 FDA 行使了新的监管权力、可能是非法的。制药行业内部人士担心，FDA 可能以前所未有的力度干预行业的运作。

就在 FDA 发表上述声明的同一天，帕克—戴维斯公司发表了自己的声明。这份声明也定下了该公司在随后 10 年中对氯霉素的态度。声明写道：

> FDA 允许继续使用氯霉素治疗相关疾病，并取消了对药品使用的限制。对 FDA 的这一决定，氯霉素这种举世闻名的抗生素的生产者——帕克—戴维斯公司的总裁哈里·罗林德今天做出如下评论："FDA 的决定承认了那些发现和完善氯霉素的科学家们的贡献，也承认了那些在医学专业人士首次使用氯霉素之前，为该药品做了大量试验的临床人员的贡献……这种抗生素现在已经成功地通过了 3 个严格检查，

第一个由帕克—戴维斯公司发起，其余两个由 FDA 和国家科研委员会发起。医生们现在可以根据自己的判断，继续使用氯霉素。"

围绕氯霉素的博弈持续了很多年。一次又一次，FDA 都不能采取有效措施限制该药品的使用。更糟糕的是，对这件事情，FDA 自己也举棋不定。为了推卸责任，FDA 在 10 年时间里 3 次要求国家科研委员会出面解决这个问题。多年后，当有人问道，为什么 FDA 在氯霉素这个问题上优柔寡断，FDA 的副局长温顿·兰金说，他想像不出 FDA 还有什么别的选择。拉里克在国会听证会上说，如果医生自己不能解决这一问题，那么"我也没有办法"。事实是，FDA 和帕克—戴维斯公司对此事都应承担责任。这一次是典型的政府监管失职。

正如汤姆·迈德所说[83]，也许有人认为，在 1 000 多人死亡，几十件法律诉讼，数不清的 FDA 调查和药品标签修订，多个国会听证会和没完没了的新闻报道之后，医生们会理解这一问题，并改变氯霉素的使用方法。但实际情况是，直到 20 世纪 70 年代，帕克—戴维斯公司拥有的氯霉素专利到期失效时，公司不再大力推广氯霉素，此后氯霉素的使用量才开始逐步下降。

第八章　制药行业的发展

　　小小的 FDA 缓缓发展，执行它的使命已经将近 50 年了。到 20 世纪中期，美国的食品药品法律在世界各国中是最先进的。而且，随着医学革命的不断进展，社会进步的前景也一片光明。但很快，FDA 就遇到了新问题。管理层发现，他们跟不上医药市场的快速发展。在接下来的日子里，FDA 将面临一系列的麻烦。

　　人们对社会的前景十分乐观。美国人经历了两次世界大战，本土没有受到战争的危害。胜利之后经济蓬勃发展，新生的制药行业也不例外。消费者的信心把这种发展势头带进了 20 世纪的下半期。

　　这个时期的政治特色是保守主义和对政府政策的积极支持。社会财富不断增加，人们开始再次要求"忠诚"。工人问题被搁置一旁，对工人有利的法规受到了挫折，最低工资的计划被搁浅，社会保障项目的扩大也被中止。共和党人和南方的民主党人公开反对给予民众更多的民权，美国的霸权主义和商业都在迅速扩张。美国成立了多个"忠诚委员会"来审查公务员的政治倾向。"如果有合理的理由显示这个人不忠诚"，那么此人就有可能丢掉饭碗。2 200 多名政府雇员由于这种"安全"问题而失业。与第一次世界大战战后一样，新保守主义削弱了监管机构的权力，或者在这些机构中安插了很多不相信政府管理功能的管理者。

　　制药行业的辉煌又延续了几年。即使有药品危险的信号出现，也被藏在制药公司的文件夹里，静静地销声匿迹。药品信息上"副作用"这一条，即服用药品时意外产生的不良甚至致命的反应淹没在赞誉声中。按照当时的流行词汇，最初媒体将这些药品夸耀为"奇迹药品"，但却对"副作用"这一点只字未提。也是在这个阶段，医生和公共健康专业人士逐渐意识到，在 FDA 监管的药品行业中，商业与科学之间的关系比表面看起来更为复杂。

　　在 FDA 领导层的眼里，变化是合理的。FDA 对此也持接受态度，它现在监管着很多新的、更安全、更有效的药品。制药公司也开始使用科学和医学的词汇，这在历史上还属首次。

制药公司现在投入巨资研发新药，并最终遵循 FDA 几十年来的一贯要求，努力把真正有效的药品从实验室推向市场。这一点对 FDA 来说是值得庆幸的。现在的问题是，FDA 极度缺乏科学家和医学专家，在跟随科学的进展方面显得力不从心。

FDA 的某些官员对药品市场的新状况并不理解。约翰·奈斯特医生是一位 FDA 在 20 世纪 60 年代引入的第一批新医学官员，在 FDA 有几十年的工作经验。他说，FDA 内部期望看到有更多进步人士把 20 世纪 50 年代的 FDA 调查员称为"数老鼠屎的家伙"。陈旧的领导层完全不清楚未来的发展走向，也不知道如何迎接未来。因此，在新时代里，他们的战略和策略出现了一系列失误。

这段时间初期，FDA 卷入了有关甜菜的争论中，结果对 FDA 产生了不良影响。1951 年沃尔特·坎贝尔退休后，FDA 的新任局长是来自得克萨斯州的查尔斯·克劳福德。克劳福德曾在农业领域工作，坎贝尔发现他在法律用语上极有天赋，因此把他调进局长办公室担任顾问。克劳福德起草的法律条文措词严谨，使食品药品公司没有任何空子可钻，他也因此而声名大噪。不过到了 20 世纪 50 年代初期，他的强硬作风就给他本人和 FDA 带来了麻烦。

当时，纽约的一家公司生产两种罐装甜菜：一种是普通规格的甜菜，一种是规格更小、味道更甜、成本更高的甜菜。后者也叫"儿童甜菜"。从某个时刻起，该公司开始用普通甜菜冒充"儿童甜菜"滥竽充数。FDA 对此提出异议，尤其是克劳福德本人认为这种违规行为极其不诚实，他命令该公司修改产品标签。公司总部恰好位于众议员约翰·泰伯的国会选区。泰伯是众议院拨款委员会的成员，而拨款委员会大权在握，主管联邦机构的开支情况。泰伯要求 FDA 在产品说明方面给该公司留些余地。克劳福德断然拒绝。为了报复，泰伯纠集了拨款委员会内部势力，威胁要大幅度削减 FDA 的预算。略带天真的克劳福德仍然坚持己见，并对下属宣称，他认为泰伯只是在虚张声势，而且"正义最终将会获胜"。他说："他们不会削减给我们的拨款，因为那样做是不公正的。"当然，泰伯的威胁付诸行动了。FDA1951 年到 1954 年的预算被削减了 15%，又有 20% 的调查员和科学家被解雇。到了 1955 年，FDA 执法人员的数量缩减到比 1941 年的时候还要少。最高法院又宣布，在没有得到公司事先同意的情况下，FDA 的调查员不能进入公司进行调查。这对于 FDA 更是雪上加霜。

克劳福德认为，现在他有责任拯救 FDA。他给上级写信，描述了 FDA 权力削弱、士气低落的状况，并要求 FDA 的上级——卫生、教育和福利部（Department of Health, Education and Welfare）建立一个独立的公民调查团，调查 FDA 的情况。克劳福德知道，任何人在看到 FDA 的工作状况，以及一些公司的可耻行径后，都会认为 FDA 在现有的情况下无法执行法律要求其履行的职责。他指出，FDA 在美国监管着 96 000 家生产和加工企业。但工作人员却严重不足，如果让他们对每个厂家访问一次的话，要花上 12 年时间。调查团成立后，克劳福德递交了辞呈，他的请求被接受了。不久，他因白血病去世。

公民调查团的报告写道："FDA 没有足够的资金、人力和设施来承担保护公共健康的职责……"但他们所处的是保守政治盛行的时代。克劳福德离开后，制药公司动用其政治力量，在 FDA 局长的人选问题上施加了影响。

制药公司的选择是乔治·拉里克。拉里克 1923 年就在 FDA 担任食品调查员。他个性随和，容易被众人接受，喜欢一团和气。他相信制药公司的使命。随着职位的升高，他提倡在监管机构和厂商之间建立和谐的关系。1954 年开始选择 FDA 新局长时，健康、教育和福利部的部长奥维塔·霍贝突然收到大量来自制药行业的信件、电话和访问。最重要的是，艾森豪威尔总统的密友和政治助手——来自明尼苏达州的詹姆斯·明特纳亲自要求艾森豪威尔总统任命拉里克为 FDA 的新局长[84]。明特纳曾经是食品巨头米尔斯公司（Pillsbury Mills）的律师。

拉里克在国会上也说自己不是个政治人物——"我认为自己是个政治太监"，他甚至认为制药行业的人基本上都诚实而且富有公共精神。拉里克的副局长温顿·兰金在回忆当时的时代和他所敬佩的拉里克时，再一次提到了拉里克与厂商之间的密切关系。"我认为，拉里克的核心目标是在食品药品领域为美国公众提供最佳的保护措施。执法者在执法的时候必须有支持者，同时必须有在国会面前支持他的人。"[85]兰金说，"如果你没有支持者，那么只要你的法规开始触动厂商的利益，他们就会跑到国会或者白宫政府的政治力量那儿去撤销你的决定。因此，为了有效执法，拉里克必须有他的支持者。"

兰金继续坦白地说："拉里克的支持者是谁？是被FDA监管的行业。这是他必须依赖的核心支持。"他需要他们，讨好他们。政府在考虑FDA新局长的人选时，"他胜出的主要原因是因为制药行业的支持……他对制药行业里那些帮助他上任的人心存感激。这肯定也是（他和制药公司之间）良好关系的来源。"FDA的其他官员说，由拉里克主持大局的FDA气氛轻松；有的办公室的调查员经常接受厂商的礼物，比如被调查的厂商邀请他们去吃饭等等。在FDA总部，制药公司的人可以直接走进大楼，找到审核该公司药品申请的FDA官员，并直接与他/她争辩实验数据。相反，如果一位消费者到FDA询问某种药品的数据，哪怕是已经被批准上市销售的药品，他/她也会被一口拒绝，因为FDA现在实行的是保密政策，尽管这一点并不是法律要求的。FDA只是在一味顺应制药公司的要求，制药公司希望对哪些数据保密，FDA就一律照办。

西奥多·克鲁普是FDA的前任官员，也是温斯洛普实验室（Winthrop Laboratories）的负责人。他说，在20世纪50年代，"厂商觉得，他们和FDA的关系开始接近自由社会的状态，而且也符合共和国的优良传统。"这种关系很能解释FDA在氯霉素上的举措。

以下是药品从研发到上市销售的来龙去脉：

首先是药品研发。制药公司疯狂地寻找具有明显生物疗效的物质。制药公司也可以从大学购买一个发明，或者从政府实验室借一个发明。（大部分的药品最初都不是由制药公司研制的。）其次，制药公司为比较有希望的药品申请专利。这意味着，不仅关键的化学成分，生产方法以及药品尚未被发现的所有新特性都在专利保护范围内。接下来制药公司必须检验药品化学成分的安全性和独特功效，并把实验数据提交给FDA。最后，如果一切顺利，公司开始像当初销售盘尼西林一样，大力推销新产品。

通过游说，制药公司成功地修改了一系列法律，使以上过程成为现实。他们削弱了专利法[86]，使他们获得并持有对新药关键成分的专利权变得更加轻而易举。通过游说，制药公司创造了处方药系统，使某些药品的使用权落入医生手里，消费者却全然不知其中奥妙。这意味着，药品广告和促销活动可以不针对所有消费者，因为这样做成本高昂，而且收效甚微，只要说服医生相信他们产品的特效就万事大吉。（1930年，大约95%的制药公司的广告目标群体是消费者大众。到 1972 年，可能有 95%的药品广告都是针对医生的。）另外，为了保证处方药的垄断地位，制药公司促使政府立法，使药剂师不能用通用名药替代他们的商品名药，否则就是违法；他们还使得药品广告中不能包含药品价格。很快，消费者和医生对于药品的准确费用都似乎陷入迷雾之中。

制药公司雇用了成千上万的销售人员去拜访医生、销售药品。这些销售人员是长长的销售链中的最后一环。他们向医生提供详尽的药品信息，并声称这些信息非常真实（事实却并不总是如此）。

向医生推销时的重要一点就是在药品出厂时强调它的"新奇性"（哪怕该药品与市场上已有的 10 种药品相差无几）。由此，药品名称成为关键。新药的名称必须容易让医生记住，这是因为大多数的药品都差不多，甚至可以互相替换。制药行业之外的人士在一段时间后才了解到这一点，而最晚了解真相的大概就是 FDA。阿尔伯尼医学院（Albany Medical College）的药理学家所罗门·盖博在国会做证时，用懊恼和惊讶的语气抱怨道："现在医生们很难把事情弄清楚。"[87]为了说明医生的挫折感，他说，只要想像一下"制药公司控制了烤豆（baked beans）的生产后，他们在产品名称中不再使用'豆'这个字眼，而是使用其他名字，如 Sneabs 或 Nabes 或 Lo Cals 或 Hi Pros。想像一下这会给杂货店的顾客造成什么样的混淆。再想像一下杂货店的商品每年增加 300 到 500 个这种新名字。药品市场的情形和这相差无几"。

在新的医药体制下，医生的办公室会收到制药公司的大量信件。过去医生面对的医药销售人员数量不多，其中大部分也是医生或者药剂师出身。现在，制药公司开始雇用成千上万的非医学专业的销售队伍。销售人员必须登门拜访每位医生。哈利·道林医生是一位传染病专家，也是美国医学会的重要官员。他说，1962 年，有一位医生收到了有关 604 种药品的 3 636 个包裹和信件。除此之外，医生还会收到其他礼物、旅行机会和各种各样的票等。

一位有经验的销售人员写道，向医生推销的关键是"样品柜"。"样品柜"是一个小的储藏室，里面一排排的架子上堆满了各种药品的盒子和瓶子。所有这些药品都经过大力推销，都是给医生免费使用的。现在看来，早在 40 年前就有人写道："每年，大约 60 个制药公司花费大约 7.5 亿美元来引诱、纵容和哄骗美国的 18 万名医生——他们是美国最小的一个市场，目的就是为了推销药品。也许可以公平地说，在美国，没有别的群体像医生这样被百般追捧和强求。事实上他们成为制药公司的批发商。"1949 年，医生对此已经有所感触。例如，《美国医学会杂志》一篇题为"药品太多？"的社论就抱怨新药数量太多，而且看起来差别甚微。

皮埃尔·伽莱是纽约市莱能—纽韦尔广告公司（Lennen and Newell）的高级执行官。应别人的要求，他在一个学术杂志上发表文章，提出了自己作为一个广告人对制药业的看法。文章直白、富有说服力。他说，巨大的促销费用是新的制药行业最突出的特点[88]。他说，制药公司的执行官声称他们在药品研发方面投入很大力量，这一点没错。但是，他们的研发费用远远比不上他们的药品促销费用。他还指出一个有趣的事实，即在所有商品中，产品的有效成分越少，促销的费用就越高，比如肥皂、口香糖、糖果、苏打水等。要使这些产品销售成功，就需要从每 1 美元的销售收入中拿出 10 到 12 美分来打广告。但药品的广告费用远远超过普通消费品的广告费用。相比较而言，药品的广告费用比紧跟其后的第二类商品的广告费用高出 30%。

经济学家西摩·哈利斯比较保守地写道："根据专家的估计，药品广告的费用应该少于其他行业的广告费用，因为对药品的需求取决于发病率。"[89]但这种分析的基础是公众健康对药品的需求，而不是制药公司对利润的追求。问题的关键在于：现在的医药系统中，起主导作用的不是研发，而是促销。促销的目的有两个：提供研发费用和创造高利润。

药品销售收入中，大约有 6%用于新的研发，而大约有 24%用于广告促销。哈利斯在 1963 年后期写道：

> 药品的广告费用之巨超过美国任何其他商品，而且密集的药品促销活动使医生几乎不知所措。药品广告增加了制药公司的运营成本吗？大大增加了他们的成本。药品广告费用也反映在处方药的价格中吗？当然如此……那么为什么要在广告上花这么大的力气？答案很简单。第一，没有广告，制药公司就不能竞争。第二，广告确实有效……有效的广告、密集的广告、长期的广告已经成为趋势。医生们和整个国家都被出卖了。

皮埃尔·伽莱在 1963 年写道：

> 制药公司不会允许那些真正重要的医学创新限制他们的产品数量。每年或者每十几年，这种医学创新都很少出现。因此，我们很自然地发现，大量新药都是在现有药品的基础上稍微调整而成；市场上的药品种类繁多，但药效相差无几；同时还不断出现疗效难以确认的新的化学药品。

对于制药商们的社会良知，他写道："那种期望社会中的所有企业都致力于社会福利的想法实在是太天真了。对商业利益的考虑不可避免地要占主导地位。在这一点上制药公司也不例外，尽管各方面的反对呼声一浪高过一浪。"他的意见是，如果需要针对制药行业建立其他安全机制，那么这个责任只能由整个社会来担当，完全依赖行业自律是愚蠢的。

戴尔·肯索尔医生是斯奎布父子公司（E.R. Squibb and Sons）的前任医疗主任。他说，一旦制药公司开始研发一种药品，就很难停下来，即使该药品没有什么真正的疗效，或者与市场上现存的某种药品非常相似。制药公司会为研发出来的药品做大量的广告和公关，这些活动有时甚至会对与之同时出现的更好的药品形成威胁。在国会里，有人问肯索尔："这种生产无用药品的研发活动很多吗？"

肯索尔回答：

> 我认为一半以上的药品研发都属于这一类。还应该指出的是，这些产品的无效性在最初设计阶段就显而易见。这些药品的目的只是增加销售收入。研发这些药品的目的不是因为它们的药效，而是为了赚取利润。

制药公司在很多场合都声称，他们的每一个成功药品的背后都积累了无数研发上失败的记录。他们说，这种情况导致了药品的高价格。肯索尔说，是的，每个成功背后都有很多失败，但是"问题在于他们把很多失败的研发结果也拿出来销售"。

医药系统中，药品的流通是受限制的；与药品相关的信息也非常有限；药品的价格高昂；销售力度之大也是商品销售历史上前所未有的。而且，借用一位销售人员的说法，制药公司对销售活动"非常疯狂"。普林斯顿大学的经济学家杰西·马克汉姆是制药行业的咨询师。他在分析完制药行业 20 世纪 60 年代早期的价格和营业数据后承认，美国制药公司的"申请专利—生产—促销"的战略成果辉煌。他还说，从制药公司的做法看不出这个行业有什么竞争性的市场。

负责任的医生希望获取各种药品和疗法的具体信息。但慢慢地，药品数量之多和信息之少使他们感到惊讶不已。新出现的有效药品确实疗效极佳，但也有可能给病人带来危险。随着制药公司不遗余力地把药品带到市场上和病人的身体里，医生觉得自己在迅速失去对局面的控制。为了不影响他们刚刚开始在社会中赢得的地位，医生很少在公共场合对此提出抱怨。不过有时他们在别人的询问下也会清楚地表达自己的意见，比如儿科医生劳森·威尔金斯说："医生怎么可能跟上新药的发展速度？"[90]哈佛医学院的戴尔·弗林德说："执业医师根本没有足够的信息来慎重选择应给病人使用的药品。很明显，目前市场上近 8 000 种药品中有很多药品是没必要、没有疗效、不受欢迎、价值不高或者直接对人有害的。这么多的药品只能增加医疗服务的成本，增加药品成本，也给医生和药剂师带来沉重负担。"哈利·道林医生写道："很多领域里的大部分药品差别很小，实际疗效基本上没什么不同。在 24 种抗组胺剂药品中，保留五六种就可以了，而且不影响它们之间的激烈竞争。其他成百上千种药品根本就没有必要存在。"

道林医生在抱怨了医生面临的问题和不必要的药品后，谈到了问题的核心：

> 一味增加对药品的需求意味着，即使在没有必要的情况下，药品也会被使用。对肥皂、香水和汽车的需求可以无限扩大，只要人们买得起就行。对抗生素、镇静剂和利尿剂的需求由病人的数量而定，是有限的。超过这个限度不仅会使医疗费用升高，也会降低医疗质量。

道林医生说的"降低医疗质量"是指病人将承担更多的风险，由药品导致的副作用、疾病和死亡事件会更多。也就是说，药品的过分供给和过分促销是个不容忽视的问题。它反映的不是疾病的本质、医生的疗法或者消费者的需求，而只是制药公司市场部的需求。

医药系统的"购买—申请专利—促销"的做法导致大批新药从发明者手中转到制药公司，然后上市销售。很多细心的观察家认为，新药的数量实在如洪水猛兽。道林医生研究了 1959 年到 1968 年 10 年间的药品状况，发现每年涌入市场的新药数量多达 200 到 400 种。但这些药品中，真正有效的新药品的数量不多，而且一直比较稳定，平均每年 3 种左右。现在，世界卫生组织的重要药品名单上只有约 300 种药品，而制药公司提供的药品总数却在 1 万种到 2 万种之间。

医药系统导致的另一个具有讽刺意味的效果是，有关药品的有用信息很难获得。当然，有些独立团体愿意尽力为消费者提供市场上 1 万多种药品的具体信息。收集完整的药品名称、查找与每种药品有关的科学论文、在公共信息中查找与危险的药品副作用有关的内容，然后把所有这些汇总成客观、可读的总结，这是一项非常重要而艰巨的任务。直到 20 世纪 50 年代早期，美国医学会一直是药品信息的一个重要的可靠来源，是个高效率的守门人。美国医学会把虚假和无用的药品公之于众，并经常提供药品的评估报告。医学会的顶级专家总是号召对无所顾忌的制药公司加以限制。在 1906 年和 1938 年，医学会都赞成立法，并参与对国会的游说。

但在 20 世纪 50 年代早期，随着医疗手段变得更加复杂多样和新药品的大量涌入，美国医学会突然改变了态度[91]。第二次世界大战后，随着制药行业研发机制的建立，制药行业的利润也突飞猛进。在这个时候，美国医学会与制药公司意见相左。于是制药公司开始不在医学会的学术期刊上做广告，给医学会带来了财务危机。美国医学会内部一些保守派领导发动了一次内部政变，改变了医学会对制药公司的批评态度，也赚回了制药公司的广告费。医学会关闭了自己的实验室，原本为医生提供药品信息的"医学会盖章推荐"项目也被取消。医学会不再实地调查制药公司生产车间的运营情况，不再呼吁医生在开处方时用通用品药替代品牌药。（而调查显示，美国医学会的建议大概是医生最信赖和最愿意接受的。）

此后，广告收入占到了美国医学会总收入的一半以上。这个医生组织现在对医学的商业化运作不提出批评意见，而是投身其中，牟取利益。

所有这些情况使医生很难获得有关药品的客观信息。20世纪50和60年代的调查显示，所有医生中有50%到75%把制药公司作为主要信息来源。由于新药品大量增多，医生又只能靠制药公司来做选择，结果只能是医生对局面失去控制。一项对76个社区医院的85 000张病历的调查显示，所有处方中大约有一半误用了抗生素，大部分都是在病人并不需要的情况下给他们使用抗生素。另一项研究发现，给大约三分之一的手术病人开出的抗生素中都有错误。对医生表现的调查结果同样不容乐观。例如，一些医生研究了北卡罗来纳州一个社区中88名医生在3天工作时间内的每个细节，结果发现，医生们对高血压的正确诊断和治疗率是43%，对呼吸道感染、情绪问题和贫血的正确诊断和治疗率分别为33%、17%和15%。医生的错误包括给病毒性疾病患者开抗生素，给贫血病患者开使用实际上疗效甚微或者根本无效的合并用药，给不存在器质性病变的情绪病患者使用了药物，有些处方中的剂量和用药时间都有误。一位对加拿大医生的调查结果显示，医生对不同疾病的诊断和治疗失误率可以高达15%到85%。

这些问题很少受到大众的关注，乐观主义依然盛行，人们乐于各种处方。一些新药的出现使医生能够有效治疗很多过去危害人类的疾病。按照斯图尔特·莱维的说法，和普罗米修斯偷到了众神的火种一样，医生和大众很快就把药品当成圣水或者护身符使用。[92]尽管抗生素对病毒没有任何生物效果，还是有报告说，抗生素已经治疗了癌症，攻克了病毒性疾病和细菌性疾病。

不过，最终人们还是要追问药品奇迹的究竟，还是要问，现在是不是应该对整个制药行业的做法更加仔细地观察。

第九章 药品价格听证

一个 1951 年的冬天，华盛顿的一位律师沃尔顿·汉密尔顿感到咽喉疼痛[93]。医生说是因为链球菌感染，给他开了氯霉素。汉密尔顿拿着处方到药店买药时，药剂师告诉他，氯霉素的价格是每片 50 美分，5 天用量的价格是 10 美元（相当于现在的 100 美元）——对咽喉痛这个小病来说，这个价格是很高的。汉密尔顿以前在罗斯福新政时期担任过司法部的反垄断顾问，现在是华盛顿实力强大的阿诺—福塔斯伯特律师事务所的合伙人。汉密尔顿怀疑医生不清楚药品的价格，因此给自己的私人医生打了个电话。医生说，至少有两种其他的抗生素可以代替氯霉素，并答应帮他查看价格。医生在给他回电话时说："抱歉，所有抗生素的价格都一样。"

汉密尔顿问道："完全一样吗？"

"一分不差。"

"那这三种药品都是由同一家公司生产的，对吗？"

"不，"医生回答，"它们由三家不同的公司生产。"

汉密尔顿熟悉价格操纵的问题。他的妻子艾琳·梯尔恰好是位经济学家，在联邦贸易委员会（Federal Trade Commission，FTC）工作。反垄断问题也属于联邦贸易委员会的工作范围。汉密尔顿认为这里有问题，而梯尔也对这些药品相同的高价格感到难以理解。

这件事的影响最终延续到 1957 年。此时，梯尔已经转到参议院分管反垄断问题的委员会工作。委员会的首席经济学家是她在联邦贸易委员会时的老板约翰·布莱尔，主席是田纳西州的参议员埃斯特·科沃夫。科沃夫主持过钢铁行业的听证会，后来又研究汽车行业。在科沃夫寻找下一个研究问题时，布莱尔问梯尔有什么建议。梯尔毫不犹豫地回答："药品。"

布莱尔有些拿不定主意。制药行业的经济学非常复杂，还没有人研究过这个相对较新的行业，而且之前也没有可靠的行业数据可以借鉴。随着抗生素的成功，制药行业的公众形象也不错。而且，制药公司资金雄厚，如果他们不喜欢听证会，会采取猛烈的反击。不过，多年来，梯尔和其他人已经积累了大量的文件和数据，因为他们知道，和制药公司交手的日子迟早会到来。

布莱尔对这个项目始终没有把握。直到一天下午，他翻看了联邦贸易委员会有关20多个不同行业的报告。过去，制药公司的数据一直分归在化学行业。现在，联邦贸易委员会有人把制药行业的数据单独列了出来。这样可以清楚地看到，制药行业不仅仅是盈利最多的行业，而且税后利润率高达投资额的19%，是所有行业平均利润率的两倍。布莱尔把梯尔叫来一起看这些数据。他说："天哪，你看看这些利润！"梯尔也承认，对于这么高的利润率真是前所未闻。当天，委员会就决定对制药行业进行调查。

药品利润不属于FDA的监管范围。FDA没有任何权力监管药品价格或者制药行业经济学的其他方面，也没有任何权利监管医生的行为。它的权利仅限于药品本身：即药品是否安全、有效，药品广告是否诚实。

不过，听证会从最初讨论药品价格问题慢慢转到药品本身。科沃夫研究问题喜欢刨根问底。他学识渊博，个性奇特，是个颇受欢迎的知识分子。他说话慢条斯理，参加政治活动时有时戴一顶浣熊皮帽子，演讲时喜欢讲他家里的逸闻趣事。1950到1951年，他主持召开了首批由电视转播的有关犯罪集团的听证会，因而成为全国家喻户晓的人物，而且备受大众欢迎。他切断了几个城市中犯罪集团和政治活动之间的公开关系。由于他揭发出的犯罪活动同时涉及共和党和民主党，因此也疏远了和两党领导的关系。1954年，他再次竞选田纳西州国会议员的时候，在三个问题上都采取了有争议性的立场，而每一个立场都有可能使他竞选失败。首先，在参议员约瑟夫·麦卡锡大肆清洗政府中的共产党员和共产主义分子的后期，他和其他人一起提交议案，要求谴责麦卡锡。第二，科沃夫拒绝在反对黑人民权运动的《南方宣言》（*Southern Manifesto*）上签字，国会的南方议员中拒绝签字的只有他一位。第三，也是最严重的一条，当民主党人提交议案，要求把共产党员的身份列为非法活动时，他是惟一投否决票的人。投票后，他的工作人员都以为他们的政治前途已经岌岌可危。他对他们简单地解释说，"这件事只能这么做"，"这条法案违反宪法"。但田纳西州的选民则认为，这三件事反映了他对公民百分之百的诚实和关心。因此，尽管困难重重，他还是赢得了竞选。

科沃夫现在开始研究制药行业监管的问题。这是政府对商业监管历史上的一个重大转折点，它对制药行业的影响一直延续了 40 年。

和前两次制定药品法规时一样，揭发黑暗现实的扒粪文学依然活跃。在国会决定就药品立法问题召开听证会之后，1959 年听证会正式召开之前，《周六评论》（Saturday Review）杂志科学栏目的编辑约翰·里尔对药品问题产生了兴趣。《周六评论》的评论范围包括新闻、时事和文化问题，比《时代》（Time）杂志和《新闻周刊》（Newsweek）更世故一些。有一次，一位女士给里尔写信，询问有关抗生素的问题，并说不知道自己该用哪种抗生素。里尔用略带刻薄的语气建议她问问她的医生。女士回信说她问过医生，医生也不知道如何回答这个问题，所以她才给里尔写信。里尔访问了几位著名医生后发现，这些最出色的医学人士同样也对这个问题无能为力。他们说，药品的数量太多，厂商的促销力度又太大。当这些医生都拒绝让任何文章登载他们名字的时候，里尔知道，这里面肯定有蹊跷。

里尔的系列文章的第一篇评论了一个抗生素广告。抗生素的名字是 Sigmamycin，由查尔斯—辉瑞公司（Charles Pfizer）生产。广告标题写道，"每天，世界各地，越来越多的医生都把 Sigmamycin 当成抗生素治疗方法的最佳选择。"标题下面是 8 位美国医生的名片，上面注明地址、电话和办公时间。这份广告是由一位医生拿给里尔看的，这位医生同时说，他认为这些医生的名片都是假的。里尔给 8 位医生写信，信件被退回；给他们发电报，也被退回，并被告知地址不存在；给他们打电话，发现电话号码根本不存在。在 1959 年 1 月份发表的后续文章"打破神奇药品的神话"（Taking the Miracle out of Miracle Drugs）中，里尔描述了对抗生素药品的过分促销和滥用。科沃夫后来说，主要是在里尔的系列文章的推动下，委员会才决定扩大药品问题的调查范围，而不仅仅把听证会局限于药品价格和利润。委员会的这个抉择十分重要。

很多年来，学术界的医生，甚至有些声誉不错的制药公司的官员也称，应该对制药公司的巨额利润加以控制。也有人提出具体做法，如限制利润率，或者把制药公司对药品的垄断时间削减到药品通过审批、上市销售后的 3 年等。制药公司可以为药品制定市场能够承受的最高价格——所谓的市场就是那些生病或者濒临死亡的人，这一点也使很多人感到不安，但直到科沃夫的听证会，人们才对这一点正式提出质疑。

从 1945 年起，制药公司基本上享有很大的自由。他们尽可能快地从大学和政府实验室借来实验成果，然后生产出药品，推向市场。这些过程很少受到公共机构的影响。但到了 20 世纪 50 年代后期，人们开始对这种做法感到不安。市场上销售的一些药品也相继出现了问题。要求改革的呼声从时断时续逐渐变得持续不断，而且态度越来越坚决。人们开始公开表达对二战后社会很多方面的不满情绪。对原子弹和核战争产物的担心，尤其是影响人们日常生活的放射现象，使人觉得，科学技术并不总是十全十美。

尽管肯尼迪总统并不是个脱离传统路线的反叛人物，他的政府，以及随后的林登•约翰逊政府都强调健康问题，即公共健康，而不是医疗行业的利润。给缺乏支付能力的公民提供医疗保障，即后来的医疗保险，这个问题从富兰克林•罗斯福总统一直到艾森豪威尔总统都没有得到解决，现在又开始重新引起人们的关注。在经济蓬勃发展的 20 世纪 50 年代，医疗服务的控制权掌握在商人手里，人们现在也开始对这种做法提出质疑。

理查德•哈里斯对制药行业听证会的描述最精确。按照他的说法，听证会开始于 1959 年 12 月 7 日上午 10 点零 7 分。首先讨论的是类固醇药品。类固醇药品是荷尔蒙分子药物大家庭中的一员，这些荷尔蒙分子在必要时可以对人体产生强大的效果。肾上腺素、雌激素、睾丸激素都是类固醇。听证会讨论的是新发现的类固醇[94]，它们被用来治疗两种截然不同的疾病：关节炎和过敏。

人们发现，这些类固醇注射液副作用很强，只有在最极端的情况下才能给病人使用。但是，自从 1949 年这些类固醇的第一种——可的松被发现后，制药公司开始纷纷寻找与之结构相似的药品（如氢化可的松、强的松、氢化波尼松、甲强龙等），希望能有重大发现。

在科沃夫听证会上首先作证的是先灵公司（Schering）的总裁弗朗西斯•布朗。人们都知道布朗深谙华盛顿的政治手腕，而且擅长演讲。然而人们有所不知，无论布朗如何发言，委员会已经掌握了大量足以让人大开眼界的证据。

布朗发表完对制药行业的赞美辞后，委员会分发了有关先灵公司类固醇药品氢化波尼松的数据。当然，先灵公司已经拒绝向委员会提供氢化波尼松的生产成本和促销费用。委员会的数据来自联邦贸易委员会，以及用传票获取的销售记录。通过对这些数据的分析，委员会的调查人员能够计算出先灵公司希望保密的关键数据。调查人员的计算结果是，每个药片的生产、装瓶、贴标签和包装总费用大约不会超过 1.5 美分，而先灵公司把氢化波尼松以每片 17.9 美分的价格卖给药剂师，药剂师然后以每片 29.8 美分的价格把它转售给消费者。

听证委员会的一名成员保罗·迪克森问布朗："你们生产每片药品的成本肯定不会超过 1.5 美分，而你们的销售价格是 17.9 美分。你认为这种做法合理吗？"

布朗沉思半晌才回答。他说，定价要考虑很多因素，比如推广、营销、研发费用等。科沃夫立即说道："让我们把事情说得再清楚一些。"他用缓慢、表面上很柔和的语调说："你们从普强公司（Upjohn）买到这种药品……你们所做的一切就是把它放到胶囊里，贴上你们的商标，然后销售出去……我们有可靠的信息证明，把氢化波尼松制成片剂的成本大约为（每 1000 片）2 美元……这样你们每瓶 100 片的药品的最高价格，包括研发费用和利润，是 1.57 美元。但你们的价格却是 17.90 美元。你怎样证明这个价格是合理的？"

布朗说，他不认为 1.57 美元是个准确数字，（确实不准确，因为这个数字与实际成本相比也太高了。）但是为了辩论起见，他还是接受它。他再次用研发和促销费用来解释药品的高价，不过这一次他的措辞更加含糊，如"物流系统"的成本很高，用于"教育"、"率先行动"、"开拓"目的的成本也很高。听证委员会成员约翰·布莱尔在研发费用上再次揪住布朗。布莱尔说，按照先灵公司自己提供的数据，研发费用是销售总收入的 8.5%。从每片 17.9 美分中扣除这个 8.5%，布莱尔说，每片氢化波尼松的利润仍然高达 16.4 美分。

科沃夫决定用最直白的方法说明这个问题。他让布莱尔计算一下从 1.5 美分到 17.9 美分的利润率，结果是 1 118%。哈里斯写道，上午这个数字刚一宣布，记者们就开始疯狂地动起笔来，这样，他们还有时间在下午的报纸上发布这条消息。

布莱尔随后又拿出另外一张表。表上显示，从 1955 年到 1958 年，先灵公司的税后利润率一直高达其资本净值的 23%到 47%。在先灵公司转变成私有公司后的 5 年半内，公司的净利润已经超出公司的原收购价格大约 300 万美元。科沃夫对布朗说："人人都希望先灵公司，或者任何其他公司，能赚取合理的利润。"然后，科沃夫又对布朗谈到那些买不起药品的人。科沃夫与这些人谈过话。"他们必须使用这些药品，但有很多人买不起它……我的意思是，作为一项公共政策，在这段时间内，你们或许可以把药品价格稍微降低一些，而不是牟取比 5 年前整个公司的价格还要多的钱。"

布朗回答说："我们公司面临着很多不确定因素……"他能说的也只有这些。很快，他就开始找各种理由为公司辩解。他说 1 118%是个"供媒体炒作的数字"，公司必须在某些药物上实现高利润，以补偿在其他药品上的损失。

科沃夫立即抓住这条不放："那么，你们在其他药品上到底受了多大损失？"他很快列举出先灵公司其他药品的利润数据。以治疗妇女停经的雌二醇为例，先灵公司以大约每瓶 11 美分的价格从法国鲁梭（Roussel）制药公司大量购进这种药品，然后以每瓶 8.40 美元的价格出售，利润率高达 7 079%。当布朗再次以研发费用为借口时，科沃夫立刻反驳道："你们没有为这种药品做研发工作。你们从鲁梭公司购买的是成品，你们所做的只是把它变成药片，贴上你们的标签，然后以 7 079%的高利润卖出去。"

"我还能说什么？"布朗答道，"我已经重复过很多次，我们的运作必须从全局着想。"

委员会工作人员制作的另外一张图显示，在生产强的松和氢化波尼松方面领先的四个最大的厂家（先灵、默克、普强和辉瑞）对这两种药品的定价都相同，而且这些价格从 1956 年开始实施起就从来没做过任何变动。布朗说，竞争是导致这些价格的原因。科沃夫认为这种解释令人摸不着头脑。"我从来都搞不懂这种竞争体制是怎么回事。如果你们真的想提高竞争力，那为什么不通过降价来扩大市场份额呢？"

"参议员先生，"布朗答道，"我们不能在只有一个人生病的情况下把两名病人放到病床上。"（意即病人的数量是有限的，市场只有这么大）

这时，制药行业的一位代表站起来走出房间。这位代表后来说："我从来没想到，我们行业的内部人会将药价高解释为由于病人数量有限造成的。"

这样，尽管有稀奇古怪的细节，药价问题还是得到了披露。媒体对此做了大量报道。听证会当天傍晚，布朗回到旅店房间里时，看见《华盛顿晚间星报》（*Washington Evening Star*）的大标题是"参议员发现 1 118%的利润率"。第二天早晨，布朗看见《纽约时报》的头版标题是"参议院调查委员会发现药品利润率高达 7 079%"。极右翼的《芝加哥论坛报》则声称，关键问题是，美国生产出了新药，而苏联则没有。《圣路易斯邮报》（*St. Louis Post-Dispatch*）援引制药行业人士的话说，"药品不是价格过高，而是非常便宜，因为这些药品在拯救人的生命。"该报说，面包和水是人类生存所必需的，但是它们的价格却并不高。"也就是说，制药行业应该可以按照被药品拯救的生命的价值来为药品定价……"该报的社论用委婉的语气说："成本才是价格公正与否的最终标准。"

科沃夫的听证会用大量细节清楚地表明，制药行业是如何发现、研究、宣传和销售它们的产品的。听证会还表明，药品的价格和药品行业的成本没有任何关系。

听证会持续了近 1 年的时间，发言的证人约有 150 人。听证会具体分析了四大类药品。制药公司对各种药品的做法都完全相同：先是药品发明和专利申请，大力销售和高利润率紧随其后。在价格上，尽管考虑到运输费用的不同，同一制药公司生产的同一药品，在美国市场的价格仍然是国外市场价格的 3 到 4 倍。在专利问题上，制药公司声称专利是鼓励他们研发药品的关键因素。而委员会的调查结果却是，不颁发专利的国家和颁发专利的国家创造的新药数量是相同的。这两类国家的惟一区别也很容易猜测——颁发专利的国家的药品价格比不颁发专利国家的药品价格高出 18% 到 255%。

听证会还表明，很多制药公司的广告都缺乏事实依据，而且误导公众。对于制药公司超强的促销力度和海量信息，医生往往力不从心。在施贵宝公司工作多年并退休的戴尔·肯索尔医生回忆说，他在接受医学教育时，找出导致发烧的病因是一项重要工作，因为发烧和其他症状一样，有很多不同的病因，造成的后果也大相径庭。但制药公司的广告倾向于把事情简单化。他记得一次制药公司给他寄来一个包裹，里面有一个医用温度计和一包试用药品。"这种邀请非常诱人，"他说，"大多数医生都乐于相信用一个温度计和一包药就能行医天下。"他认为，医生面临的这种诱惑与其他行业的情况不同。"如果汽车没有发动机，再多的广告也不能让人相信它有发动机。相反，只要有点运气，掌握好时间，做好促销，一袋带有独特化学侧链的阿魏胶（asafetida）就可以被看作是神奇药品。这种谎言虽然不能持久，但经常是当医生得知真相时，制药公司已经又推出两种新药来巧妙地移花接木了。"

听证会也调查了医生面临的促销压力。1959 年，帕克—戴维斯公司的营销负责人沃尔特·格瑞菲斯给美国药剂师学院提供了一些数据：在一年时间里，处方药行业在杂志上做了约 38 亿页的付费广告和 7 亿多份直邮广告，他们的促销人员拜访医生和药剂师的次数高达 1 800 万到 2 000 万次。科沃夫看完这些数据后的结论是，这些巨大的销售力度只有一个目的，就是让医生牢牢记住药品的名字。

　　在所有这些活动中，FDA 扮演什么样的角色？实际上，即使 FDA 变成制药行业的一个分支机构，也不会比现在更沉默、更迷惑、更窘迫。最糟糕的是，对这些事情，FDA 已经收到过事先通知。在听证会召开之前，科沃夫、梯尔和布莱尔等人和国会上的人曾经一起给 FDA 的领导层介绍过听证会的内容。

　　一些年后，FDA 的副局长温顿·兰金说，当时他和 FDA 的其他官员并不清楚 FDA 与药品行业的快速变革之间的差距有多大，"FDA 不知道自己要补多少课"。参议员在与监管机构沟通时，一般是电话召见监管机构的工作人员，而很少像科沃夫这样有礼貌地登门拜访。科沃夫对 FDA 的领导层说，他希望能通过立法解决处方药的问题。但是，兰金说："拉里克不想跟科沃夫的法案扯上任何关系。拉里克认为这些法案只会使 FDA 麻烦缠身。"兰金接着说，"我们不相信科沃夫的立法会成功。"FDA 对科沃夫本人的态度并没有敌意，"也许用容忍这个词来形容更合适一些。'我们迎合他一下就行，等他发现立法不会成功时，他自己最终会放弃的！'"听证会刚开始的时候，兰金、拉里克以及 FDA 的其他高级官员以为药品价格和制药行业的销售手段是两个分开的问题。用兰金的说法，"的确，科沃夫先生，你的调查很有趣，但是这和 FDA 有什么关系？"兰金说即使后来大家都意识到科沃夫在国会里有举足轻重的地位，FDA 也没有主动帮助他的意愿。

　　科沃夫拜访 FDA 总部时提到的一个重要问题是商品名药的命名问题。科沃夫认为，如果把给药品命名权交给 FDA，那么 FDA 就可以给通用名药起些通俗易懂、好记的名字，减少商品名药的数量，或者至少可以阻止制药公司给通用名药乱起名字。FDA 对这个建议付之一笑。兰金说，FDA 的官员根本不了解药品名称的重要性。他的解释是，"FDA 在过去 50 多年里，一直认为药品价格问题（或者药品名称问题）与他们无关。FDA 的关注范围仅限于食品和药品的质量、纯度和标签信息的真实性。"而且，他"也不明白为什么 FDA 还要承担这个非常耗时的额外任务。"

科沃夫的另一个建议是，让 FDA 和制药公司一样，为医生提供所有药品的质量和缺陷的公正信息。FDA 虽然对这个建议没有提出明确的反对意见，但仍然不理解。"我们不能接受这个建议，"兰金说，"我们认为，在这一点上，（由制药公司提供的）药品包装里的说明书已经足够了……"

对 FDA 的其他建议还包括：借鉴其他行业的做法，对制药公司实行证书制，并授予 FDA 评估和吊销证书的权力，这样就可以保证 FDA 对制药公司进行控制。但兰金说："我们不赞成这条建议……这样做太过极端"。当人们建议 FDA 通过科学实验，或者至少通过对科学实验的审核来评估药品是否有效时，FDA 内部就产生了分歧。有些人认为，这为医学和政府监管提供了理性基础，对社会进步来说是件天大的好事；但也有些人认为，这么做在挑战市场上大量无用药品的同时，也在挑战那些评定药品价值的专家们。

在 FDA 总部的会议结束后，科沃夫已经非常清楚拉里克等人的立场。科沃夫认为，监管机构常常为监管对象的利益服务，或者直接被监管对象所左右。恰恰在这个时候，FDA 内部的利益冲突问题开始暴露出来。

按照兰金的说法，首先是里尔在《周六评论》上发表文章揭露问题。里尔在文章中指出，FDA 抗生素药品处的处长亨利·韦尔奇医生，收取了制药公司的大量金钱作为"课外"活动的报酬。里尔的文章发表于 1959 年秋天，那时，科沃夫的听证会还没有开始。FDA 的副局长约翰·哈维询问韦尔奇关于这些钱的事情，但韦尔奇拒绝回答。哈维对韦尔奇的态度感到惊讶和不安，于是找到兰金和韦尔奇的顶头上司罗伯特·罗。他们三人对拉里克说，如果韦尔奇不愿意对这件事做出解释，那他就不应该继续留在 FDA。没想到，拉里克的回答是，他认为韦尔奇是一位朋友，也不认为他会做错任何事。

不久，当科沃夫在听证会上对大家一一列举了韦尔奇的腐败行为时，兰金也在场。从 1953 年到 1960 年，韦尔奇从制药公司至少收取了 287 000 美元的贿赂（真正的贿赂总数是多少还不清楚）。这个数字已经超过了这段期间他从 FDA 获得的工资总额。韦尔奇在很多棘手的药品问题上都听从了制药公司的指令。FDA 的一个委员会声称，作为 FDA 的官员，韦尔奇的职业判断没有受到金钱的影响。但是，兰金很坦白地说："我不同意委员会的观点。我不相信，一个人拿了这么多钱之后……还能保持意见中立。"在科沃夫听证会揭露韦尔奇收受贿赂的事实后，韦尔奇被撤销了在 FDA 的职务，但拉里克的职务没有受到影响。

　　同时，一位已在 FDA 工作了 5 年的医学官员，巴巴拉·穆尔顿医生，对药品审批工作中各种偏袒制药公司的现象感到越来越不安。她不得不多次与制药公司高级官员会面，听取他们的批评。她说，实际上，制药公司比 FDA 内部的医学人员更能影响 FDA 高级官员的决定。她在听证会上说，有一次，她在分析完制药公司提供的数据后，认为该公司一种镇静剂的安全性很有问题。但是，就在她向该制药公司的 4 位代表解释自己的担忧时，她的上司走进来，坐下后对制药公司代表说，FDA 将批准这种药品上市销售——尽管当时还没有任何数据能证明该药品的长期安全性，而且制药公司本身对药品的实验也尚未结束。

　　还有一次，她担心另外一种镇静剂的成瘾性，要求制药公司考虑给医生发警告信。这时候，她的另外一位上司告诉她说，这个要求不合适。他说："我不能容忍别人干预我和制药行业之间的友好关系。"于是穆尔顿被降职，最终被迫离开 FDA。

　　科沃夫的听证会一直从 1960 年延续到 1961 年。《临床药学和治疗学》杂志（*Clinical Pharmacology and Therapeutics*）的编辑沃尔特·莫戴尔医生说，很多药品在上市前都没有经过严格的实验，因此常常给病人带来危害。通过 FDA 批准，随后又被召回的药品有 24 种。他认为："药品从研发到上市的过程中有很多短视行为，如虚假的实验、发表不成熟的论文、超强的产品促销、夸大的疗效、对药品的过量使用等。这些行为都违反了科学方法的原则。"

　　科沃夫希望通过立法使 FDA 更严格地执行科学方法，并要求每个药品标签上都标出药品的通用名，即使标签上有药品的商品名也要如此，这样会使医生和病人都能了解药品的具体成分。他要求制药商在药品标签上或者药品说明里注明药品的已知副作用，同时他要求每个制药商都持有需要定期审核的药品生产证书。他提交的法案里还有一条要求，即在药品上市前，让 FDA 确认药品的安全性和有效性。原则上，各方面人士都同意这种要求背后的逻辑——如果两种药品有类似的副作用，但一种有效，另一种无效，那么这两种药品显然是不一样的。第一种应该上市销售，因为它虽有风险，但能够治病。

　　健康、教育和福利部部长亚伯拉罕·瑞比科夫认为，这些改革将大大提高对人类健康的保护。

代表共和党对科沃夫法案发起攻击的是理查德·尼克松。他的理由是，法案将进一步破坏个人自由（即商业自由），并且给中央官僚政府更多的权力。瑞比科夫和尼克松的观点都有道理，但重要的是这部法律会给公众提供更多的健康保护，这一点从氯霉素和 20 世纪 50 年代的其他例子上就可以看出。法案的支持者和反对者之间的阵营划分差不多是可以预见的。不过，美国医学会认为，如果允许 FDA 执行更严格的科学标准，医生们的权威将受到损害。《新闻周刊》的专栏文章也表明了该杂志的立场："如果一位政府官员认为某种药品虽然无害，但是'无效'，因此禁止它上市销售的话，这在法律上将是一个非常危险的先例。这实际上使病人不能接受医生的建议，使消费者不能依赖自己的判断力。检验药品是否有效的惟一方法是自由尝试，其他手段都行不通。"

这种论调使人产生这样的想法：政府官员在阻止医生给病人使用重要的药品、科学研究并不重要，只有"自由尝试"才能决定药品是否有效。然而事实上是，这种"自由尝试"根本就不存在。给病人开药的医生不是科研人员。《新闻周刊》的专栏文章认为，在药品是否应该上市销售这个问题上，人们除了制药公司的宣传之外，不应该相信任何判断。而就在这篇文章发表的同时，抗生素导致的一系列不良反应事件已经充分说明，有必要建立科学标准。国家科学研究院和其他专家团体已经多次做出结论，认为抗生素不能治疗感冒、流感等病毒性疾病，因此应该从市场上撤下那些声称能够治疗这类疾病的药品，继续用盘尼西林治疗感冒的做法是极其荒谬的。

但是，医生多年来一直用盘尼西林治疗感冒。同时，制药公司也已经生产和销售了成百上千种治疗感冒的抗生素药物，有些是处方药，有些是非处方药。医生开药方，病人花钱吃这些药。专栏作家们问道，即使这些药品确实没有疗效，这么做又有什么不好呢？病人吃药的时候会认为医生在采取治疗手段，这种心理本身对病人来说有益无害。

但是，所有药品的安全性都是相对而言的。使用抗生素的危险在于，首先，抗生素有副作用。每年都有少数病人由于服用普通、"安全"的抗生素而受到严重伤害或死亡。如果没有必要，任何人都不应该随便服用抗生素。其次，不必要地滥用抗生素会使病菌产生耐药性，结果使抗生素在应该起作用的时候无能为力。例如，对癌症的疗法延长了很多病人的生命，但是，治疗癌症的药品也使病人容易感染其他疾病。为了健康，病人只能服用抗生素。但由于对抗生素产生耐药性的病菌数量持续增多，其导致的疾病会使15%的癌症病人死亡。

医生、专栏作家和制药公司的这种"自由放任"的态度还会带来社会和文化上的伤害，会使人们轻视科学的作用。而且，如果没有消费者保护机构来评估信息，并在科学数据的基础上为公共健康做出选择，那么发布这些信息的权威就只能是那些从药品销售中获利的制药公司——而由于涉及自身利益，他们不能做出公正的判断，历史也证明了这一点。

制药行业对科沃夫的听证会以及越来越多的公众批评感到震惊。罗切斯特大学的路易斯·拉撒纳医生曾经提倡增加药品科学实验的数量，提高药品实验数据的质量。他描述了当时制药公司的观点[95]：

> 医疗行业内外的人对现状都很满意。制药公司自然是在大把地捞钱，从事药品销售和广告的人也同样如此。大量的新药扩大了医生和病人的选择范围，也提高了很多人的生活质量，有时甚至能拯救生命。
>
> 突然，一系列的攻击打破了这种"安详富裕"的局面。这些攻击如：约翰·里尔发表在《周六评论》中的文章，还有众所周知的各种国会团体，包括布赖特尼克、科沃夫、塞勒和哈里斯等所在的团体。制药行业以为自己事业成功、受人尊敬，现在突然发现，人们指责它的官员犯下了从抬高价格到弄虚作假等各种罪行。人们也强烈谴责FDA和一些临床调查人员工作不力，而且涉嫌欺诈。医生已经习惯了社会对他们的赞扬，但现在人们把他们看成是一味顺从的傻瓜。

到1962年3月，科沃夫的听证会已经给人们留下了深刻的印象，但是他改革制药行业的努力在政治上却一路坎坷。最沉重的打击来自白宫的肯尼迪总统。由于科沃夫和肯尼迪过去的一些过节，以及对法案中某些条款的分歧，肯尼迪不愿支持科沃夫，而是要求负责健康事务的官员自己起草法案，并提交国会讨论。

理查德·哈里斯访问了白宫的一位高级官员。该官员说："很多人都不喜欢科沃夫，因为他总是独来独往。更糟糕的是，他是改革派……（总统）不想介入任何有争议的问题，而科沃夫参与的所有问题都是有争议的。"因此，在1962年"给消费者的讲话"中，肯尼迪提到了科沃夫法案中的一些内容，表示政府应该采取相应行动。但是他没有提到制药公司为药品制定的高价格，也没有提到科沃夫的法案名称，更没有提到科沃夫。不久，法案就被参议院的委员会埋葬了，而且重新提上议程的希望看起来非常渺茫[96]。发表埋葬法案的是来自南方的 4 位参议员——山姆·艾尔文、詹姆斯·伊斯特兰、约翰·麦克利兰和 J·本内特·约翰斯顿，他们都憎恨科沃夫在民权问题上的立场。

制药行业私下向肯尼迪政府里的人士承认，有些改革举措还是很有必要的。聪明的游说人士都知道，一旦改革措施被取消，游说者就应该积极促进国会通过一个"塞子"法案——看起来是改革法案，但没有任何实质上的改革措施，目的是应付外界对改革的呼声[97]。这时，制药行业的律师劳埃德·加德勒，起草了一份对制药行业友好的法案，并把它交给参议员伊斯特兰。伊斯特兰是法律委员会主席，重权在握。法律委员会下面掌管着参议员科沃夫的反托拉斯小组委员会。伊斯特兰赞成这个新法案，但是他说，如果他把这个明显偏袒制药行业的法案提交参议院讨论，科沃夫一定会反对。因此，当白宫要求伊斯特兰对药品法案采取行动时，他聪明地答道，他已经做好妥协的准备。他在一间会议室里召集法律委员会参加谈判。科沃夫没有受到邀请，也全然不知情。

参加会议的有参议员伊斯特兰委员会的成员，三位行业游说人士，一位健康、教育和福利部的代表杰罗姆·索诺斯基，还有 FDA 的律师西奥多·埃伦伯根。索诺斯基和埃伦伯根代表肯尼迪政府，在人数上完全处于劣势。很快，他们就发现，和他们直接谈判的只有劳埃德·加德勒。

会议首先讨论的不是科沃夫的法案，而是制药行业的律师们起草的法案。索诺斯基看到法案的措辞后意识到，制药公司虽然在公共场合宣称支持改革，在这部法案里却毫不妥协。"简直寸步不让！"索诺斯基说。一天的"谈判"结束后，索诺斯基说，他和埃伦伯根已经尽力奋争，并且认为法案虽然没有带来任何进步，但至少在药品立法方面没什么倒退。至此，改革虽然还没有寿终正寝，但已奄奄一息。科沃夫的法案即将被扔进废纸篓。就在这时，局势突然发生了变化。一种叫"反应停"的药品改变了法案的命运，也改写了历史。

第十章　反应停事件

　　反应停和其他药物灾难源自维克化学公司（Vick Chemical Company）的一个分公司——梅瑞公司（Richardson-Merrell）[98]。维克化学公司[99]的著名产品有维克止咳药水和维克止咳药膏。维克公司的大部分药品都没有什么医学价值，公司也一直强烈反对政府对药品行业的监管。实际上，维克公司几乎没有什么医学知识，公司没有顶级科学家，也没有用于医学研究的实验室，但维克公司自己拥有庞大的生产工厂，还有一个全国性的促销和配送系统。这个系统既可以卖止咳药水，也可以卖其他药品。维克公司及其下属的梅瑞公司急于抓住药品行业变革这个发财机会，但是由于缺乏经验，又过于冒失，他们的首批药品都一败涂地，损失惨重。

　　科学人员已经发现，血液中的高胆固醇含量与心脏病之间有密切的联系。虽然具体的联系还不清楚，但很多人认为，从膳食中摄入大量胆固醇会直接导致心脏病。梅瑞公司决定生产和销售一种能降低血液中胆固醇含量的药品。他们在这方面的第一个重要研发成果是 MER-29，化学名称为曲苯拉醇（triparanol）。梅瑞公司后来把它称为"第一个抑制由人体产生的胆固醇的安全药品……（也是）第一个不论饮食习惯如何，都能有效降低人体组织和血清中多余胆固醇的药品"。再后来，梅瑞甚至建议，偏好高胆固醇食品的人们只要像服用维他命一样终生定期服用 MER-29，就可以毫不担心饮食。他们估计，如果能说服消费者接受这种说法，公司每年可以赚 42.5 亿美元（按 1950 年的美元市值计算）。

　　梅瑞公司的研究人员给 27 只老鼠和 3 只猴子服用了 MER-29，之后不久把药品交给医生，让他们给病人使用。FDA 负责审核 MER-29 的药理学家高顿塔尔在看过梅瑞公司少得可怜的数据后，反对 MER-29 上市销售。他说，没有任何证据能证明 MER-29 的疗效，而且这种药品会给病人带来很大的风险。

"MER-29 的安全性很低,"高顿塔尔在给自己的上司弗兰克·塔尔博特的报告中写道,"低剂量的 MER-29 会产生毒副作用(包括对眼睛和肝脏的损害、性功能丧失,还可能致死)。"他认为,为了确保 MER-29 的安全性和有效程度,梅瑞公司需要做几年的认真实验。

塔尔博特否决了高顿塔尔的意见。FDA 的医学官员可以凭自己的权力批准药品上市,但否决药品的申请则需要 FDA 的医学人员、律师、药品处的最高负责人、首席医学官和 FDA 局长的一致支持。而按照 1938 年的法律,如果FDA 不提出合理的反对意见,药品申请会自动获得批准。因此,法律的重任压在 FDA 身上。对于 MER-29,塔尔博特说他的批准意见是建立在猜想的基础上:"我的想法是,这种药品据说能够减少人体内的胆固醇。我们面临的是一个很有杀伤力的疾病……这种药品可能会帮助人们对付危害人类的头号杀手。"

他后来还说,他听说一篇在一个医学会议上发表的论文宣称 MER-29 能有效降低血液中的胆固醇,因此他认为 MER-29 确实有效。于是,MER-29 的申请递到 FDA 后不到 9 周,就获得了塔尔博特的批准。塔尔博特后来承认,结果证明那篇论文的结论是错误的。论文作者收回了文中提交的数据,论文也从来没有被发表。FDA 的副局长约翰·哈维后来也承认,FDA 根本就不该批准MER-29。但那时的 FDA 正在极力与外界搞好关系,而且,在政府机构可以要求私人公司提供多少数据这个问题上,也有很大争议。

1960 年 4 月,MER-29 开始上市销售。一些医生对 MER-29 提出了反对意见。《医学通讯》(The Medical Letter)大概是医学界惟一一个独立、负责的声音,它也批评了 MER-29。到了 6 月份,有媒体报道说,大学里科学家的研究结果显示,MER-29 会使动物患上白内障[100]。1961 年 8 月出现了首例MER-29 导致人类患白内障的报道。第二个白内障病例来自梅奥医疗中心。另外,FDA 接到的其他报告显示,在动物实验中,增加 MER-29 的剂量会使动物产下死胎。FDA 内部的医生开始给拉里克局长施加压力,要求把 MER-29从市场上撤下来。

拉里克最初担心自己不具备这个权力。按照 1938 年的法律,将药品撤市不是一件容易的事。FDA 只能把严重危险的药品撤市。拉里克认为,这些警告信号还不足以证明药品具有严重危害。拉里克与梅瑞公司商谈了几个星期,结果是在标签上加注在动物实验中出现的副作用。拉里克还让梅瑞公司给医生发警告信，请医生们留意在病人身上出现的类似反应。到了 1962 年 1 月，对 MER-29 使用者的调查显示，这些人患白内障的几率是白内障正常发病率的 3 倍。即便如此，MER-29 仍然在市场上继续销售。

同年冬天，一位没有参与 MER-29 工作的 FDA 调查员托马斯·莱斯从辛辛那提市郊坐车进城，与他同行的有一位拉森·乔丹。乔丹在电话公司上班，与 MER-29 也没有关系。在路上，乔丹说，他的妻子以前在梅瑞公司的科学实验室工作过，但在了解了公司的种种欺骗手段后，她愤而辞职。莱斯问乔丹，他能不能和乔丹的妻子谈谈这件事。

2 月 27 日，莱斯把他和乔丹妻子的谈话报告给 FDA 总部。几天内，两位 FDA 调查员，约翰·奈斯特和高顿塔尔被派到梅瑞公司在辛辛那提市的工厂进行调查。他们两个都曾对 MER-29 产生质疑。他们发现，梅瑞公司提交了虚假的药品安全数据。一些实验根本就没有给猴子使用 MER-29，另外一些实验报告夸大了 MER-29 的真正剂量。梅瑞公司声称实验持续了 17 个月。实际上只持续了 7 个月，服用 MER-29 的动物患上了血液疾病和卵巢疾病，产下的幼崽身材奇小；而梅瑞公司提交的报告则声称这些动物都很健康。

拉里克现在已经掌握足够的证据给梅瑞公司定重罪。他说服梅瑞公司的负责人，主动把 MER-29 撤市[101]。此时，梅瑞公司已经获得了另一种潜在的畅销药 MER-32，也叫反应停。

梅瑞公司从德国格郁能化学公司（Chemie Grünenthal）购买了药品反应停[102]。那时，德国的药品监管才刚刚开始，因此轻而易举就可以把未经验证的药品拿到市场上销售。1957 年，仅以几份实验室报告和证词为基础的反应停开始在德国销售，而且是作为非处方的 OTC 药品进行销售。

反应停有一些比较好的卖点。格郁能公司提供的数据显示，反应停有很强的镇静效果，而且比较安全。镇静剂有多种作用，如镇静、催眠、减少怀孕引起的恶心等。格郁能公司认为，反应停能解决有关当时市场上镇静剂的一个重要问题。巴比妥酸盐及其类似产品的药效很强，但也非常危险，每年都有几千人使用这些药物自杀。市场需要一种起镇定作用，而且安全的药品。因此，当格郁能公司的科学家声称他们已经找到一种药效和巴比妥盐一样强，同时又几乎观察不到副作用的镇静剂时，公司的管理者立刻兴奋不已。

不久，迪斯蒂勒公司（Distillers Limited）开始在英国销售反应停——英国对药品的安全和有效要求并不严格。在美国，第一个认真对待并检测反应停的公司是史克公司。史克公司有专业医学研究人员，也很重视药品的科学研发。他们想知道反应停是否安全有效。他们的实验结果和格郁能公司的乐观报道差别很大。史克公司发现，在镇静效果上，反应停不如巴比妥酸盐，而更接近眠尔通（Miltown）等较温和的镇静剂。而且，反应停只有在高剂量的条件下才有镇静效果。总之，史克公司认为反应停有缺陷，并不像格郁能公司宣传的那样神奇，因此拒绝在美国销售。格郁能的下一个目标是莱德勒公司，结果也被拒绝。最终，格郁能发现了维克化学公司及其下属的梅瑞公司，它们的态度非常急切。

伦敦的《星期日泰晤士报》（*Sunday Times*）的记者们对反应停事件进行了深入调查。通过他们的工作可以得知，反应停能上市销售的原因有很多，包括德国和英国比较宽松的监管机制、格郁能公司不负责任的促销行为，还有梅瑞公司的经验不足和冒进的市场策略。这些记者的调查显示，最严重的错误可能发生在格郁能公司位于斯托堡的实验室里。实验室的负责人是海恩里希·马克特医生。加入格郁能公司之前，马克特医生在德国军队里做过短暂的病菌研究工作。他没有受过药品研究的专业训练，指导他工作的是药剂师威尔海姆·孔茨。孔茨负责为格郁能公司寻找新药物，也没有受过医学或者药品研究的培训。孔茨和马克特尝试了很多新化学物质。1954 年，他们发现了反应停。

他们声称，最初在啮齿动物身上做的实验结果让人吃惊。低剂量的反应停看起来能够让动物进入安静或者睡眠状态。实验人员还声称，他们没有发现反应停有任何毒性[103]。后续实验的结果并不统一，但都发现反应停会导致一些剧毒反应。但流传最广的实验数据还是格郁能公司的原始数据。也正是基于这些数据，1955 年到 1962 年间制药公司在世界各地都声称，反应停是个"百分之百安全"的镇静剂。

1955 年，格郁能公司给德国的一些医生寄去反应停，开始在病人身上做实验。《星期日泰晤士报》的调查称，在1955年底，格郁能公司召集了所有试用反应停的病人数据，并编制成实验报告。这种不严肃的数据收集方法是令人难以接受的，因为它没有进行单盲或者双盲实验，也没有用来做比较的对照试验（controlled experiments）。在一些所谓的"实验"里，有的医生保留了准确的记录，有的医生则没有；有的医生给病人使用一种剂量，有的医生使用另一种剂量；有的医生把用药时间规定为1天，有的医生把用药时间规定为几周（不过，没有医生让病人服用比几周更长的时间）。

在12月的会议上，参加实验（实验所需的费用全部由格郁能公司支付）的医生认为，反应停是一种有效的镇静剂，同时也指出该药品有危险的副作用。医生们发现，服用反应停的病人会出现强烈的头晕，很多病人在次日早晨也会感觉不舒服。一些医生指出了更危险的信号，如晕眩、紧张、失眠等，这些现象都表明，反应停会损害一些病人的神经系统。

还有一些医生告诉格郁能公司说，他们不愿意继续使用反应停，并建议公司在销售反应停之前做更多的实验。其他人，如医生赫尔曼·杨——一位从格郁能公司拿钱的咨询师，则大力吹捧反应停："正确的剂量下，反应停没有任何不良的副作用。我认为（反应停)是个很好的药物，经过必要的促销，会在市场上获得成功。"在会后发表的报告中，格郁能公司对药品做了正面报道，同时忽略了所有负面信息。公司向药品监管人员表明了对反应停的信心。政府很快就批准反应停作为非处方药上市销售。

1957年10月1日，反应停用"康特根"（Contergan）的名字正式在德国销售。在其他国家，反应停的名字略有不同。在瑞典，它的名字是"临时保姆"，意为可以帮助被婴儿烦扰的母亲。欧洲和非洲都进行了大规模的市场推广。从1958年到1960年，有20多个国家使用了反应停。

1958年12月，格郁能公司从法兰克福的古斯塔夫·斯玛茨医生处收到了第一份不良反应报告。根据《星期日泰晤士报》的调查，斯玛茨医生说，他的病人在服用反应停后出现了晕眩、失去平衡等神经性症状。格郁能公司给斯玛茨的回信是："我们认为有必要向您说明，这是我们第一次收到有关反应停副作用的报告……"显然，这是在撒谎。从1958年到1959年，随着反应停的销量翻了4番，格郁能公司收到的药品副作用的报告也越来越多。

The FDA, Business,
and One Hundred Years of Regulation

这些报告的内容大都相近，不过也有些非常陌生，比如一些周边神经病变的症状。这些症状表明病人的神经已经严重中毒。通常情况是，病人的手或脚会先有刺痛的感觉，同时觉得麻木或发冷。慢慢地，病人会出现抽筋，全身也虚弱无力。由于判断不了自己脚的方位，病人会出现行走困难。这些症状有时会减轻，但在一些病例中，病人受到的伤害是无法逆转的。

瑞士一家销售反应停的公司给格郁能公司写信，表示已经有 20 位医生报告说，他们的病人服用反应停后出现了头痛、晕眩、双手发抖等症状。信中还提到一位医生给自己的妻子服用反应停后说，"这种药只能用一次。它实在太可怕了。"但即便收到了这些报告，格郁能公司仍然拒绝接受这些意见。有一位医生的病人也出现了周边神经病变，公司给这位医生写信说"我们很荣幸地通知您，我们目前还没有收到有关这种不幸的副作用的报告。"在 1960 年初的促销活动中，格郁能公司对医生和病人宣称，这种药物"没有毒性"，"对儿童完全无害"。[104]

1958 年，格郁能公司找到梅瑞公司时，发现双方有很多相似之处——大胆的财务政策，对药品研究工作缺乏经验，对医学问题漠不关心。梅瑞公司愿意在不做任何实验的情况下，把反应停拿到美国市场上销售。同一年，两家公司签订了销售许可协议。1959 年 2 月 2 日，根据《星期日泰晤士报》的调查，梅瑞公司的一位高级管理人员评论道："在反应停对人体是否安全方面，我们没有任何数据。我们必须搜集这些数据，这既是为了满足我们自己的需要，也是为了满足 FDA 的要求。"9 天后，梅瑞公司在没有做任何实验的情况下（包括动物实验），就开始在病人身上使用反应停，其中包括孕妇。

由于法律对药品实验没有具体要求，因此制药公司在实验时很随意，方法也不统一。具有讽刺意味的是，就在梅瑞公司准备把反应停推向市场的时候，另一家美国公司——罗氏公司（Hoffmann-LaRoche）正在研发另一种镇静剂利眠宁（librium）。利眠宁是有效的镇静剂，罗氏公司用实验也证明了这一点。他们甚至更进了一步，由于孕妇也有可能使用利眠宁，罗氏公司通过实验来观察它是否会导致先天缺陷。实验证明，利眠宁不会导致先天缺陷。这个实验完成一年后，梅瑞公司才开始经营反应停。

梅瑞公司决定在宣传反应停的普通镇静效果的同时，着重强调它对怀孕早期恶心的疗效，但是他们完全不知道反应停会对孕妇和胎儿产生什么影响。他们对这个问题的解决方式不是做科学实验，而是走公关路线——公司决定，安排一位医生发表文章，宣布反应停对孕妇是安全的。他们邀请《妇产科杂志》（*Journal of Obstetrics and Gynecology*）的一位编辑撰文。编辑答复说，在宣布药品的安全性之前，至少应该确认，反应停是否会透过胎盘屏障，进入胎儿体内。FDA也要求梅瑞公司提供同样的信息，但梅瑞公司称没有做过相关实验，不知道真相如何。后来有人声称这种实验无法实现，但这种说法站不住脚。因为根据《星期日泰晤士报》的调查，梅瑞公司就为MER-29做过这种实验，并且在药品说明中提醒孕妇忌用。直到现在，人们还不清楚为什么梅瑞公司没有为反应停做类似的实验或者提供类似的警告。

公司把反应停提供给病人"试用"后，动物实验的结果出来了。在梅瑞公司的实验中，动物很快就死了——11只小鼠中有6只死亡，30只雄性大鼠中有22只死亡。这与格郁能公司声称药品完全无害的数据完全背离。实验人员怀疑大鼠对反应停过度敏感，于是把反应停喂给狗吃。两小时后，狗开始出现癫痫和呕吐症状，安静一段时间后，又极度不安。第二天早晨，实验人员发现，狗已经死掉了。

尽管如此，梅瑞公司仍然计划在1961年初把反应停投放市场，于是继续在人体上"试用"反应停。这次药品试用的规模是美国历史上空前的。他们给1 267位医生发放了250万片反应停，医生又把这些药片发给大约2万名病人使用。（在反应停之前，最大的药品实验涵盖了大约5 000名病人和200位医生。）这样大的实验规模应该产生非常明显的结果，也更能使人们了解反应停的具体药理机制。但是，梅瑞公司没有搜集这些数据。负责这些药品"实验"的是公司的市场部，而非医学部。梅瑞公司要求销售人员在给医生提供做"实验"用的反应停时，不提供外表相同的安慰剂，而安慰剂是严格的药品实验不可缺少的一部分。公司还禁止销售人员给医生提供参加实验的病人填写的知情表格。

《星期日泰晤士报》的调查结果还引用了梅瑞公司的内部文件，这些文件表明了梅瑞公司对营销活动的重视。公司给销售人员配备了"工作目标"手册，其中写道，销售人员要"联系教学医院……并说服他们试用科瓦东（Kevadon，即梅瑞公司给反应停起的品牌名）。"销售人员要熟记有关巴比妥盐（反应停的竞争对手）的危险性的数据，包括过量使用的后果和自杀数据。"要记住，"公司告诉这些销售人员，"这些数据不是基础临床研究的结果。根据国内外的实验室和临床研究的结果，我们已经牢牢确立了科瓦东的安全性和有效性。这次活动的目的是使更多的人接受这个事实……"公司还告诉销售人员，他们应该让医生放心，"如果医生不愿意，他们可以不报告实验结果。"

从后来的一份法庭文件中可以看出医生对试用反应停的看法。罗伊·纳尔森医生[105]是辛辛那提市的一位产科医生，也是梅瑞公司一位高级主管的朋友，他同意给病人服用反应停，但他从不记录给哪位病人服用了多少药片。他在证词中说，病人的调查问卷都由"办公室里的姑娘们"填写。过了一段时间，梅瑞公司请他给一份医学杂志写报告，介绍一下反应停在孕妇身上取得的成功。他欣然同意。实际上，那份报告是由梅瑞公司的医学负责人雷蒙·伯格医生写的，纳尔森只是在上面签了个名。他在证词中说，报告中那些妇女和儿童的数据并不是以书面形式交给伯格的，而是他"在电话上……或者和伯格一起吃午饭或打高尔夫球的时候"告诉伯格的。伯格在报告中写道，反应停对胎儿是安全的，但还不清楚药品会不会穿过胎盘屏障。对他的这个回答，杂志社表示满意。

梅瑞公司还没有向 FDA 通报情况，他们也没有这个义务。1938 年的法律规定，医生可以用"实验"的名义给病人使用任何新药，而且不受剂量的限制。法律也没有要求医生在做药品实验的时候，必须事先征得病人的同意，病人只需服药而已。

1960 年 9 月，也就是梅瑞公司把反应停交给医生试用后的第 7 个月，公司才正式向 FDA 提出申请，要求在美国境内销售反应停。负责审批反应停的是弗朗西丝·凯尔西医生。凯尔西 48 岁，瘦削、羞涩，有两个孩子，说话温柔，但是充满自信。她有足够的专业背景——她是医学博士，还是芝加哥大学的药理学博士，反应停是她负责审批的第一个药物。由于刚刚开始药品审批工作，FDA 决定给她安排一个比较简单的事情。反应停只是个镇静剂，在其他国家已经上市，而且没有出现任何问题。当然，这种误解源于格郁能和梅瑞公司一致决定不对外披露药品问题，而医生们的抗议（主要来自德国）还没有传到 FDA 耳朵里。

但是凯尔西对梅瑞公司的申请报告很不满意。她回忆说："我必须承认，这份药品申请报告中的安全数据让我吃惊。"申请报告漫无边际地夸大反应停的功效。切尔西说："报告把反应停的药效说得神乎其神，让人难以置信。"她注意到了临床数据的不充分，"个人证词多于科学数据"。报告中还有很多伪科学的胡言乱语，让她怀疑梅瑞公司的科学家到底知不知道自己在说些什么。报告中的相当一部分证据都是援引的国外的药品研究成果。经调查，这些国外研究本身也缺少关键数据，而且对反应停的研究时间不长，都不足一年。动物实验的数据也非常不完整。按照法律，如果凯尔西反对反应停上市销售，她应该在 60 天内通知梅瑞公司。

凯尔西咨询了几位同事后，要求梅瑞公司提供更详尽的数据。梅瑞公司对这一要求感到很恼火，很快就派来气势汹汹的约瑟夫·马瑞医生。马瑞开始毫无顾忌地通过电话、写信、登门拜访来给 FDA 施加压力，要求他们批准反应停，并要求凯尔西的上级给凯尔西施加压力。这些手段都不奏效。凯尔西对申请报告中的伪劣数据提出了很多严肃问题，为德国和英国的可靠数据的出现赢得了宝贵的时间。

1961 年 2 月，FDA 在调查全世界的医学文献时，在 1960 年 12 月 31 日的《英国医学杂志》(*British Medical Journal*)上发现了一封医生来信。信中描述了反应停在病人中导致的周边神经病变。凯尔西想，病人丧失感觉这个现象本身是否足以成为拒绝批准反应停的理由。别人告诉她，她的想法是正确的。这时，她的同事约翰·阿彻医生建议，对神经系统的损害可能还意味着更严重的后果，可能会导致婴儿先天畸形。损害神经系统的药品，如反应停，常常会导致婴儿先天畸形。1961 年，FDA 就这个问题用口头和书面的形式与梅瑞公司沟通过至少两次。凯尔西要求梅瑞公司拿出能证明反应停对孕妇无害的证据，而梅瑞公司拿不出来。

相反，梅瑞公司开始增加对 FDA 的压力。公司派出一些对反应停有"经验"的医生与 FDA 交涉。这些医生中有一位路易斯·拉撒纳医生，他曾是伪劣药品研究的批评者，现在已经变节为制药公司服务了。

FDA 新药审评处的处长拉尔夫·史密斯支持凯尔西和她同事的意见。梅瑞公司的管理层虽然极其愤怒，但也只能接受对药品做进一步调查。梅瑞公司的一位官员和马瑞医生一起飞到英国和德国，听取英国经销商迪斯蒂勒公司和格郁能公司的科学家们的意见。他们得知，反应停确实有毒性，也常常杀死实验中使用的小鼠；反应停还会导致周边神经病变。但两个公司的科学家们继续声称，目前只出现了 34 份反应停导致的不良反应报告，而且反应停对神经的损害是可以逆转的。这种说法并不真实。实际上，根据《星期日泰晤士报》的调查，格郁能公司已经积累了 400 多份反应停导致的神经损伤的报告。另外还有大量病例证明，反应停对神经的伤害是永久性的、不可逆转的，而且会导致残疾。

凯尔西和梅瑞公司的管理人员再次会面时，梅瑞公司声称，反应停导致的不良反应是罕见的，而且可以逆转。凯尔西说，她手里有加利福尼亚州一位医生提交的报告，该医生的病人在停用反应停后，身体状况并没有好转。凯尔西明确告诉梅瑞公司的代表：反应停不能挽救生命，疗效也比市场上的其他药品好不了多少。因此，她说，把这种毒副作用非常强的药品拿出去销售是"让人难以容忍的"做法。

梅瑞公司原定于 1961 年 3 月份将反应停正式投放市场。现在，时间已经过去好几个月了，他们问 FDA 打算何时批准反应停。史密斯用电话通知梅瑞公司说，FDA 很难确定是否批准或者何时批准反应停。他还要求梅瑞公司必须在给医生提供的"实验用"反应停上注明，孕妇忌用。梅瑞公司的管理人员已经和凯尔西用电话、信件和面谈方式沟通过至少 50 多次。后来，他们威胁说要 FDA 局长调动她的工作。

然而，到了 1961 年秋天，格郁能公司已经悄悄开始与服用反应停的欧洲病人和解法律纠纷。医生们也向格郁能公司报告，反应停已经导致很多新生儿畸形。尽管格郁能公司没有公开这些信息，但他们还是通知梅瑞公司和其他经销商，说很多病人在服用反应停后出现周边神经病变。格郁能公司没有透露具体数字，但他们实际上已经收到了 2 400 例不良反应报告，估计实际发生的数字至少为 4 000 件。现在，德国医生们认为，真正数字可能接近 40 000 件。格郁能公司敦促欧洲和其他发达国家的经销商停止使用"没有毒性"这个字眼。不过，在非洲销售的反应停仍然保留着"完全无害"的标签。

然而，反应停的可怕后果才刚刚出现。第一个"反应停"婴儿出生在 1957

年的德国。这种病的学名叫"海豹肢"（phocomelia），自然情况下出现的几率极小。这些严重畸形的孩子有很多健康问题，但最明显的缺陷是手臂和腿部没有长骨，也就是说，手、脚或者手指、脚趾直接从躯干上长出来。患有"海豹肢"的婴儿还常常没有肛门、耳朵眼，或者肠道不连贯。这种畸形对父母来说简直是晴天霹雳。有很多感染"海豹肢"的胎儿出生后就死掉了，因此没计入反应停婴儿总数。

据估计，在使用反应停之前，德国"海豹肢"婴儿的出现率约为十万分之一，也就是说绝大部分医生从来没见过这种病。但到了 1961 年，"海豹肢"婴儿的出现率已经上升到五百分之一，即比正常水平高出 200 倍，而且医生屡屡碰到这种病例。据报告，从 1961 年春天开始，在连续几个月的时间里，一个接一个的"海豹肢"婴儿报告连续不断地涌向迪斯蒂勒公司和格郁能公司的总部。

制药公司一直将这些报告秘而不宣。汉堡的维杜金德·兰茨医生多次向格郁能公司报告过"海豹肢"婴儿的出现，他也因此受到密探的跟踪和律师的骚扰。最终，在德国的一次儿科医生会议上，兰茨医生向其他医生揭露了这个事实。他说，德国"海豹肢"婴儿的数量在迅速增多，自己就发现了 8 例；他估计从 1961 年 9 月到 10 月，仅汉堡一个城市里就有 40 个"海豹肢"婴儿出生。在新出现的病例中发现的惟一一个共同点就是反应停。通过检索过去的资料，他发现从 1930 年到 1955 年，汉堡有 21 万多个新生儿登记在册，其中只有一个是"海豹肢"婴儿。

1961 年 11 月 18 日，媒体首次公开报道了反应停导致的"海豹肢"事件。德国《周日世界报》（*Welt am Sonntag*）的记者报道了兰茨医生的论文和统计数字。文章标题是"药品导致畸形——医生怀疑在世界范围内销售的药品是元凶"。到了 11 月 27 日，格郁能公司已经将反应停撤市，同时把原因归咎为媒体炒作。"由于媒体报道损害了科学讨论的基础……我们决定立刻将康特根撤市。"两天后，梅瑞公司获悉了这条消息。马瑞给凯尔西打电话，告诉她反应停已经在德国撤市的消息。凯尔西问撤市的原因是什么，马瑞答道：婴儿先天性缺陷。他又补充说，希望婴儿的先天性缺陷和反应停之间的联系只是偶然性的。

德国和英国公司不承认反应停有任何问题，他们认为这种说法完全是臆测。散布这种臆测的人——按照他们的说法，"笨蛋"兰茨医生应该为此负责。

同时，其他国家的科学家开始调查"海豹肢"婴儿事件。调查结果很快就公布于各个杂志，并同声指责反应停是罪魁祸首。这些文章不仅报道了大量"海豹肢"婴儿的出现，并且指出，在很多深入的研究中，动物在服用反应停后产下的幼崽也出现了先天性缺陷。这些报道都没有被美国媒体转载。但是 FDA 知道这些调查事件和文章，并给美国外交部发了电报，对这场婴儿先天性缺陷的流行病做了描述。

FDA 局长拉里克对此感到震惊，但他没有发表任何声明，也没有像他的几位前任一样，采取措施查封反应停。制药公司声称反应停和"海豹肢"婴儿之间没有关联，这种说法靠得住吗？他有权力采取行动吗？不管怎样，FDA 还没有正式批准反应停上市。最终，他决定问梅瑞公司，看看他们有什么计划。梅瑞公司的答复是，他们计划给医生发一封信。信的内容如下：

> 亲爱的医生：
>
> 我们从国外获悉，有些孕妇在怀孕初期服用反应停后，生下的婴儿出现了先天性缺陷。现在还不能确认这种先天性缺陷是否与反应停有关。但是，在获得确切的结论之前，为慎重起见，我们在科瓦东的使用说明中加入了以下说明：孕妇和可能怀孕的绝经前妇女不能服用反应停。我们正在密切关注此事，一旦确认这条预防性说明是否真的有必要，我们会通知您。

发信的时间是 12 月份，收信人数只占参加反应停"临床实验"的医生总数的大约 10%。给其他医生和调查人员的信件在几个月后，即 1962 年 3 月份才寄出。凯尔西了解到梅瑞公司对此事的敷衍态度后，非常担忧。到 4 月份，她说服了 FDA 官员，要求梅瑞公司提供一份参加反应停"临床实验"的医生名单。公司给 FDA 提交的医生名单上只有 1 000 多人，这 1 000 多人中有 241 位妇产科医生，而实际收到反应停的医生人数超过了 1 200 人。凯尔西极力主张，反应停的实际效果比梅瑞公司承认的要严重得多，并要求她的上司和 FDA 局长拉里克采取行动。但到了 5 月份，FDA 仍然纹丝不动，拉里克没有对反应停采取行动。

这时,梅瑞公司的高级官员在MER-29上弄虚作假的事实已经为众人所知。FDA的一份内部秘密文件提醒FDA职员不要轻信梅瑞公司的任何声明,对每一句话都要认真查证。

对反应停事件在德国的进展情况,美国报纸的报道并不及时,但一些知情而且愤怒的人士给媒体帮了忙。目睹过科沃夫法案行将就木的约翰·布莱尔现在开始出击。他搜集了尽可能多的有关反应停和"海豹肢"婴儿的资料,包括凯尔西在阻止反应停在美国上市中起到的关键作用,然后把资料交给《华盛顿邮报》的伯纳德·诺希特。诺希特把资料转交给邮报的一位编辑。编辑认为这些资料有价值,因此没有把它交给普通的医学编辑,而是交给莫顿·敏茨。敏茨是城市新闻记者,非常善于表达愤怒情绪。

1962年7月15日,敏茨发表了对反应停事件的报道,标题是"FDA女英雄阻止恶性药品进入市场"。很快,媒体上出现了对美国国内因服用反应停而畸形的婴儿的报道。具有讽刺意味的是,其中最严重的一个反应停婴儿事件恰恰出自罗伊·纳尔森医生之手。纳尔森医生曾经应梅瑞公司的邀请,在一篇推荐孕妇使用反应停的杂志文章上签过名,而且他在证词中称他没有接生过任何反应停婴儿。但证据显示,他给80多位孕妇服用过反应停,而且接生了3个反应停婴儿。他的病人中还有两人怀上了反应停婴儿,只不过胎儿在出生前就死掉了。

敏茨的文章发表后,拉里克认为现有的证据已经足以让他派出FDA调查员,召回在美国境内流通的反应停。但由于梅瑞公司和医生们保存的记录不完整,到了8月份,FDA还不能把反应停全部召回。因为医生中有一半以上都没有记录他们收到或者使用了多少反应停。调查人员还发现,除了250多万个有确切标识的反应停药片之外,梅瑞公司还发放了几万个没有标识的反应停药片,以及一些含有反应停的药水和粉末。参加"临床实验"的医生中,有数百人没有向梅瑞公司报告使用反应停的情况,有大约三分之一的医生没有向服用过反应停的病人说明情况,或者从病人手中召回反应停。这些情况被披露后,舆论哗然。

参议院分管重组的委员会主席休伯特·汉弗雷要求拉里克在国会上作证。下面是参议员雅各布·贾维茨与拉里克的对话:

贾维茨：你有权命令药品撤市，对吗？

拉里克：我想我们有这个权力。

贾维茨：那么你有没有命令把反应停撤市？

拉里克：没有。

贾维茨：反应停被（梅瑞公司）撤市的速度和在你们的命令下撤市的速度，哪个更快？

拉里克：我认为，梅瑞公司在把药品撤市时采取了合理的积极态度。我认为，到目前为止，没有一家公司能在药品撤市这个问题上比 FDA 做得更好。尽管梅瑞公司做了很大努力……我们还是在市场上发现了一些尚未召回的药品。

当天晚些时候，肯尼迪总统在新闻发布会上说，修改后的科沃夫法案过于软弱。"我希望国会议员们能采用由行政部门提交的、更详尽的法案……例如，与参议院立法委员会提交的法案不同，行政部门提交的法案允许把危害公共健康的药品立即撤市。这一点在现行的法律下还做不到。"肯尼迪总统还号召医生和公众把手中的反应停交给政府或者直接销毁。不久，他在白宫给凯尔西颁发了一枚奖章。政府最终也批准了拉里克的退休请求。

至于反应停导致的畸形婴儿数量，保守的估计是 8 000 人，其中大部分发生在德国和其他欧洲国家。另外，反应停还导致几千名婴儿——大约 5 000 到 7 000 人，在出生前就因畸形而死亡。尽管没有准确数字，FDA 认为报告中有 17 个反应停婴儿在美国出生，有另外 9 个未录入报告的反应停婴儿可能在美国出生，有 10 到 20 个反应停胎儿在出生前死亡。这些婴儿合计约 40 人[106]。据估计，如果梅瑞公司按计划把反应停推向市场，还会导致 1 万名婴儿出现先天性畸形。

反应停事件后，制药公司在药品上市前应该承担哪些责任成为热门话题，对药品立法的关注也急剧增加，以前的幕后事件现在成了头条新闻。国会对药品监管的讨论原本已经奄奄一息，现在又渐渐复活了。

以前在围绕科沃夫法案的斗争中，参议员伊斯特兰和制药行业的游说代表对科沃夫的法案大修特修，几乎把它变成"伊斯特兰"法案。健康、教育和福利部的代表索诺斯基和埃伦伯根的意见被完全压制。而现在，重新起草药品法案的任务又落到索诺斯基和埃伦伯根头上。他们两个以"哈里斯法案"（"哈里斯"是指阿肯萨斯州众议员奥仁·哈里斯，他是该法案的一个倡导者）为基础开始起草新法案。两人从午饭后工作到接近凌晨3点，重新起草了法案的草稿以加强法案的效力，其中有"科沃夫法案"的内容，还有他们两人的一些意见。睡了几个小时后，他们继续工作到上午。9点钟，索诺斯基把新法案交给一位重要的总统顾问——西奥多·索仁森。

索仁森和索诺斯基检查完新法案后，坐车赶到国会。索仁森明确告诉伊斯特兰，总统希望国会能通过这部新法案。除了有关专利法的内容之外，新法案的内容与科沃夫法案很相似。伊斯特兰现在只能撤回他本人提出的法案，反应停事件造成的新政治气候迫使他别无选择。当索诺斯基回到健康、教育和福利部，已经在等他的副部长威尔伯·科恩让他写一份报告，对新法案及其修正案的内容做出解释。索诺斯基写完报告后，和科恩一起来到总统的椭圆办公室。肯尼迪总统告诉他们，美国公众期待政府采取行动，政府不能辜负这个期望。这部法案必须尽快通过。于是，推进新法案通过的工作继续进行。国会把新法案简称为"总统修正案"。

国会多次开会讨论新法案。一次，参议员埃弗瑞特·德克森和罗曼·茹斯卡试图废弃新法案中的一些条款。他们两个曾经为了维护制药行业的利益，竭力置"科沃夫法案"于死地。当德克森打算在讨论完修正案的全部内容之前就休会时，索诺斯基壮着胆子站起来说："不，先生们，这个会议还没有讨论反应停，也没有讨论总统建议的其他修正案。先生们，我们的会议还没有结束。"索诺斯基只是个顾问，参议员们对他的发言感到惊讶。略感良心歉疚的茹斯卡说："你是说我们对畸形婴儿问题不感兴趣吗？"

"我没有这么说……"索诺斯基回答。

"你就是这个意思！"茹斯卡尖叫道，"你刚才就是直接对我这么说的！"

"抱歉，参议员先生，但我刚才没有直接对你这么说。"索诺斯基转向德克森，"你说是不是？"

德克森没有回答。茹斯卡又问了一次："那好，你刚才是不是指责我不关心畸形婴儿？"

"参议员先生，"索诺斯基说，"如果事实如此……"

这时，伊斯特兰宣布休会，明天继续讨论。很明显，现在面临压力的是制药行业的支持者。一篇社论文章写道："华盛顿正在悔过，悔过官僚主义导致的错误，悔过政府的不作为……政府正在避免决策过程中的短视行为。"

制药行业抓住每次会议的机会反击改革者的热情。一个关键问题是，判断药品是否安全应该达到什么标准？劳埃德·加德勒和制药行业的其他代表们认为，有"大量"证明药品安全的证据就可以，政府则认为，证据应该是"压倒性的"。任何良好的数据都可以号称"大量"，因此这种措辞很不准确。政府的观点是，只有在大多数的研究结论都相同的时候，才能给药品开绿灯。双方争执不下，约翰·布莱尔——科沃夫委员会的顾问和经济学家，他提议接受"大量"这种说法，但条件是要加德勒同意，这些"大量"证据应该包含"充足和有良好对照"的科学实验，而且做这些实验的人应该是"有合格科学背景的专家"。诺索斯基后来说："我简直不敢相信布莱尔能成功。这种提法，尤其是'充足'一词，给了我们各种权力，使我们能够确保药品疗效的真实性。"

由于制药公司很少做真正的科学实验，当时很少有药品申请能达到这个标准。因此，这个标准具有历史性的重大意义。FDA 将和制药行业一起建立这个指导日常工作的标准，这个监管制药公司的法定标准也是有史以来政府执行过的最高标准。它严肃的科学性也为日后相同情况下的立法树立了典范。

这个进步来自人们多年来对提高医药水平的呼吁，当然也来自反应停事件。公众对反应停的愤慨把改革写进了法律领域。现在很清楚，恰恰是 FDA 人员对反应停的警觉和科学分析阻止了一场更严重的药品灾难——而不是简单的条件反射。反应停给人们的教训是，在药品上市前使用良好的科学标准是用药安全不可缺少的一部分。这个科学标准的基础不是单纯的个人印象，不是权威人士的保票，而是科学数据。

新法案提出了更高的标准，也使很多保守派惶惶不安。随着新法案即将通过，医疗行业和制药公司的一些保守派人士开始制造威胁。他们在制药公司高级管理人员和其他依托制药行业生存的公司的管理者中做了一个调查。他们声称，如果新法案获得通过，厂商必须缩减他们的扩张计划，而且可能要完全撤出美国。他们还声称，药品的价格会上升，新药的研发速度会减慢。不过，赞同这些观点的商业人士为数很少，这不免让人感到些许尴尬。他们把调查结果交给了国会中负责审核新药品法案的委员会。

FDA 的前任医学处长西奥多·克兰普医生认为，新法案的一些内容"很激进，甚至有革命意义。这些内容改变了食品药品法的哲学基础。"例如，新法案规定，如果发生类似磺胺或者反应停等紧急药品事件的时候，健康、教育和福利部可以把药品暂时撤市。克兰普认为，这种做法是干涉商人和医生的自由。他认为在对任何药品采取重大紧急措施之前，政府应该召开听证会，或者在法庭上证明该措施的必要性。如果对药品（包括反应停在内）存在不同意见政府不应该站出来当裁判。克兰普的建议实际上是允许制药公司尽可能延长用药品赚钱的时间，直到公众能容忍的最后一刻为止。

考格斯豪是制药行业协会的会员，也是一个评价新药品法案委员会的主席。他说，目前严格的政府监管会使科学家不愿意加入制药公司的研发工作。而事实上，顶级科学家从来就对美国的商业研究不感兴趣，制药公司长期以来也缺少优秀的药品研发人员。不过，考格斯豪也承认，对已经实施较高研发标准的制药公司来说，新法案不会是个大问题[107]。

在 1962 年 10 月的第一个星期里，国会两院均以全票通过了对食品药品法的修正案——现在人们称这个修正案为科沃夫—哈里斯修正案。10 月 10 日，法案经肯尼迪总统签字，正式成为法律。

对 FDA 来说，过去几年中发生的事件其意义非同小可。在 20 世纪 40 年代，FDA 曾直接参与过现代制药行业的变革，但后来与之脱节。经过一系列公共药品事件和公共辩论之后，制药行业的变革问题又被送回到 FDA 手中。当新法案在国会取得胜利的时候，科沃夫本人也批评了 FDA 的拙劣表现。他说："在调查初期，我们实际上被 FDA 的高级官员们泼了冷水。对我们关心的大部分问题，他们不仅拿不出解决方案，而且根本没有意识到这些问题的存在。"

二战后，制药公司意识到了研发和高科学标准的商业价值，开始向那些权威的科学家们大献殷勤。国家健康研究院也开始搭建一流的研发队伍。但一开始，FDA 对此并不积极，他们没有紧迫感。大学、制药行业、文学作品和电影都意识到了科学和医学的新使命，FDA 却无动于衷。在 20 世纪 50 年代，FDA 的高级官员几乎都没有医学背景，过去曾做过 FDA 的调查员。调查员有自己的职业自豪感和职业伦理，他们的光荣可以一直回溯到在纽约市追逐奸商马车的日子。但单纯的调查员已经不能应付新的情况，FDA 里的确有一个医学部门，有几位医学博士，但他们主要在外面行医，在 FDA 的工作只是兼职。

对于制药公司向 FDA 提交的药品申请，FDA 没有明确的工作模式。在如何证明药品的安全和有效方面，FDA 也不能给制药公司提供指导和帮助。药品常常是先在人体上做实验，然后才在动物上做实验，政府没有禁止这种做法。在很长一段时间里，FDA 对此没有提出任何异议。当药品出现问题时，FDA 往往是最后一个知道，也是最后一个采取行动。FDA 内部对与制药公司抗衡怀有一种恐惧感，因此它的工作方式很独特，总是像帮大鱼清理污垢的小鱼一样，小心翼翼地避免与制药公司发生正面冲突。即使当 FDA 收到严重的药品毒性反应报告时，也会按照制药公司的要求，不把这些报告公之于众。有一次，国家健康研究院的科学家们在研究一种治疗心脏疾病的药品时，要求 FDA 提供有关该药品毒性的数据，FDA 就拒绝提供。而且，在 20 世纪 50 年代和 60 年代早期，FDA 不善于收集资料，它既不了解市场上的所有药品，也不知道与这些药品相关的信息。

例如，聚烯吡酮碘（Efocaine）是 1952 年开始使用的麻醉剂。由于毒性太强，生产者主动把它撤市，而 FDA 居然根本不知道撤市这回事。讨论聚烯吡酮碘的严重副作用的医学文献至少有 28 篇，但在 FDA 的文件里面只有 1 篇。后来，调查人员在聚烯吡酮碘通过 FDA 审批时提交的证据当中只发现了 1 个小规模的动物实验，而且没有明显的结论。

总之，在 20 世纪 50 年代和 60 年代早期，制药公司在新的药品市场环境下有时主动自律，而 FDA 则是努力挣扎着跟上行业的变化。经过科沃夫听证会、反应停事件和新法案之后，人们把 FDA 看作是一个严肃的执法机构，能够在紧急事件中保护公众的健康，也能够更好地监管制药公司的行为。科沃夫的听证会刚刚结束，休伯特·汉弗雷有关 FDA 的听证会随之而来，FDA 面临的压力并没有减轻。

汉弗雷总结了 FDA 的混乱情况：

> 我们对 FDA 审批药品的工作细节了解得越多，就越感到震惊和失望……我们发现，很多制药公司进行药品实验的方法让专业医学人员不寒而栗。在动物身上做慢性毒性实验之前，就已经日复一日、年复一年地发放给慢性病患者使用这些药品，让我重复这一点，之前就被 FDA 批准……制药公司在给 FDA 提交的药品实验报告中，常常隐瞒和虚饰药品导致的伤亡事件。即使当这些事件的真相被报告给 FDA 时，FDA 也基本上置之不理……FDA 承认，它在过去批准药品上市时犯了一些错误，而且有些药品早就应该从市场上撤出，但这些药品至今依然堂而皇之地出现在市场上。

反应停事件使政府加强了对制药公司的监管。健康、教育和福利部部长在给《纽约时报》医学编辑的信中写道：

> 不幸的是，制药行业在药品的计划和研发方面、在科研人员的选择方面、在向科研人员充分披露临床实验中可能出现的风险方面，并不总是执行高标准。反应停事件就是一例。新法案将改变这种情况。按照新法案的规定，梅瑞公司不可能给根本不从事药品研究工作的医生发放上百万片反应停。新法案将要求制药公司制定合理的药品实验计划，并在实验过程中遵循严格的科学原则。

总的来说，1962 年的法律涵盖了药品管理的几个基本方面，为未来的药品实验建立了理性框架。过去的法律是，只要 FDA 在 60 天内不提出反对意见，新药品就可以上市销售。这样，制药公司拥有主动权，而 FDA 负有举证责任。换句话说，商业第一、健康第二。新法案扭转了局面，让制药公司承担证明药品安全和有效的责任。

1938 年的法律规定，在药品用于大批病人身上之前，必须证明其安全性。但这条规定有个巨大的漏洞，即作为药品实验的一部分，制药公司还是可以让病人使用一些药品样品。结果梅瑞公司抓住这个漏洞，以"药品实验"的名义给 20 000 多名病人服用了反应停。1938 年的法律没有要求让病人了解他们服用的是什么药，也没有要求医生或者制药公司保留药品实验的记录。1962 年的法律则规定，不能在人身上随意进行药品实验，也不能没有实验记录；人体实验开始前必须通知 FDA；医生和制药公司必须保留实验记录；在给病人使用实验性的疗法之前，必须征求病人的知情同意。

但新法案中最重要的规定是第 505 条第 7 款。从历史的角度看，这条规定对美国法律来说具有重要意义。法律除了建立民主政府之外，还必须维护社会的公正和安全。在这一点上，人们已经思考和摸索了好几个世纪。各国一直都在打击那些用无效、危险的东西危害消费者的庸医、骗子和罪犯。但最终裁决的依据往往不是科学证据，而是"专家"意见。过去的标准允许让"经验丰富的"医生判断药品的安全和有效。新法案对这种权威意见提出了直接挑战。因此，美国医学会竭力主张废除新法案，或者修改其中由"科学实验"来确定药品安全和有效的规定。

从此，专家意见让位于科学实验。而且这些实验必须是"充分"的，即实验的规模要够大，数量要够多。实验还必须是"有良好对照的"，即个人意见和无法证实的实验结果都不再有效。"对照"意味着在参加实验的病人和不参加实验的病人之间做对比。"良好"意味着并非任意两组都可比较，参加对比的两组病人必须有可比性。

国家法律的这个变化——措辞非常谨慎的变化，要经过一段时间后才能发挥作用。在随后几十年中发生的一系列突发事件都反映了对这个变化的适应。即使是今天，政府和社会也仍然在适应这个变化。科学实验并不总是像人们想像的那样受欢迎。不过，经过几个世纪的争论，"完善和有良好对照的实验"最终被写进法律，这个医学上的进步还是成为了现实。

不幸的是，国会在实现这个进步的同时，犯了一个它经常犯的错误：给 FDA 安排了新的工作内容和责任，却没有提供相应的资金。这个错误导致了多年的纷争和麻烦，直到 30 年后才被纠正过来。

第十一章　当科学遭遇政治

1963 年 11 月，林登·约翰逊当选美国总统。上任后第 12 天，他就和政府监管机构的负责人谈话。约翰逊总统表示，他了解这些机构，如 FDA 等，经常面临的政治压力。他说："我理解你们承受的压力和你们必须执行的责任。如果这些压力是正当的，请表示尊敬；如果不是，请你们拒绝……你们要让那些贪污、自私、有污点的人不敢走进你们的办公楼，更不敢敲你们的门。"[108]

约翰逊喜欢任命高水平的知识分子和演艺界人士担任公职，并引以为傲。他任命德高望重的约翰·加德纳（John Gardner，卡耐基基金会主席，"公益事业"（Common Cause）的创始人）担任健康、教育和福利部部长。加德纳挑选了美国疾病控制中心（Centers for Disease Control，CDC）的负责人詹姆斯·高达尔医生作为拉里克的接班人。CDC 是联邦健康机构中最杰出的代表，有一支专业化、高效率的团队，工作人员在实验室里和大街上工作，致力于防止和解决流行病问题。他们为使命工作，不介入各种社会动荡。他们善于分析，有专业精神，对自己的工作充满乐观精神。高达尔的理想是担任美国总医官（Surgeon General)，而且正准备向国会和政府提议重组公共健康服务部，使健康研究和监管机构能更紧密地合作。但他最终被说服接受了 FDA 局长这份工作。

这是一个重要的任命，也把 FDA 的早期历史和之后约 15 年的 FDA 改革区分开。高达尔是第一位从外部调任的局长，也是第一个拥有医学博士学位，而且专门从事过公共健康事务的局长。他身材瘦削，头发剪得像军人一样短。FDA 的员工把他的直白、略带孩子气的风格戏谑为"正确的东西"。他戴着医生们喜欢戴的沉重的黑框半边眼镜（一般用链子系着，可以挂在脖子上），说话直来直去，不留情面，讨论工作时的方式有时近乎粗暴。他对 FDA 员工显得近乎无情，这也最终导致了问题的发生。加德纳要求他改变 FDA 的工作局面。

1961 年 1 月，高达尔正式上任。他在办公室里发现了"这个东西"（这是他的原话[109]）——一堆高大、银色、扭曲的线条，看上去像个雕像，最上面有个大方板。雕像上的文字表达了美国的制药商们对 FDA 局长乔治·拉里克的感激。"把那个该死的东西拿出去！"高达尔说。

高达尔对 FDA 了解不多，但他知道它急需变革，跟着制药行业亦步亦趋再也行不通了。他希望 FDA 的工作人员既是业务专家，也是公众利益的倡导者。国会已经对 FDA 进行了 6 年的调查，发现 FDA 不够独立，也不够正直。如果有人问高达尔，他和制药行业之间是什么样的关系，他总是回答，"这件事有 3 个因素：制药行业研发药品，我们决定这些药品是否安全有效，医生在使用这些药品的时候要依赖自己的判断。"[110]就这么简单，他说："我们不是制药行业的佣人。我们的任务是怀疑和检查。"

拉里克一直惧怕制药公司的金钱、经验和政治力量。但是他低估了 FDA 的潜在力量。在他任职的后期，卷入了关于药品奥拉必利（Orabilex）的争议。奥拉必利是一种药水，在 X 光扫描之前使用，用以提高胆囊图像的对比度。那时，FDA 非常不善于跟踪药品导致的伤亡事件，但估计奥拉必利已经导致 25 人死亡。大学里的医生们说，实际数字可能高达 100 人。FDA 只粗略地检查了制药商——位于长岛的福格拉公司（E. Fougera and Company），提供的数据。科学期刊上貌似中立的文章实际上也是由该公司的员工写的。FDA 要求福格拉公司给医生发警告信，但没有要求药品撤市。1964 年，在了解到奥拉必利的危险性两年以后，FDA 才约见白宫官员，讨论对奥拉必利实施禁令。福格拉公司听到这个消息后，主动把奥拉必利撤市了。

刚上任的高达尔每天都熬夜审核新药申请，他也向 FDA 的老员工请教经验。几个月后，他在制药行业中最引人注目的会议——制药行业协会的会议上发表演讲，向药品行业表明了他的立场。

他对制药公司的官员们说，"我感到很不安……说实话，目前的制药行业将发生巨大的变化，变化之大将超过你们的想像……如果这种说法让人不安，那是因为，坦白地讲，目前的现状让我觉得不安。"[111]

他谈到了新药临床研究申请（investigational new drug, IND），即制药公司申请在人体上实验新药。IND 是药品通过 FDA 审批的第一步。

可以说，很多 IND 的质量都让我感到吃惊和不安。这些申请中有太多非医学专业人士的痕迹。我们的医学人员经常收到很多所谓的药品研究和药品实验报告。理论上，FDA 的职员应该认真对待所有这些报告。但我做不到这一点。作为他们的上司，我告诉他们，专业质量不合格的 IND 应该被立即取消。如果做这些实验的公司敢把股东的钱浪费在低劣的医学实验上，这些公司就必须承担这种浪费带来的后果。FDA 不会把公众的钱浪费在审核这些实验报告上。

高达尔还说，药品申请中有造假现象，例如很多制药公司在申请时不提交对药品不利的数据，选用与它们有利益关系的医生做实验，在实验完全结束前就在报刊上发表文章为药品造势等。

接着，他谈到了最重要的新药上市许可申请（new drug application, NDA）问题。NDA 是在药品的动物实验和人体实验结束后，制药公司向 FDA 提交的最终申请。这些申请应该用最详尽的数据证明药品的安全性和有效性。高达尔说："这些资料让我吃惊。有些数据很明显是在蒙骗我们。对于药品行业的代表持续不断给 FDA 职员所带来的直接的个人方面的压力，我也十分关注。先生们，NDA 问题非常需要你们的关注。"

他以一个癌症药品的申请为例，但是没有提公司的名字。他说，制药公司在申请中表示该产品不能用于儿童，理由是"缺乏这个年龄组的临床数据"。实际上，这个年龄组的临床数据不仅存在，而且事实上也证明该药品对儿童无效。在成人身上，参加实验的 127 位病人中只有 5 人的肿瘤缩小。而且因为肿瘤有时会自然缩小，所以这个结果完全不具说服力。制药公司建议 FDA 批准该药品上市销售，但回避对儿童的疗效问题。公司建议的标签文字是："药品已经应用于各种实体肿瘤，而且对一些肿瘤有效。但目前对该药品的使用还没有具体建议。"

高达尔气得火冒三丈。他说，如果他是医生，看到这个标签后会认为这种药品还是值得一试。但是，他告诉在场的制药公司人士，只有不到 5% 的病人的肿瘤出现轻微的缩小，并"不能成为给每位癌症病人使用该药的理由"。

他举例的另一个药品虽然有效，但使用时需要极其小心。FDA 建议在标签上加注"警告——危险药品！"和"药效极强！"等字样。但制药公司的建议是"极其有效"和"药效极强"。高达尔评价说："这种措辞明显是在做促销，而不是提醒人们要谨慎。这种做法完全违背了科学精神。"他认为，针对医生的药品广告中夸大和情绪化的语言是不负责任的做法。他说，药品公司的误导性广告每次被揭露后，只会使联邦政府采取新的、更加严厉、更迫切的监管措施。"我邀请你们和我们一起纠正这些错误做法，一同寻找药品科学中的精华，而不是投机取巧。"

在接下来的几个月中，高达尔与制药行业的各个团体见面，发表类似的演讲，每一次他都强调，制药行业现在应该提高标准、停止欺诈。在 FDA 内部，他也提出类似的要求。他几乎和每位员工都见面了，强调要提高工作标准、严肃执法。对他来说，"传统方式"是不能接受的。他的方式给很多人带来了希望，也使很多人很不高兴，但他总是乐于沟通。例如，负责监管药品广告的罗伯特•麦克利瑞在追查发布虚假广告的制药公司时，得不到上司的支持。他与高达尔谈话后，FDA 对这些虚假广告采取了一系列制裁，使违规的制药公司给每位医生写信，承认广告内容有虚假成分，并播放一个新的、内容合法的广告。在接下来的 2 年中，制药公司在 FDA 的要求下，对虚假药品广告做了 22 次纠正。

高达尔完全按 1962 年的法律办事。法律规定，不仅新药在上市前需要证明其安全和有效，而且市场上已有的药品也必须通过同样的科学检验。这实施起来会有困难，因为市场上大部分药品的安全性和有效性从来没有被适当地检验过。医学文献显示，只有 20% 的药品实验采用了对照组，而这些对照组所做的实验并不具科学性，而采用较高的科学标准可能会使市场上 80% 到 90% 的药品撤市。这也意味着制药公司将雇用很多律师来保护自己的产品，而 FDA 会面临重重压力。但高达尔的决心已定。

从希波克拉底开始，人们就希望用科学方法来区分和管理药品的安全和效用。而在 19 世纪，复杂的药品营销手段使这个希望变得难以实现。美国 1906 年和 1938 年的食品和药品法从市场上清除了一些毒性最强的药品。到了 1962 年，市场上需要经过科学检验的药品有 4 000 种（如果考虑到不同的服用方法和剂量，那么市场上不同的药品总数约为 2 820 个，制药公司的数量高达 2 340 个），这些药品中包括一些给制药公司带来巨大利润的畅销药。

拉里克在这一领域没有采取行动。高达尔上任后发现，阻力主要来自一个人，约瑟夫·塞达斯克医生。塞达斯克身材瘦削，表情严肃，戴无边眼镜，头发很整齐地向后梳着。他是 FDA 药品审评处的处长，也是乔治·华盛顿大学的教授。本质上，他属于制药行业的一分子。他明确反对对药品进行严格的科学审评。与临床试验和统计数字相比，他更相信医生的个人意见。一次，一种药品在临床实验中没有进行适当的对照，因此很难判断药品有效。塞达斯克对 FDA 的药品审评人员说，他不认为统计数字有那么重要。毕竟，在他学习和工作过的医学院中，统计学家从来都不是医学院的正式教师。他还表示，他对 1962 年的法律没有好感。他认为，没有必要强迫制药公司证明药品有效。

让高达尔吃惊的是，他自己的药品处长都不相信对药品的科学检验。他约见塞达斯克，讨论为什么还没有开始对市场上的药品做科学检验。高达尔对这次会面做了描述。他问：

> "为什么会这样？乔？"
>
> "杰姆，你必须明白，只有在办公室里为病人看病的医生才能断定药品的好坏。"塞达斯克回答。
>
> "乔，你不会真的这么认为吧？"
>
> "当然，我就是这个意思。"
>
> "既然如此，你回去好好想想，周一给我答复。如果你不能做这项工作，我就只能把你从这个岗位上撤下来。" [112]

塞达斯克辞职了。

接着，高达尔和他的副局长——在哈佛大学公共卫生学院任职的赫伯特·雷医生研究如何利用非常有限的资源对这些药品进行审核。一位同事向高达尔建议，国家科学院有美国最出色的科学和医学研究人员，而国家科学院有义务在科学研究方面为其他政府机构提供帮助。科学院及其下属的国家科研委员会常常派遣顶级科学家到华盛顿为政府提供科学帮助。

于是，高达尔强迫国家科学院院长，弗莱德里克·塞茨，同意给 FDA 提供人力支持。同时，高达尔说服美国总医官派遣 11 名公共健康服务部的人员到 FDA 做基础工作的助理，他们是在公共健康服务部接受培训的年轻医生。

这是个非常好的主意。1966 年 6 月，FDA 和国家科学院签定了合同。同年夏天，180 多位医生和科学家聚集到华盛顿，召开第一次会议，正式开始药品审评工作。这些人被分成多个委员会。他们并不要求执行非常苛刻的标准，但是要求为每个药品提供大量的数据，证明这些药品的疗效。这项研究被称为国家科学院和国家科研委员会的药品疗效研究（Drug Efficacy Study）[113]。

科学院最终把这些科学家分成 30 个委员会，每个委员会检查一类药品，如抗生素、止痛药、心脏药品等。每位委员要阅读几千页的药品资料：既有制药公司提供的资料，也有科学杂志上的文章。

原定给制药公司两个月时间提交药品信息，但后来这个期限被延长。在总共 4 000 份药品文件中，有 85% 是处方药。这些处方药中大约有三分之二是成分单一、功能明确的化学药品；另外大约有 20% 的药品含有两种有效成分；大约有 5% 的药品含有多种成分，有的甚至含有 12 种成分。很多药品都声称具有多种不同的功能。这就意味着几乎一半的药品要经过一个以上的委员会审核，因为委员会是按照疾病类型或者人的生理系统来划分的。

委员会阅读资料以后，开会讨论每种药品是否（1）有效，（2）很可能有效，（3）可能有效，（4）无效。"无效"的药品要从市场上撤出，对"无效"药品的处理更是不言自明。然而随着审核工作的进展，科学家们发现很多药品都属于另两种类型。一种是"有效，但是……"型。这类药品对某种疾病有疗效，但已经被更有效更安全的药品取代。另一种是"在一个固定组合中无效"型。这类药品大部分都含有两种或三种抗生素。这种组合不仅奇怪，而且缺乏理性。如果一种药品能杀死一种病菌，那么所以外加一种药品是没有道理的。过去的医生，甚至还有现在的一些病人，都认为药品和武器一样，在和病菌斗争时越多越好。但这种观点是错误的。混合在一起的两种药物经常会相互作用，不会给病人带来多余的好处，而它们的副作用却会增加病人的风险。最初，医生主要为感冒、流感等病毒性疾病开这些混合性药物，因为抗生素对这些病毒性疾病不起作用。美国医学会对这类混合性药品的态度可以说明这类药物在科学界受到的奇特待遇。美国医学会的传染病专家谴责所有混合性药品；但同时，医学会的政治和商业领袖却在华盛顿极力支持制药公司生产这些药品，也鼓励医生们使用这些药品。

FDA 和国家科学研究院的药品审核持续了大约 3 年时间。审核结束后，科学院负责这项研究的杜克·特莱斯勒写道："这项研究审核了市场上 80%的药品，阅读了大量资料，得出了科学的结论。"

在研究结束前，由于高达尔的坦白和直率，或如他自己所说的"缺乏策略"，使他提前结束了任期。导致他辞职的诱因是据说他在一次会议上对记者们声称，对于儿童的健康而言，吸食大麻也许比饮酒要好一些。这对于医生来说是常识，但媒体对此大肆炒作，国会也召开了听证会。即使当合众社（这种说法的原出处）表示收回这种说法，而且一些参加会议的记者们也表示没有听到高达尔这样说的时候，局面也仍然无法挽回。人们觉得高达尔会制造麻烦。当初他想当美国总医官的时候，慈善家玛丽·拉斯克可以对他的仕途起关键作用。但他表示，他不喜欢在获得拉斯克的支持后对她俯首听命，他不想做"玛丽的一只小绵羊"。这种态度当然对他毫无益处。

给他带来伤害的另一个言论实际上很有道理。在一次演讲中，他说街头的药店迟早会关门大吉，药剂师虽然经过了培训，但他们能做的只不过是把药片从一个瓶子倒进另一个瓶子。他说，药剂师不应该呆在药店里，而是应该在医生的办公室里，为病人提供有关药品的建议。这听起来似乎他希望把街头药店都关掉。维勒德·西蒙斯是美国零售药剂师协会（National Association of Retail Druggists）的主席，有很大的政治影响力。他和副总统休伯特·汉弗雷交往甚密，而且零售药剂师协会的政治捐款数额巨大。西蒙斯对于高达尔的这种说法很反感，并向副总统表达了自己的意见。汉弗雷以前做过药剂师，了解西蒙斯的怒气根源。高达尔说，在这件事之前，在一些公共场合，"休伯特会走过来，把手臂放到我肩膀上，对摄影师说，'来，给我们照张像'。这件事之后，休伯特会逃到房间的另一头。"高达尔问汉弗雷的一个助手为什么，助手说是他那句关闭药店的话闯了祸。1968 年，零售药剂师协会给约翰逊—汉弗雷的竞选捐赠了 10 万美元，并表示希望更换 FDA 局长。夏天快要结束时，竞选即将开始，高达尔提交了辞呈。白宫接受了。

为了保证他挑选的人能接任 FDA 局长，高达尔向记者透露了他心目中的局长人选的姓名。新局长是赫伯特·雷医生。在接任局长之前，雷已经接替塞达斯克，任药品审评处处长。

雷安静、自信，是公共健康专家，在哈佛公共健康学院工作过。高达尔也曾在那里受过培训。雷做事直截了当，是个科学家，不像高达尔那样热衷政治，也没有高达尔的野心。他上任的时候恰逢约翰逊——汉弗雷政府的末期，主导政治风潮的是越战和其他社会问题。尼克松总统上台后，雷继续按部就班地工作，在好长一段时间里好像不会引起任何政治风波。他继续提高药品行业的标准，而且成功地建立了科学流程，以保证价格更便宜的通用名药和处方药的药效相同。

但 FDA 很快就遇上了政治压力。普强公司生产的帕纳巴（Panalba）是由多种成分构成的抗生素，其中有些成分没有必要而且存在危险。帕纳巴的主要成分是四环素和新生霉素。研究表明，四环素本身可以起到很好的疗效，而且比较安全。而新生霉素会在 20% 的使用者中造成不良反应，虽然大部分不良反应都很轻微，但也有些会比较严重，包括肝损害和血液疾病。FDA 的记录显示，帕纳巴已经导致 12 人死亡。专家们估计，实际的死亡数字要高得多。普强公司在开始销售后不久就得知有不良反应发生，但仍然继续销售帕纳巴。经过大力促销，帕纳巴在 20 世纪 60 年代晚期已经占到普强总销售额的 12%，其每个月的销售额是 150 万美元。每年，大约有 23 000 医生在处方中使用帕纳巴。

国家科学院召集的专家们一致认为，帕纳巴应该撤市，其"在合理治疗中没有一席之地"。1969 年 3 月，FDA 的调查员在普强公司的文件中发现，公司已经对帕纳巴做过多次实验，但是没有把结果报告给 FDA。这些实验表明，新生霉素对四环素的疗效具有抵消作用，因此帕纳巴的效果不如四环素，而这和普强公司的广告恰恰相反。其实，普强公司早在 10 年前就知道，有些病人在服用帕纳巴后病情会加重，甚至死亡。

普强公司向使用帕纳巴的医生们寻求支持。很多医生表示，判断药品价值的惟一标准是医生的意见，科学家和官僚都不应该对此发表看法。在这些医生和美国医学会的支持下，普强公司召开了一次特别董事会。董事会在考虑了死亡人数和利润额后，投票决定忽略 FDA 的警告，并决定通过法律诉讼把帕纳巴留在市场上。他们还决定，动用政府内部的力量否决 FDA 的决定。

1969 年 4 月 30 日，雷给健康、教育和福利部部长罗伯特·芬奇提交了一份备忘录，表示 FDA 即将把帕纳巴撤市，并命令普强公司给全国医生写信，提醒他们注意帕纳巴的危险性。普强公司了解此事后，气急败坏地力图加以阻止。普强公司所在选区的密歇根州众议员加里·布朗担当中间人，他安排了一次会议，出席的有普强公司的总裁，健康、教育和福利部部长芬奇（他是普强公司在华盛顿的顾问）和副部长约翰·维曼。会后，维曼给FDA副局长打电话，"建议"FDA改变对帕纳巴的处理方式——不公开这件事，也不给医生发警告信；帕纳巴还将在市场上继续销售；政府将举行听证会，审理相关的实验证据。

雷对此非常恼怒，决定将自己和FDA推向斗争一线。第二天他就给芬奇的办公室发了一份备忘录，里面写道："目前掌握的事实和国家药品法律都清楚地表明，帕纳巴给病人造成的严重伤害远远超过它的任何疗效。我们面临的核心问题是，政府是否愿意立刻采取有效行动，停止对该药品的使用。"备忘录的潜在含义是，如果召开公开的听证会，雷或者雷的同事将不得不向大众声明，芬奇把一种杀人药品留在了市场上。计划召开的听证会有两个，主持人分别是参议员盖洛德·奈尔森和众议员方廷。而这将对芬奇十分不利。

3天后，健康、教育和福利部的总顾问罗伯特·马蒂安给FDA打电话，表示不要公开此事，而且必须召开听证会。同一天10点30分，方廷听证会的核心成员格瑞来到FDA，为听证会做准备。他要求FDA提供有关复合抗生素药品的文件，并问FDA将对帕纳巴采取什么行动。

"我知道他们希望我能够掩盖真相"雷说，"他在用传票威胁我。"而且，雷表示他没有理由撒谎。他告诉格瑞，几星期之前，FDA就向芬奇建议禁止销售帕纳巴。格瑞认为，FDA正在准备对一个危险的药物采取行动，而芬奇部长在制造障碍。雷表示，有关抗生素的文件会在1小时内送达听证委员会——不论这些文件能够发挥什么作用。但雷说错了——文件没有在1小时内送达，格瑞后来才知道，因为芬奇部长已经根据新的"不成文政策"，要求国会各个委员会在处理"可能有重大后果的事件"之前，先把事件交给部长办公室处理。格瑞反问道，这个新政策是不是意味着尼克松总统在调用"行政特权"来扣住文件不放。

这句话使事件各方都意识到，任何延迟现在都会被看作是在掩盖真相。因此，当天午饭后不久，芬奇同意释放文件，也同意对帕纳巴实施禁令。雷的局长生涯也行将结束。他在1969年年底被解雇，在任时间只有1年半。他的名字也出现在著名的尼克松"敌人"名单里——这对FDA的一个公务员来说，确实是个不寻常的"荣耀"。

帕纳巴事件最终闹到了最高法院。最高法院的判决是支持FDA的禁令。

老药品的有效性研究（包括帕纳巴）结果被送交给 FDA 时，其结果显示，7%的药品疗效声明是完全无效的，50%的药品的疗效声明中只有部分内容属实。这个结果对制药公司来说是个重大打击。

当然，制药公司立刻开始猛烈反击。一些匿名的行业人士纷纷在媒体中发言。有人说，"FDA 的做法越权了"，FDA 是在"用极权方法评估药品有效"。大部分制药公司认为，应该对每种药品召开有法律约束力的听证会（他们希望听证会能开上几年时间），并声称医生有"权利"给病人开具任何药品。在这场争论中，一方是制药公司和医生（如制药行业协会和美国医学会）的"权利"，另一方是代表病人"权利"的 FDA、公共健康团体和消费者权益组织。

药品有效性研究使大约 300 种药品从美国市场上消失，这些药品中包括现在已经绝迹的"复合抗生素"类药品。这对 FDA 来说是个巨大的胜利，对政府的科学决策来说，也是个巨大的胜利。

第十二章　党派政治

从 1970 年到 1980 年，FDA 遭遇了极大的挫折，也获得了令人满意的成功。即使在几十年后，回忆这段历史的 FDA 员工也依旧难以抑制激动的情绪。有人说："FDA 的高层领导试图用卑鄙手段清除弊端揭发者。现在我们回首往事，发现这些揭发者举出的事实都是完全正确的……制药行业给 FDA 施加了很大压力。FDA 也批准了很多缺乏数据支持的药品。"另外一个人的观点则完全不同。他对这些事件的评论是："FDA 里面有些人就是喜欢制造障碍。他们对制药公司充满敌意，总是阻止任何药品的通过。我想这些人中有的纯粹就是疯子，他们太极端了，不知道自己在干什么。"

可以肯定的是，FDA 遇到了来自上级政府的政治干扰，内部官员之间发生了争斗，管理上也发生了危机——当所有这些都被公之于众，使 FDA 处于很尴尬的境地。不管怎样，FDA 的官员和制药公司的官员都发现，1962 年法律制定的新的科学标准要求人们在医药和医学领域内采用全新的思维和行为。在新法之前，药品的安全性和有效性都没有经过合适的检验；而新法之后，所有药品都要做医学实验。大学和公司里的研究人员，以及 FDA 的医学审核人员很快就意识到，他们必须学会日复一日地高效处理多种不同的药品。对临床实验的详细描述直到 20 世纪 40 年代和 50 年代早期才在教科书与学术文章中出现。这个学习的过程并不容易。

实际上，1962 年的法律经过了 20 年时间才真正得到落实。现代药品是全新、复杂而强有效的化合物，可能首先对动物构成威胁。人体的功能复杂，对药品的反应往往出乎意料。科学家们从盘尼西林的例子中也学到，新药品并不总是能带来干净利落、可以量化计算的结果。因此，从 20 世纪 60 年代早期到 20 世纪 80 年代，FDA 在科学审核药品实验方面经历了一个漫长的适应过程。尽管 FDA 要求制药公司提交实验结果，制药公司却常常以 FDA 没有权力为由，拒绝进行某些具体实验。随着法庭一个又一个的判决，这场斗争中的各方——FDA、制药公司的官员和研究人员、学术界的医学研究人员，不得不在摸索中发明临床实验这门艺术。而且，20 世纪 70 年代的医学实验的方法与 20 世纪 60 年代的方法存在很大差异。

这段时期内，社会上也有很多混乱和相互矛盾的潮流。20 世纪 60 年代的社会改革仍有影响，但 1968 年尼克松上台后，保守派开始反击。整个国家在前进的同时好像又在后退。民权运动从非暴力形式演变成美国历史上最严重的暴乱。政府陷入了越战的泥潭，赢得战争的希望日益渺茫，民众反战的呼声也日益高涨，反对兵役的活动也在大学校园里格外流行。到了 1967 年马丁·路德·金的华盛顿大游行，各种左派力量汇成了一个包容广阔的整体。调查美国人的态度和行为的密歇根大学民意调查研究中心在 1964 年提问："美国政府是不是已经被一些大的利益集团把持，并为其谋求利益？"有 26% 的人回答"是"。而到了 1972 年，这一数字上升到 53%。20 世纪 70 年代是个幻灭和反抗的时代，这些力量对 FDA 具有直接影响。

政府尝试对各个部门加强控制，使它们更贴近共和党的保守主义路线。尼克松的政府首开先例，把 FDA 局长当成一个政治职位，而不是一个由普通的职业公务员、专家或管理者担任的职位。尼克松虽然在某些方面比右翼强硬分子的领袖温和一些，但他和巴里·戈德华特、罗纳德·里根一样，有一种很受极端保守人士欢迎的怒气。这种怒气中，恐惧、厌恶和对现代社会的反对态度多于政治理念，因此他们不会提出有益于国家的积极政策，而且把社会看作到处都是应该被驱逐的恶魔。

FDA 里自然也有恶魔[114]。尼克松政府开始计算 FDA 里的共和党和民主党的人数，并发誓要改变两党人数的对比，来"掌握政治控制权"。政府的这种态度经常表现为肮脏的党派行为、黑名单和对公务员的忠诚程度测试。健康、教育和福利部的两位官员的行为可以充分说明这一点。他们是次长弗莱德·马莱克——一位态度强硬的西点军校毕业生，另一位是特别项目处处长阿兰·梅——一位虔诚的保守主义者。

他们两人都是共和党。健康、教育和福利部在过去 40 年中，大部分时间都是民主党掌权。部里的很多员工都信奉民主党的政治理念，因为大部分关心社会问题、愿意从事公共健康工作的人都是民主党人士。不过，在华盛顿，不论新任官员的政治倾向如何，他们都能赢得联邦雇员的支持。但对于尼克松一派的狂热分子来说，这种传统方式太嫌不足。他们希望在联邦政府内部安插大量保守派人士，安插的范围既包括各机构的最高官员，也包括下面的中高层官员。马莱克和梅非常重视对联邦政府的雇员进行政治控制。不过，他们非常失望地发现，政府中留给尼克松派的职位很少。

梅28岁，刚刚从法学院毕业，参加过越战，也是尼克松竞选团队的成员。1969年，他被分配到特别项目处工作，负责健康、教育和福利部的人事任免。随着公务员制度在美国早年政治历史时期的建立，政府机构大体上不受党派政治的影响。健康、教育和福利部的11 000个职位中，只有大约200个能安排尼克松的亲信，剩下的职位都是通过能力考试来选拔和升迁的职业公务员。FDA不是一个政治机构，而且只能辞退3个人，然后把这3个职位让给尼克松的班子。过去几年中，一些空出的和新建的公务员职位都被民主党占据。梅对这种局面忍无可忍。他宣称，选拔公务员的能力机制（merit system）已经被民主党"强奸"了。他的解决方案是直接攻击公务员制度。1969年，他开始了"人才搜寻行动"，寻找并安排有能力的保守派共和党人到政府中工作。后来的一份政府文件证明，他用这些人替换在职公务员时，采用了非法手段。

他的方法完全体现了对尼克松年代的讽刺意味——他把自己的非法手段详细记录下来，并印成一本"秘密"书籍。开会的时候，他把这些书发给与会人员，会议结束后又把书收回来，他竟然愚蠢到这种地步，希望这本书一直处于秘密状态——由此可见他对政府和政治的了解程度。

人们后来把这本书称为"马莱克手册"，因为马莱克对这本书的应用可谓登峰造极。在如何把职业公务员与他们的岗位分离开这一点上，即所谓的"响应行动"（The Responsive Program），手册有如下建议：

- 把受害者调到偏远地区，或者调到他们不感兴趣、没有专长的领域，如果有必要的话，给他们安排一个虚职。
- 不要给他们降职。相反，要赞美他们，说新工作非常需要他们。这样做的目的是避免在他们抗议的时候召开听证会。

- 工作调动要突然，不要事先通知，以免受害者有机会从同事或者从上级那里获得帮助。
- 如果被问到工作调动的原因，请撒谎。不要提到清除职业公务员并替之以政治任命的事情。

因此，1969 年 12 月 9 日，在事前毫不知情的情况下，FDA 局长雷和其他 5 位 FDA 官员——副局长兰金、标准执行部助理局长肯尼思·柯尔克，还有公共信息办公室的 3 位职员被告知，他们的工作已经被"调动"了。兰金和柯尔克在 FDA 的任职时间加起来超过 70 年，历经多个共和党和民主党政府。而现在，第二天就要走马换将。调动通知中没有对他们的工作提出任何指责。

已经 61 岁的柯尔克决定退休。兰金接受了工作调动，但很快就发现新工作是个虚职，因此他也退休了。政府给雷安排的新工作对他完全不合适。媒体援引政府中的消息来源，明确表示雷不是被调动工作，而是被解雇了。雷也决定退休。当被问到雷的工作"调动"时，马莱克严格遵守梅的秘密手册的建议，撒谎说，这次工作调动与雷的政治立场完全无关，而且新工作非常需要雷的帮助。

3 位公共信息办公室职员中的托马斯·威廉姆斯给自己工作的结束写了一篇动人的悼词。他给马莱克写道，最近他的工作赢得了局内最高的评价之一，他感到很自豪：

> 职业公务员不应该在背后被判决，被定罪。评价他们的时候不应该采用党派政治的标准，也不应该剥夺他们在非政治领域用出色的专业表现赢得的权利。惩罚职业公务员的时候不应该使用他们不允许参与的游戏规则。他们既然不参与党派胜利时的分赃，也不应该分担党派失利时的惩罚。我知道，并不是所有人都给予职业公务员很高的评价。媒体经常把我们描绘成一群错误百出的白痴，国会也常常这么认为。民主党认为我们不够民主，共和党认为我们不够共和。但是我认为，我们是一个非常有价值的、核心的政府资源。政治风云变幻不定，政府各个项目的理性和延续性要靠我们来维持。我们是每届新政府的

天然盟友，与他们联手执行选民的意愿。

科沃夫的听证会结束后，一些心怀理想主义的医学人员被 FDA 保护公共健康的使命所吸引，成为 FDA 的雇员。现在他们可要受苦了。

尼克松政府为 FDA 安排的新局长是查尔斯·爱德华斯医生。他到任的时候，FDA 已经开始发生内讧。爱德华斯是个共和党人，以前的工作也都有保守背景。他身材瘦削，做事极其讲究实际，早期当过医生。他先在梅奥医疗中心工作，后来又成功地为美国医学会做过项目管理，在华盛顿为中央情报局管理过避难所，最终被博思管理咨询公司以最高薪聘用，协助领导卫生行业的咨询队伍。

爱德华斯善于交际，善于发现关键人物，并和他们建立良好关系。不论是在医学领域还是在政府领域，他的管理理念都以人际关系为基础：你认识谁？你同谁交谈？总之，他是个医学政客。接到健康、教育和福利部长办公室的电话后，他很开心，当天就飞到华盛顿与芬奇和马莱克见面。爱德华斯回忆道，当他们问他对 FDA 了解多少的时候，"我回答，略知一二。"

他们要他尽快做出决定。爱德华斯反应很快，他说自己会很快做出答复，但他需要一间办公室、一部电话和一个秘书。他要给朋友和其他认识的人打电话，看看 FDA 当前的情况如何；他也需要了解这些急于雇用他的人。调查一天后，他答应接掌 FDA，而他的个人收入也因此减少了许多。

爱德华斯在华盛顿安顿下来，并悄悄地搬进了健康、教育和福利部大楼的一间办公室。他绝口不提接管 FDA 的事情，同时用中央情报局的方法研究 FDA——坐在办公室里收集信息，不惊动他的研究对象。雷离任的当天，爱德华斯就到 FDA 走马上任。

现在，FDA 的形象越来越突出，越来越频繁地出现在健康、教育和福利部以及白宫的日程表上，也越来越频繁地参与公共辩论。共和党计划清除高达尔和雷在 FDA 的遗产，并找到一个了解"工作需要"（这是爱德华斯的说法）的人担任局长。爱德华斯和食品药品公司的官员们关系很好，他的任命要归功于他和福斯特·麦克高的良好关系。麦克高也在博思公司工作，是尼克松的一位重要捐助者和筹款人。尼克松赢得竞选后，麦克高把爱德华斯推荐给白宫的顾问。但爱德华斯却并不像政府想像的那样，甘当商业的橡皮图章。

爱德华斯接管的 FDA 还处在变革的挣扎蜕变中。FDA 希望自己能达到疾病控制中心和国家健康研究院的科学水准，但 FDA 的科学标准还不能与这两个机构相提并论，而且它经常受到商业的攻击。制药公司希望 FDA 能配合他们的药品销售，而消费者权益组织希望它能抵制住这种压力。

FDA 的现状反映了美国社会的混乱现象。美国有两种相互矛盾的理念，一个是商业自由，另一个是保护普通消费者不受商业的侵害。FDA 夹在中间，它必须保证市场上的商品符合科学标准，不管是冒犯还是帮助商业。

按照法律，美国市场上的大量商品都归 FDA 监管。政府对这些商品有很多不同的法规。FDA 希望能从国会获得更多资金，以便雇用更多的医学人员和更多的专家，提高药品审批的速度和准确率，满足消费者和厂商的要求，但这笔资金却迟迟不能到位。1965 年，FDA 仅有的 14 位医学官员要审核 2 500 份申请。直到新局长爱德华斯上任时，情况仍然没有大的改观。

爱德华斯决定把 FDA 从保护公共健康的方向转到和"真实世界"打交道上来。他说，FDA 有必要了解制药公司的动向及其背后的原因。他觉得他的前任们都是"强硬派"，对制药公司过分苛刻。爱德华斯知道如何用委婉的语气说话，知道如何进行秘密谈判，但他并不准备对商业俯首贴耳。他觉得，厂商最好能接受那些公正的批评意见。这有点像西奥多·罗斯福的方法——为了拯救资本主义，就要惩罚最糟糕的资本家。爱德华斯在制药行业协会演讲时说，消费者对商业的攻击是由于商业本身的缺点。"这主要是由商业在过去对消费者不公、产品缺陷，以及虚假、有误导性的促销活动直接造成的。"消费者权益运动"给商业和政府带来了巨大压力，这种压力将长期存在，请各位不要对此心存任何幻想"。

在药品有效性的问题上，他与高达尔以及雷的观点相同，他也支持国家科学院的药品有效性研究的结果。为了检验药品的有效性，他和国家科学院合作，共同为商业制定"有良好对照的实验"的标准。他表示理解商业面临的压力，也愿意帮他们寻找合理的解决方案。但他也明确表示，大公司应该在健康问题上采取负责的态度，而且大公司也应当承担偶尔的损失。"他们赚了大笔的利润，一点失败对他们来说不算什么。"他认为，大多数公司在大多数情况下还是负责任的。

了解行业整体情况和各个公司的情况是现代管理的重要部分。爱德华斯希望了解他监管的公司。他的做法不是阅读和吸收法律法规——大堆的文件只会误事，他想知道行业的主要领导者都是谁，以及这些人的想法。他开始与制药公司的官员们接触，他认为有必要与他们一对一地商谈。"你如果不了解他们关心的问题，就不能推动他们提高药品的安全和有效。个人关系非常重要：如果你要把药品撤市，与制药公司负责人的个人关系可能会使事情处理得事半功倍。如果你对预算有所要求，那么就非常有必要认识国会拨款委员会的人。"爱德华斯就在努力结交这方面的朋友。

他安排聪明能干的人到 FDA 的高级管理层工作。上任后不久，他请了解 FDA 的外部人员组成一个委员会，分析 FDA 的问题——至少是他关心的问题，并提交报告。梅奥医疗中心的罗伊·瑞茨医生和其他 4 位小组成员向爱德华斯提出了强烈谴责。谴责的对象不是 FDA 的人员，不是他们的工作态度，而是 FDA 组织上的混乱。FDA 的实验室"管理非常糟糕，实验室的科学家们连自己的工作都说不清楚。"实验室的设备也很陈旧，大部分都不能正常工作，也不安全。这对 FDA 来说是个"耻辱，委员会对 FDA 科学家的这种工作环境只有表示堪忧"。委员会还建议 FDA 更多地使用外部顾问委员会来帮助 FDA 获取最新的科学信息。报告明确表示，FDA 在当前财政紧缺的情况下不能顺利工作。在爱德华斯的努力下，媒体对这份报告做了大量报道——包括《纽约时报》的头版，这使他向上级和国会的求助变得易如反掌。

为了加强管理，爱德华斯把很多博思咨询公司的人带到 FDA 工作，包括他的副局长舍尔文·加德纳，还有在药品处独揽大权的亨利·西蒙斯医生。爱德华斯任命维吉尔食品公司的高级管理人员负责食品和杀虫剂处的工作。他为法律事务处安排的人员是华盛顿食品药品行业的律师中最有影响力来自科博律师事务所的彼得·哈特。消费者权益组织注意到，这些人都来自食品药品行业，没有一个人来自大学或消费者权益组织。

在厂商的压力下，健康、教育和福利部否决了爱德华斯的一些工作人选。很多 FDA 的内部人士都认为，FDA 保护消费者的使命被打了折扣。过去的经验使他们极其不信任制药公司和制药公司提供的人选。对厂商通过政治影响来决定 FDA 新员工的任命，他们也有异议。同时，他们还面临很大的压力，要求他们忽略药品申请中的问题——制药公司的代表现在仍然可以给他们或者他们的上司打电话或者直接拜访，甚至不用提前预约。

保护公众健康
美国食品药品百年监管历程

The FDA, Business,
and One Hundred Years of Regulation

爱德华斯觉得，FDA 有必要解决药品审批滞后的问题。但负责管理药品处的西蒙斯和乔治·列昂医生并不知道高达尔在任期间曾经解决了这个问题。（对列昂的任命完全是政治安排。）新的药品审批滞后是由于国会在制药公司的游说下，停止向 FDA 增派公共健康服务部的医生造成的。而 FDA 的新领导们却错误地认为，新的药品审批滞后是由于 FDA 的审批人员过分谨慎、速度缓慢所导致。

列昂写道，他认为，"FDA 药品处的首要任务是为美国公众提供安全有效的新药品，并在药品上市前不做无谓的拖延。"这是共和党保守派和制药公司的观点。食品和药品法律本身没有规定药品审批的速度。法庭也认为，这和食品药品法的最初意图相差很大。一个联邦法庭把法律的意图总结：“保护公众不受那些安全和效用未经证明的产品的伤害，并通过执行产品纯净程度和效用的标准，来保护公众的健康。"最高法院在维恩伯格 VS 海森案件中认为，“法律要求 FDA 局长否决任何没有‘大量证据'证明其有效的药品……制药公司提交的证据必须是‘完善和有良好对照的'，实施实验的专家必须拥有评估药品有效的科学知识和经验……食品药品法律的历史表明，对药品的审批程序应该是严格的。"最高法院明确表示，“执业医师的临床印象和对照不良的实验结果不能作为证明药品有效的充分基础。"

厂商给爱德华斯和他的团队施加了很大的压力。比如，辉瑞公司的一位研究人员，米尔顿·门德罗维茨医生写信抱怨说要增加一种刚刚开始人体实验的药品使用剂量。FDA 请他解释原因时，门德罗维茨便大怒，说 FDA “在阻挠我们研究药品的有效性"。他在信中写道，FDA 决定延缓他的“研究"，以便给 FDA 时间对情况做深入调查，这种做法是毫无道理的。“我认为，如果没有确凿的证据，这种对临床研究的限制完全没有必要。"门德罗维茨和辉瑞公司恰恰把事情搞颠倒了：确凿的证据应该由打算进行人体实验的医生提供，而不是由负责监管这些实验的 FDA 提供。FDA 负责药品审批的二把手，理查德·克劳特医生看到门德罗维茨的抱怨后，认为这种抱怨是合理的。当其他人指出这封信颠倒了举证责任后，克劳特又改变意见，说他不同意信件作者的看法。

FDA 在 20 世纪 70 年代和制药公司打交道时，经常遇到类似门德罗维茨的傲慢和误解。FDA 最严格的审批人员和制药公司官员之间的摩擦很快演变成不可理喻和愤怒争吵。在 FDA 内部，当意见分歧导致个人关系恶化时，新的管理层会打压或清除那些与他们意见相左的人。

约翰·奈斯特医生是 FDA 研究儿童疾病的心脏病专家。他赞同保护消费者权益，也是医学审批人员中个性最强的一位。他 1961 年加入 FDA。对他影响最大的一次经历是访问梅瑞公司的实验室，并揭露梅瑞公司在 MER-29 上的造假行为。有一次他自己在服用一种新抗生素后，身体出现严重的肿胀和灼热的强烈反应。抗生素的生产商都知道药品可能带来的风险，但是 FDA 没有要求该厂商提醒医生或者公众。

奈斯特认为，FDA 和行业天生水火不容，因为审批药品时，"医学和商业哲学是相互矛盾的。"他说，"你是从商业利益出发，力求为股东创造利润；还是从科学伦理出发，重视病人利益。在这两者之间你必须做出选择，不能脚踩两只船。"一个杂志引用他的话说，"我从来没碰见过一个诚实的制药公司，尽管我没有与所有公司打过交道。即使公司原本愿意诚实经营，也会发现自己处于不利的竞争地位，因此只能放弃。"奈斯特亲眼目睹了前任 FDA 局长由于政治原因被解雇，也目睹了 3 位新职员由于商业的否决而丢掉了饭碗。他说："50 年来，FDA 一直都受到食品药品行业的控制。现在的情况更是如此，而且比过去更甚……我并不认为，只有摧毁资本主义制度才能让制药公司采取负责的态度。我想我们应该做的第一件事就是执行食品和药品法。这部法律过去从未被恰当地执行过。"

被制药公司谴责的还有 FDA 的理查德·邓纳姆医生。制药公司指责他对药品申请只是一味批评，而对如何解决问题不提出任何指导意见。邓纳姆的回应是，给制药公司提供这种帮助是"玩傻瓜游戏——告诉制药公司如何使他们的药品获得通过。我们没有义务告诉他们所有应该做的细节。他们是申请者，我们是批评者；申请者最爱玩的游戏是"手把手教我做"，批评者最爱玩的游戏是'逮到你啦！'魔高一尺，道高一丈。"

奈斯特（和大多数人一样）倾向于用高度怀疑的态度审批药品。他在药品申请中发现的很多企图蒙混过关的数据和结论使他不能放弃这种态度。他也敌视制药公司的代表，经常批评他们，而且拒绝帮助改善他们的申请报告。如果他认为某些 FDA 职员妨碍他的工作，或者对制药公司太过迁就，也会直言不讳。擅自修改他文件的同事，和在背后与制药公司代表交谈的女职员都被他训斥过。尽管如此，奈斯特在 FDA 内有很多支持者，原因是他观点鲜明、坚定，为人诚实，工作水平一流。

奈斯特的职责包括审批心脏和肾脏药品，指导他工作的是约翰·温克勒医生和温克勒的助手理查德·邓纳姆。这三人被认为是 FDA "反商业"偏见的核心和局内个人冲突的根源。因此，爱德华斯的新管理团队上任后不久，就决定拆散这个小团体。西蒙斯和他的两位助手——克劳特和列昂，采用了马莱克和梅的战术。奈斯特和温克勒被调出药品处，因为别的地方"需要"他们。通过在公文上做手脚，邓纳姆也被降职了。不久，其他几位"消费者权益积极分子"也遭到排挤，有的被突然调动工作——从 1972 年到 1974 年，共有 11 人被调动工作，调动的理由都令人难以信服。后来的内部调查显示，西蒙斯和他的助手对这些突然调动的原因撒了谎，而且故意不向调查人员提供对他们不利的内部文件。为了解释这些调动，FDA 的管理层表示，首先，这些"积极分子"无论持什么样的观点，对 FDA 都有破坏作用；第二，不论审批的标准多么严格，对商业的敌视态度不会对 FDA 的工作有帮助；第三，即使是法律规定的最严格的科学标准，也不能被当作教条信奉。

FDA 职员很少由于对厂商的批评而受到处分。但当审评氟苯丙胺的罗伯特·克诺克斯医生对药品生产商罗宾斯公司提出批评后，罗宾斯公司向 FDA 抱怨了克诺克斯的"主观性"，克诺克斯随即被调离了这个工作。FDA 的士气日渐低迷。

虽然 FDA 存在这些问题，爱德华斯却平步青云，当上了健康、教育和福利部的助理部长。他仍然负责监管 FDA 的工作，但在 1973 年夏天把局长一职让给了伊利诺伊州大学医学院的院长亚历山大·施密特。1974 年 8 月，在尼克松总统辞职后不久，参议员爱德华·肯尼迪突然举行听证会，公开了 FDA 的内部矛盾[115]。听证会看起来和水门（Watergate）事件有关联，因为其主要内容是那 11 位因党派政治惩罚而离职的 FDA 职员的证词。

国会听证会是观察美国政治的最好舞台。听证会把零散的新闻报道、短暂的广播消息、偶尔的演讲词都汇在一起，使人们看得更集中、更清楚。但由于时机不对，肯尼迪的听证会基本上被媒体忽略了。FDA 知道将召开听证会，但不知道谁是证人，而且在听证会的主题这个问题上，也被故意误导。因为肯尼迪的部下担心，如果 FDA 领导层事先得到这些消息，清洗和报复会一触即发。

FDA 正在提倡改革，尝试执行科学标准，但大多数厂商都不合作。FDA

的领导希望强制厂商们遵从它的标准，又不愿意与他们正面对抗。FDA的医学审评人员在处理厂商拙劣的产品申请时发生了公开的冲突，并因此受到了不公正的惩罚，因此他们纷纷向国会抱怨。

作为听证会的开始，肯尼迪介绍了11位FDA医学官员的情况，列举了他们杰出的学术背景，描述了当这些人出于合理、科学的理由，拒绝批准药品申请时，是如何被打压、被威胁、被开除的。《晚间星报》（*Evening Star*）在听证会的第二天写道，这些被揭露出的事实"足以让人心寒"。

在一段时间里，FDA的领导者一直在散布谣言，声称自从反应停事件后，审评人员为了不让劣质药品上市，在工作时都裹足不前。肯尼迪的第一轮问题就旨在推翻这种谣言。所有医生在回答问题时都表示，当他们建议批准药品时，他们的上司从来不提出反对意见。11人中的每一个都表示，当他们发现药品有严重缺陷时，他们的意见都被否决过。厂商和FDA的官员都对他们施加压力。

FDA的领导层被弄得非常尴尬。医学杂志和公众嘲笑过他们，因为其他国家药品已然上市，美国却悄无声息。他们也表示过将把FDA变成一个现代化的专业组织，在与商业搞好关系的同时，严格审批药品。但实际上，他们代表商业对药品审批过程进行了干预。他们践踏了法律，把有效和安全还没有得到严格证明的药品送到了市场上。

20世纪60年代以来，FDA一直在进行日常工作的同时，尝试建立其他国家尚未计划建立的高科学标准。这个过程并不顺利，而且其内部斗争被公开报道。虽然不是每个人都赞同公开报道，但这是美国的常规做法。这段混乱过去后，官员受到了审查，新的科学标准大体上都付诸实践，管理水平得到了提高，而且至少在原则上，FDA对公众也更加公开。

在肯尼迪听证会之前，罗切斯特大学的一位富有进取心的医生，威廉姆·沃戴尔（他在澳大利亚和英国工作过），在1972年注意到了美国药品科学的一个缺陷[116]。一次他对同事们说，国外的一些药品还没有在美国上市。这句话招致同事们的嘲笑。他们说，美国医药科学在人才培训、药品的发明制造，以及最重要的科学标准方面都是世界领先，在美国不能销售的药品不是没有效果就是不安全。

沃戴尔不赞同这种想当然的态度，决定自己做些研究。他发现，从1962

年到 1971 年，美国和英国出现了 180 种新药。其中在英国首先被批准的有 43 种，在美国首先或者同时被通过的有 39 种。这个差距不大。但是，他在 1971 年就这个问题发表的文章引发了一场大争论，即所谓的药品审批滞后问题[117]。FDA 是不是在没有必要地阻止良好的药品上市？

实际上，沃戴尔提出的问题并不简单。市场上的新药中有 95% 都是"雷同"药品——它们和市场上已有的六七种药品几乎完全相同。对这些药品的审批在任何情况下都不必操之过急。当然，人人都希望有效的药品能够尽快上市，但首先要考虑的还是安全问题，过快地批准药品会危及人命。所有的国家都有药品审批滞后现象。而且，一个药品在各个国家开始接受审批的时间不同。一项研究显示，在同一段时间内，英国召回了 20 种危险药品，美国只召回了 10 种。

至于美国在药品审批方面滞后的原因，沃戴尔没能给出清楚的解释。毕竟，决定在哪里首先为药品申请上市的是制药公司本身。制药公司声称，决定申请地点取决于很多因素，如工厂的地址和货币汇率等。而且，有些制药公司在了解新药显著的危险性之后，会撤出美国市场，然后选择到其他国家销售，而这更增加了分析药品审批滞后这个问题的难度。同时，FDA 的人手短缺，以及国会的不愿意拨款，也对药品审批滞后产生一定的影响。

具有讽刺意味的是，药品审批滞后问题恰恰在爱德华斯这个专业管理人士的任期当中成为公众关注的焦点。这个问题一直延续下去，几乎推翻了药品审批的科学标准，也几乎扼杀了 FDA。当然，从 1938 年起，急于推进药品上市的制药公司就抱怨 FDA 工作过慢。新法通过后，制药公司需要提交更多的信息，而 FDA 的人力没有增加，因此审批速度有所减缓。不同药物通过审批的速度各异。虽然 FDA 执行了更高的科学标准，但它的速度与其他国家相比几乎没有差别。

例如，心得安（propranolo，一种 β 受体阻滞剂）迟迟未能通过审批，原因不是 FDA 员工懒惰，而是由于审批的标准引起了很大争议（沃戴尔就是由于这个药品开始研究美国药品的审批速度问题）。制药公司没有做过任何必要的科学实验，FDA 中一些人认为，没有这些实验数据就不能批准该药；而另一些人则认为，这种药品看起来比较重要，应该对该公司网开一面。FDA 外部的人不知道这些内部斗争。在他们看来，是每个人（根据医生们的传言和非常粗糙的研究结果）都知道这种药品效果很好，但 FDA 的一小撮官僚却在阻止它通过审批。

最终，爱德华斯的一位关键上级——克劳特决定批准心得安，事情才得以解决。克劳特现在承认，"我们那时候没有证据，但还是批准了它。"后来的大量实验证明，心得安确实有效。尽管 FDA 在原则上是正确的，但这件事使人们觉得 FDA 审批药品确实过慢。随后，FDA 的麻烦越来越多。

沃戴尔最初提出的问题不无道理，但对这个问题的反应却缺少理性，他没有弄清楚"药品审批滞后"应归咎于监管部门。FDA 和新成立的监督政府行为的健康研究会（Health Research Group）的负责人西德尼·沃尔夫医生都表示，"药品审批滞后"不是一个公平的尺度，因为它主要考虑不重要的药品，而且也没有考虑到那些本不具备条件却在其他国家获得批准了的药品。FDA 的批评者很快就用"药品审批滞后"来抨击政府，要求进行"监管机构改革"。不久前，肯尼迪总统谈到过"导弹差距"，表示美国在核弹生产方面落后于苏联。"药品审批滞后"也和"导弹差距"一样，听起来有种神秘感，而且让人恐慌。

强烈反对政府监管的保守派人士声称，FDA 的官僚们在审批药品时态度勉强、速度过慢。他们声称，FDA 把药品上市的时间滞后了很多年，给制药公司造成上百万美元的损失，使成千上万急需药品的美国人在等待中挣扎或者死去。他们还表示，政府的官僚机构和 1962 年通过的繁重法律削弱了美国公司在国际市场上的竞争力。这样，一个单纯、有趣的问题就被夸大了，而且具有很强的杀伤力。

芝加哥的保守派经济学家山姆·贝茨曼就这个问题发表了一系列文章，对保守派和市场自由派人士产生了很大影响[118]。尽管其中有错误，但时至今日还是被人引用。其中关键的一篇晦涩难懂。贝茨曼在文中表示，1962 年的科沃夫一哈里斯修正案对预防反应停这类罕见的药品灾难来说是很有必要的。他说，为了预防此类灾难的发生，新的法律要求制药公司做"额外"的安全实验。他认为这些实验会延误药品审批时间，其中既包括罕见的有害药品，也包括能拯救生命的药品。而延误审批能够救命的药品会使病人在等待中死亡。因此，他说，在判断监管法律的利弊时，我们应该计算出法规在反应停事件中防止危害发生的作用和法规在延误其他重要药品时造成的危害，并比较两者孰轻孰重。

他问道："为了避免偶尔发生的、类似反应停的药品上市，是否值得延缓所有新药的审批过程？"他列举的反应停事件的数据和历史事实均有错误，并据此得出结论：反应停等药品的后果虽然可怕而且令人惋惜，但还是可以接受，而且并不能证明必须采取严格的监管法规。制药公司在向市场推出新药品时，应该不受任何约束。贝茨曼的底线是：

> 原来的法律减少了由无效药品造成的浪费，（1962 年的）修正案提高了药品安全。但修正案使消费者不能及时使用有效的新药。这个弊端远远超过了以上两个利益的总和。只有把降低死亡率带来的各种无法计算的价值估计得很高，才能让修正案的利弊看起来相互均衡，比如说，每拯救一人能产生数百万美元的价值。

贝茨曼的文章中有些设想，包括中心思想，都值得怀疑。他认为 1962 年的法律只防止那些罕见的、被广泛报道的药品悲剧，除此之外，法律和高科学标准都没有其他价值可言。他的结论与 1962 年立法之前的事件相比，显得极其突兀。这些历史事件表明，细致的实验对科学和医学都有至关重要的意义。贝茨曼实际上是在批判科学史和医学史上的一个极不容易获得的进步。他认为在 1962 年之前，制药公司向 FDA 提交的、缺乏经过良好控制的实验信息足够说明药品的全部重要特性——而 1938—1962 年之间的历史证明，事实并不如此。

为了证明政府监管的严重后果，贝茨曼举出了 FDA 在新法之前和之后批准的新药数量：1959 年批准了 315 种，1966 年只批准了大约 80 种。

但事实并不支持这个结论。首先，在 1956 年和 1959 年之间（对具体时间有不同的说法），制药公司生产的药品数量和 FDA 批准的药品数量就开始下降。第二，1962 年法律的效果最早也要在 1966 年开始显现，但大部分效果都是在 1970 年后才逐渐清晰。第三，按照制药公司管理人员的说法，20 世纪 40 和 50 年代初的主要科学发明基本上都被制药公司采用，后来情形发生变化，新药数量随之下降是不可避免的，这点可由 50 年代制药公司的领导们作证。第四，1962 年法律中体现的科学进步已经得到医学界和商业的认可。过去制药公司习惯追随每种药品生产出无数仿制品。而科学家们认为，并不是所有的仿制品都安全无害，或者都具有相同的有效性。因此制药公司也逐步放弃了这种粗制滥造的模仿行为。

显而易见，不是政府法规导致了新药数量和通过审批的新药数量下降。（欧洲在同一时期里的新药数量也有显著下降，尽管欧洲没有通过类似的法律。）更重要的是，20 世纪 50 年代获准上市的多种药品现在大部分已销声匿迹，因为这些药品都是垃圾，而且没有一种有重要疗效。1962 年法律颁布前后，FDA 批准的真正有重要科学意义的药品数量一直都比较稳定。1960[119]年以后，FDA 每年批准的药品中只有两三种是真正有效的（1960 年批准的 306 种新药中，真正有效的只有 4 种）。这个微小的数字从那时至今都没有大的变化。尽管有人声称，每年的有效新药多达十几种，但事实是，大部分药品生产的原因是商业利润，而不是医学的必需。

目前，市场上有 10 000 到 15 000 种药品。而世界卫生组织认为，一个配备良好的药店只需其中的 350 种就足够了。

对大部分争论，爱德华斯都置身事外，对他来说，最重要的是做一个"诚实的中间人"、一个好的管理者。尽管 FDA 内部有矛盾而外部也有关于"药品审批滞后"的争论，他还是取得了很大的成就。

爱德华斯当年在中央情报局的一位老朋友，弗洛伦斯·马奥尼把他介绍给国会的关键人士。这使他在两年内就把 FDA 的预算翻了一番，这在华盛顿来说是非常罕见的成就。他引进的新管理者更新了 FDA 制定计划的方法，并使其在某种程度上成为其他政府机构效仿的榜样。FDA 公开举行专家建议委员会，从而提高了对公众的开放程度。1970 年，FDA 制定了第一套有关"完善和有良好对照的"临床实验的指导原则——这是医学研究上的一个里程碑事件。法庭也对 FDA 的这些新规定给予了支持。

FDA 局长的会议日程现在都对外公开，法庭的诉讼记录也接受公众索取。在爱德华斯之前，FDA 也曾任命过专家委员会，但现在对专家意见的采用更加系统化。各个疾病类型或者身体功能都有专门的委员会。委员会有固定的会议安排，公众可以很容易获知会议的时间和地点。常规性的建议委员会从 1969 年时仅有四五个零散的组织增加到 1974 年的 66 个。这些委员会在提供新数据方面给予 FDA 极大的帮助。而且由于它们的参与，FDA 在为自己的决定做辩护时也有了帮手。用华盛顿的政治术语说，这些委员会给 FDA 领导层的决策提供了"掩护"。FDA 现在定期与厂商的管理层会谈；与消费者权益组织的会谈虽然次数少了些，但也已成为 FDA 的官方日程。

FDA 外部，在消费者权益运动的推动下，国会通过了很多新法案。《信息自由法案》（*Freedom of Information Act*）在 1967 年生效，使公民有权获取政府文件和会议信息。1972 年的《顾问委员会法案》（*Advisory Committee Act*）制定了专家委员会的规则，保证了大部分专家委员会能公开举行，并有消费者的代表参加。《政府阳光法案》（*Sunshine in Government Act*）也使政府运作透明度增加。

由于这批新行政法规的通过，美国政府机构运作更加透明。这些法规在《联邦公报》（*Federal Register*）上公布，对政府机构的工作提出了明确要求。与过去相比，这是一个很大的进步。过去，政府机构要在法庭上与厂商斗争之后才能建立这些规则（或者才能对厂商的行为制定一个约束），而法庭的判决常常模棱两可，并且不鼓励监管者与被监管者之间进行沟通。因此，判决和对判决的解释剧增——这种做法的初衷是要求政府机构尽到职责，同时使被监管者有机会了解他们的处境，但其缺点是"成千上万页、重达几吨的公文，压得美国商人喘不过气来"，也给那些反对所谓的庞大政府的人士增加了说辞。

据估计，1969 年之前，FDA 90% 的文件都是秘密文件，不对外公开。凯若琳·摩根帮助改变了这一切[120]。

摩根已经结了婚，有过孩子她不想再生孩子了，于是给健康、教育和福利部写信，请他们提供有关避孕的信息和数据，使她能确定哪种避孕方法最有效最安全。最初，FDA 的公共信息办公室拒绝了她的请求。第二封拒绝信来自健康、教育和福利部的助理部长罗杰·艾知伯格。艾知伯格的一位助理告诉他，要回答摩根提出的问题，就得要求 FDA 公开商业秘密、政府机构间的往来文件、医学文件和其他受法律保护的信息。他们就这样答复摩根，并说她需要的文件被埋在 1 900 份秘密文件里。清理这些文件需要花费 12 600 美元，提供副本的费用还要另算。如果摩根坚持索要这些文件，政府可以满足她的要求，但需要她先支付 5 000 美元的初始费用。艾知伯格的助手建议摩根阅读 8 种避孕药品的标签，并参考顾问委员会的报告和有关这个话题的 4 000 本相关书目。摩根的回应是提起诉讼。在随后几年里，摩根又生了一个小孩，在法庭上败诉，但那时国家通过了新法规，使她能够获取那些想要的信息。最终，在这个诉讼和其他诉讼的推动下，刚刚被爱德华斯任命为 FDA 的最高法律负责人的彼得·哈特制定了规则，使 FDA 90% 的数据都对外公开。

《信息自由法案》在 1966 年通过。因为有些政府机构执行不力，1974 年又对它进行了修改和加强。《信息自由法案》的通过，是代议制政府的一个里程碑事件，它使公众能够真正了解政府的工作。它宣布，政府机构必须向公众提供所有与该机构工作相关的规章制度的副本。如果涉及具体决策，政府机构还需要提供文件，说明决策的缘由和制定过程。现在，公众在向政府提意见时不仅可以通过他们的政治代表，也可以利用政府文件和议事程序自己解决问题。

FDA 把自己的文件向公众开放后，来自公众的信息请求就汹涌而来。1975年，FDA 花费了大约 100 万美元处理几千项信息请求（而 FDA 对这项服务的收费总和仅为 78 000 美元）。信息请求的数量很快增加到平均每年约 45 000 件。而国会没有拨款支持 FDA 这项重要的新服务措施。

社会上的消费者权益运动蓬勃发展。拉尔夫·纳德尔出版了抨击汽车行业的《任何速度都不安全》（*Unsafe at Any Speed*）一书，赢得官司，建立了新的消费者权益组织——公民协会（Public Citizen）。他的举动使美国人相信，商业管理者们关心利润胜过关心消费者的性命安全。在 20 世纪 60 和 70 年代，国会成立了 10 个新的联邦监管机构（每个监管机构都从 FDA 学到了东西），包括环境保护署、职业安全健康局和国家公路交通安全局。这是继进步时代和新政之后的第三次资本主义改革浪潮。

同时，20 世纪 60 年代也催生了比消费者同盟（Consumers Union）更激进、更专注的消费者权益组织。1974 年，爱德华斯在任 FDA 局长期间出现了两个这样的组织，后来成为监督美国政府的重要机构。这两个机构的预算都不多，大多数工作人员也都是志愿者。一个是公益科学中心（Center for Science in the Public Interest），位于华盛顿特区，主要关注食品和营养问题。创立者是微生物学家麦克尔·雅科波森、化学家阿尔伯特·弗里奇和气象学家詹姆斯·萨利文。另一个是沃尔夫医生创立的健康研究会。健康研究会是公益科学中心的一个分支。沃尔夫创立健康研究会时几乎是当机立断。他黑头发、黑眉毛，个性张扬，总是显得有些过分严肃。他的父亲在劳工部做过调查员，调查范围包括非法雇用童工和肮脏的工作环境等；他的母亲在城里的学校当教师，努力让学生们相信他们能考上哈佛大学。对沃尔夫来说，政府和个人对商业的干预都是必要的，否则还有什么能纠正这些非法行为呢？他是位年轻医生，在克里夫兰市的凯斯西储大学（Case Western Reserve University）跟从本杰明·斯勃克医生学习医学。斯勃克认为，医生不应把病人当成技术问题和医学问题，而应该把他们当作有血有肉的人来看待。斯勃克让学生拜访贫民窟的居民，了解他们的背景和生活方式。沃尔夫在克里夫兰大都市医院（Cleveland Metropolitan Hospital）获得医学博士学位后，到国家健康研究院做研究工作。现在，他开始把注意力放到他从小就关注的社会问题上。

　　一天，沃尔夫接到国家健康研究院的电话。打电话的人是他以前在克里夫兰大都会医院实习时的一位同事，现任疾病控制中心（CDC）的流行病信息官。他问沃尔夫是否知道一些医院中使用的静脉注射液已经被污染。被感染的人数很多，已经收到报告的有 350 人，其中有 9 人死亡。沃尔夫记得在 CDC 的周报上看到过一篇简短的报道。他的朋友告诉他，生产这些注射液的阿伯特公司（Abbott）已经说服 FDA 和 CDC，在调查这件事的同时，不把这些注射液撤市。阿伯特公司的理由是，撤市会导致注射液的短缺。沃尔夫的朋友认为，问题是由一种非常罕见的细菌造成的，因此他确认，阿伯特公司的静脉注射液是罪魁祸首。

　　受同事启发，沃尔夫决定自己做些研究。他给其他生产静脉注射液的公司打电话，看看他们的注射液能不能满足医院的需求。这本来是 FDA 应该做的事情，但 FDA 没有做。沃尔夫发现，其他公司的静脉注射液存量很大。因此，医生不必使用阿伯特公司这种可能致命的产品。沃尔夫说："阿伯特公司欺骗了 FDA 和 CDC。"他曾给 FDA 的拉尔夫·纳德尔做过医学顾问，他在电话里告诉纳德尔："拉尔夫，我真的希望你能帮忙把这些东西立即撤市。"纳德尔建议他给爱德华斯写一份正式信件，报告这件事，并同时把信交给记者。沃尔夫接受了建议，媒体随之予以报道。

　　爱德华斯意识到 FDA 犯了一个错误。他采用惯常使用的人际关系手腕，先给阿伯特公司的 CEO 打电话。第二天，CEO 和他的大队随从来到爱德华斯的办公室。双方商量好采取的措施。对生产和流通细节的检查花了 10 天时间，随后，阿伯特公司的注射液被撤市。公司在 3 个月内查出、纠正了问题（纠正方法是用一个酒桶塞式的瓶盖替换原来衬里有缺陷的旋转式瓶盖），并向 FDA 提交了证据。3 个月后，该注射液重新开始销售。

　　沃尔夫证明了公共利益组织的巨大潜力。这些组织的工作人员不计私利，在收集事实的基础上解决公共问题。他们监督政府和商业的行为，为公众提供保护。

这起事件后，很多人都要求沃尔夫帮助解决此类问题。由于他的大部分时间都集中在公共健康问题上，而不是在实验室里做研究，于是他从国家健康研究院辞职。他从那时起直到现在，一直是隶属公民协会的健康研究会的灵魂人物。在有关药品和 FDA 的问题方面，沃尔夫大概是最博学和高效的民间监管人士。

健康研究会和公益科学中心成立后，又出现了其他一些挑战商业和政府影响力的非政府组织。这些组织的理念近乎天真——他们希望通过呼吁改变政府行为。当然，他们知道，这些呼吁必须出现在报纸上。媒体可以让最简单的消息拥有巨大的影响力，这种效果被称为"第三种力量"。正如理论家所说，在成熟的资本主义社会里，必须有人维护道德和人类生命的价值，反对狭隘、阴暗的商业利润。

当然，爱德华斯倾向于维护社会的即成体系，并不总是站在公共利益一边，下边是一个例子。这要一直回溯到 1879 年，当时约瑟夫·劳伦斯医生在研究可以杀死病菌的化学物质时，发明了一种比较简单的漱口水，可以在手术过程中杀死细菌。他决定把漱口水售出，并给它起名叫李斯特林（Listerine）。这个名字让人联想起消毒先驱约瑟夫·李斯特，但实际上它和李斯特没有任何关系。劳伦斯所在的公司（即后来的华纳—兰博特，Warner-Lambert）决定，既然公众知道细菌会导致疾病，而李斯特林能杀死细菌，那么最好的广告就是宣称李斯特林能够杀死那些致病的细菌，从而治愈如感冒、咽喉痛等。广告在 1921年推出。实验结果证明，广告的内容完全是虚假的。首先，导致感冒的是病毒，不是细菌。其次，李斯特林对病毒无效，不能杀死导致大多数咽喉痛的细菌，也不能缩短这些病症的持续时间。

爱德华斯任 FDA 局长时，李斯特林的虚假广告仍在继续。健康、教育和福利部的部长盖斯帕·韦恩伯格给他打电话，表示健康、教育和福利部愿意和联邦贸易委员会合作，终止李斯特林的虚假广告。爱德华斯随后与联邦贸易委员会的人见面。但很快，爱德华斯就了解到，华纳—兰博特公司的总裁埃尔默·波斯特不仅是尼克松政治活动的主要捐助者，而且是尼克松的私交。"总之，（白宫）告诉我们不能插手这个案子，"爱德华斯说，"而且因为问题并不严重，所以我们没有采取措施。在这个过程中，埃尔默……也成了我的一个非常好的私人朋友。"他说，后来他家经常收到成箱的李斯特林。

随着消费者权益运动的兴起，新闻行业也在发生重大变化。过去所有的记者都是多面手。二战后，记者们开始负责专门领域，如原子能等的报道。这意味着记者们必须研究他们报道的领域，并且花大量时间和科学家们在一起。这些对专门领域的深入报道很快就在媒体上占据了越来越显著的地位。科沃夫的听证会和反应停事件推动了医疗新闻的发展，也使一些记者全职报道这个领域。莫顿·明茨报道过反应停事件，在 1964 年出版了一本关于制药行业的著作，并一直在《华盛顿邮报》任职，跟踪医疗领域的动态。他是一个能让 FDA 和制药公司发抖的传奇人物。其他记者，如威廉姆·海恩斯和朱迪思·兰道尔，在他们所在的新闻机构许可之后，也开始进行这方面的报道。

普通公众以及代表他们利益的非政府机构，现在要求参与 FDA 的决策过程——这是 FDA 演变过程中的一个重要阶段。随着 FDA 对外界的公开，消费者和消费者权益机构抓住机会，在 FDA 的事务中给自己找到了一个永久性的位置。

查尔斯·爱德华斯在 FDA 任期 3 年之久，随后又做了 2 年的健康、教育和福利部助理部长，直接负责 FDA 的事务。在其任期内，FDA 虽处于历史上烦扰最多的阶段，但是也向前迈进了一大步。

爱德华斯挑选亚历山大·施密特医生接任 FDA 局长属意料之中，主要是由于施密特擅长管理。但施密特的大量精力都放在了他任期内召开的肯尼迪听证会上。他在听证会过程中极力为 FDA 辩解，在 FDA 内部展开了一年多的调查，然后提交了一份非常片面的报告。报告认为 FDA 的高级官员没有任何错误，而且故意不包括那些被调动或被辞退的 FDA 人员的证词。很快，各方都对报告提出了反对意见。

FDA 开始变得像公司一样，有层层的管理人员，各有目标和战略。其内部有关药品审批严格程度的斗争永远不会停止，但暂时平静了一些。FDA 的批准已经成为生产和销售安全、有效药品的严肃性标志。制药公司现在有大批科学家来做药品研发，他们和 FDA 人员以及大学里的科学家们共同研究可靠的临床实验数据。他们工作的进展也依靠这个药品研发的共生制度。同时代的保守派仍会对这种共生制度提出威胁，但是，时代进步的潮流不可逆转。

第十三章　政策的局限

FDA 在 20 世纪 60 年代的最后一个公开的重要决策，是有关一种有害糖精——赛克拉玛特（cyclamate）。20 世纪 60 年代之后，FDA 变得更加现代化。按照芭芭拉·特罗代尔的说法，赛克拉玛特事件标志着一个时代的结束[121]，因为当 FDA 决定在大部分产品中禁用赛克拉玛特之前，没有公共评论，没有公开的听证会，也没有大量的媒体报道。FDA 在不断成熟和开放中向前发展。几年之后，当另一种糖精萨卡林（sacharin）成为怀疑对象时，FDA 采用了完全不同的处理方式。

1977 年萨卡林事件发生时，FDA 的第 12 任局长唐纳德·肯尼迪正准备动身前往华盛顿。当时的总统是吉米·卡特。肯尼迪的任命出人意外——他没有医学博士学位，不是个政治人物，对制药行业和 FDA 也不了解，他只是个在华盛顿给朋友帮忙的神经生理学家。西德尼·沃尔夫从尽量乐观的角度表示，肯尼迪是个不错的人选，因为他没有受过医学训练，因此不会无条件地倾向药品和制药公司。制药行业协会表示，他"不是我们的人选……不过，我们目前掌握的所有有关他的信息都是正面的"。

肯尼迪曾表示，他担任 FDA 局长期间遇到的这第一个问题同时也是最重大的一个问题。动身去华盛顿之前，他就接到了副局长舍尔文·伽德纳的电话。伽德纳告诉他，FDA 刚刚收到了一个由美国和加拿大联合进行的实验的结果。实验确切地表明，萨卡林会致癌，至少在动物身上如此。

肯尼迪到达 FDA 时，对华盛顿的政治还抱有天真幻想，不过即将面临的攻击给了他一个很好的学习机会。不久，他就站在电视摄像机和 120 位记者面前，就萨卡林这个充满政治斗争的问题发表意见——萨卡林最终会使一些人对科学监管背后的科学产生怀疑。西奥多·罗斯福总统否决了哈维·韦利对萨卡林问题提出的反对意见。到了 1977 年，科学数据却支持韦利当初的立场。首批发现萨卡林致癌的文章发表于 1972 和 1973 年。随后各方开始辩论。有人呼吁禁止萨卡林的销售。随着反对萨卡林的数据与日俱增，FDA 向公众发出了警告，并给予厂商很充裕的时间去收集能够证明萨卡林有利于人体健康的证据。1977 年 3 月，FDA 宣布，根据萨卡林在动物身上致癌的数据，计划在美国对萨卡林实施部分禁令。即便如此，FDA 还是在做出最终决定之前，为关于这个问题的公开评论与辩论留出了数月的时间。

在简短的赛克拉玛特事件中，可口可乐公司的总裁弗莱德·迪克森说："人要喝 550 杯弗莱斯卡（Frescas）饮料之后，才能和老鼠摄入一样多的赛克拉玛特……在得癌症之前，你已经淹死了。"不过可口可乐公司还是接受了对赛克拉玛特的禁令。现在，关于萨卡林的争论正在升级，大多数的声音都是指责老鼠实验质量不佳。厂商们变得更狡猾了。

通过广告和雇用枪手发表文章，厂商们暗示人体缺少萨卡林后会发生严重后果，如肥胖症问题会增加，糖尿病人也会由于糖中毒而患上失明、肾病、心脏病，或者需要截肢。（当加拿大和其他国家禁止在食品和饮料中使用萨卡林后，这些问题都没有出现。）值得一提的是，对生产苏打水的公司来说，用化学方法生产萨卡林的成本是每加仑 6 美分，而使用食糖的生产成本是每加仑 1 美元。

从 1977 年一个比较透彻的公开辩论[122]可以看出解决萨卡林问题的困难程度。主办辩论的是美国企业研究会（American Enterprise Institute），主持人是美国广播公司（ABC）的前新闻主任约翰·戴利。戴利开门见山：各种证据显示，应该禁用萨卡林。其中最关键的证据是加拿大的一项研究成果，即萨卡林在老鼠身上致癌。戴利提到了 1958 年的戴勒内（Delaney）修正案的内容，即"任何在人或者动物身上导致癌症的食品添加剂都不能被视为安全。"他说，FDA 建议对萨卡林实施禁令的理由并不仅限于戴勒内修正案。按照法律，任何食品添加剂在一般情况下必须是安全的，致癌是问题之一。因此，FDA 可以对萨卡林实施禁令。况且，萨卡林也不是一个重要的、能拯救生命的药品。

戴利还指出，大约 70% 的萨卡林都是通过软饮料进入人体，还有 20% 的萨卡林是通过食品、牙膏、漱口水、口红等方式进入人体。戴利提醒一无所知的人们，有些人的警告让消费者一头雾水，其中印地安纳州众议员安德鲁·雅各布的表述最为精彩，他建议在含有萨卡林的食品标签上注明："警告：加拿大人认为，萨卡林对你家老鼠的健康有害。"

辩论开始后，舍尔文·伽德纳首先解释道，在实验中给动物服用的萨卡林的数量和服用方式都很正常，没有超大剂量和特别的地方。实验内容包括，增加萨卡林的剂量，检验是否会触发癌症；减少萨卡林的剂量，检测可能致癌的剂量。随后，北卡罗来纳州的众议员詹姆斯·马丁表示，尽管有实验数据，但"现有的最好的科学证据"显示，正常服用萨卡林不会使人患癌症；而且他的选民需要通过膳食来减轻或保持体重，萨卡林对这些人来说很重要。

美国癌症协会（American Cancer Society）的弗兰克·罗斯医生说，他的协会不反对禁令，但认为对公共健康来说，禁令的效果可能比让萨卡林继续销售更差。他说，研究显示，萨卡林没有减肥的功效，但说不定它能防止体重增加。他认为，肥胖会导致心脏病，而且有研究显示，肥胖会致癌。事实上，从来没有实验证明萨卡林能帮助人们维持体重。尽管如此，罗斯仍得出结论，萨卡林对人体的危害并不明显。

西德尼·沃尔夫争论说："如果萨卡林真的是一种能起预防体重增加的药品，如果真有证据表明它确实能够防止体重增加或者导致体重减少，那将是件好事。但我认为，这种证据目前没有，将来也不大可能有。"

但对一些人来说，萨卡林还有另外一种价值。它使服用的人感觉良好。人们喜欢节食可乐、节食电视餐、节食点心等，即使这些食品不会让人减肥。喝不含卡路里的膳食可乐使你觉得自己在注意健康。从这种意义上讲，萨卡林每天让几百万人多次产生积极的感觉，因此很受欢迎。如果萨卡林和赛克拉玛特一样被禁，人们的生活还会继续。但是在公众讨论中，萨卡林给人温和的印象。生活中人人都得冒风险，对吗？

很快，马丁就以支持他的选民的名义，向电视观众建议通过法案来取消FDA对这个问题的监管权限，并在事实上批准萨卡林。

戴利提到，8 个在欧洲进行的研究都没有发现多年使用萨卡林对人体有危害。罗斯答复说，即使有致癌的危险，实验也检验不出，因为大多数癌症有 20 到 30 年的潜伏期，而对萨卡林的大规模使用正在接近这个数字。对这些实验还有其他反对意见，不同的假设和对数据不同的解释被翻来覆去地提出。沃尔夫对这个问题做了清楚的解释："如果萨卡林把人体患癌的几率提高 2 倍、3

倍、4 倍或者 5 倍，（这些）流行病学的研究方法就可以适用。"但萨卡林的危害不那么明显。因此，制定决策的人应该以化学实验和动物实验为基础。沃尔夫提醒大家，这些实验以前发现过能致癌的化学物，如氯乙烯和雌激素（estrogen）等。这些物质对人体的危害后来都酿成了悲剧。

戴利调整了辩论的方向。"让我们回到原来的话题，"他说，"休伯特·汉弗雷是膀胱癌患者。他反对对萨卡林实施禁令。他用他一贯雄辩的语言论证道，这个问题不是理性的问题，目前的科学还无法给出绝对正确的答案。"

马丁建议说，如果政府禁止使用萨卡林，一些公众和国会议员可能会做出强烈反应。他们可能提出法案建议重新设计动物实验，或者改组 FDA。

《芝加哥太阳报》的记者威廉姆·海恩斯说，最近的辩论"让人们觉得任何东西都能致癌，就连水喝多了也能致癌。而且，由于一个人不可能每天喝 800 听软饮料，也有很多人对动物实验是否可靠提出质疑。"辩论的效果很不理想，不过海恩斯的话却反映了当时很多美国人的想法。

辩论的效果表明，除非在最极端的情况下，这种关于健康风险和公共政策的辩论很难克服商业的负面宣传，很难把科学证据传达给国会或公众。最终，马丁的意见占了上风。国会通过法律，FDA 对于禁用萨卡林无能为力。

但萨卡林在加拿大被禁用后，加拿大人有了更多的选择。尽管"政府监管"听起来是限制人们的活动，但它的实际效果正如它刺激制药行业的发展一样，给消费者带来了更多的选择。加拿大的软饮料行业很快就做出调整，生产出"正常糖量"、"低糖"和"无糖"等不同产品。正常软饮料每听含有 140 卡路里热量，低糖软饮料每听含有 5 到 60 卡路里热量。如果人们愿意在喝无糖软饮料时增加甜味，可以添加事先包装好的萨卡林或食糖。

国会的决定使唐纳德·肯尼迪摆脱了困境。FDA 原本建议不在食品中使用萨卡林，但允许把它装袋销售，供喜欢甜口味的消费者使用。"《时代》杂志说这是FDA '一次企图绕过戴勒内修正案的拙劣表现'，"肯尼迪回忆道，"我觉得这种说法很有趣。"禁止 FDA 对萨卡林采取禁令的法案在国会通过之前，需要经过国会会议委员会的审批。肯尼迪对委员会表示，如果这个法案获得通过，将成为法律的一个例外。"如果他们想通过这个法案，我认为这种做法的原则还是对的，即食品中不应该含有任何轻微的致癌物质，除非人们特别喜欢这种物质。"

沃尔夫对肯尼迪的态度并不十分满意。比如，肯尼迪没有清楚地解释动物实验的原因，也没有解释为什么给动物使用高剂量。（要获得与高剂量药物、短时间、较少数量动物相近的实验效果，需要至少两年时间，并在 5 000 只动物身上做实验。）

美国人现在进入了风险评估的时代。通过风险评估，人们可以计算某种物质或行为给社会带来的风险和好处。这是个有革命意义的观念，在 20 世纪 70 年代之前是无法想像的。虽然计算方法在接下来的 20 年中一直争议不断，但美国最有权威性的科学团体——美国科学院，最终建议 FDA 把食品药品的风险排列起来，在"禁止/批准"之外考虑其他选择。

对申请上市的产品进行风险评估是一个巨大进步。当然，这个进步对政治游说人士来说没有什么意义。如果风险评估判断一种产品会使一些人死亡，那么厂商的惟一选择就是重施在萨卡林辩论中的伎俩——在普通人眼里给科学抹黑。

卡特总统既有强烈的民主倾向，在一些问题上也极力反对政府控制。他任命的政府高级官员之间有很大的差异，有的来自东部发达地区（如国务卿塞鲁斯·万斯和国防部长哈罗德·布朗），有的来自农业地区（如预算部的伯特·兰斯和总检察官戈里芬·贝尔）。美国的政治气氛变得越来越保守时，他任命了一位强硬的自由派约瑟夫·加利法诺，担任健康、教育和福利部长。

到了 1979 年夏天，肯尼迪觉得担任 FDA 局长如坐针毡，便抓住到斯坦福大学任职的机会，回到了阳光灿烂的加利福尼亚。现在，大家都清楚，FDA 局长一职也要受总统选举和上层官员的影响。肯尼迪在 1980 年大选 5 个月前离职。加利法诺任命杰里·高洋接任 FDA 局长。高洋是第一位药剂师出身的 FDA 局长，就任前在旧金山的加州大学做管理工作。从他的学术背景来看，他将批判地看待 FDA 在社会中扮演的角色。他留着胡子，举止随意，有点像嬉皮士，而且直言不讳。

上任后不久，他在一次记者招待会上很坦白地表示："美国社会已经用药过度。我们对用药的态度太随便了——我指的是法律允许使用的处方药和非处方药，不是指非法的药品……太多的人都在过量用药，而且不知道这些药品的潜在危害……我在治疗方法上是个虚无主义者。我的哲学是，人吃药越少身体越好。"他又说，"我强烈支持病人的知情权。这种看法可能会使医生以及我的一些同事感到不快。但如果从公共健康的利益考虑，这一点是必须执行的。"

他认为，制药公司通常重视药品销售，不重视提供与药品有关的信息。他认为，医生们在使用药品时态度不够严谨，常常在错误的时间开出错误剂量的错误药品，而且不考虑患者的用药费用。在一次医生会议上，他毫不讳言地指出："我完全不认为，医生仅仅由于有医学院的文凭，又是当地医学会的正式成员，就是一位卓越的、好的或者勉强合格的医生。有太多的药品治疗都不合理而且非常残忍。"

当然，他的这种态度受到医生、药剂师和制药公司的排斥，却受到消费者和记者们的支持。他上任后的首要任务就是把药品信息直接送到消费者手中。他希望大多数药品包装中都含有一张说明书，上面列出药品的具体使用目的，有哪些最严重的风险，以及发生不良反应时的症状。处方药和非处方药的信息量差异很大：消费者在购买非处方药时，可以清楚地了解用药指南、信息和风险；而购买处方药时，如果药剂师不做说明，消费者就什么信息都得不到。

人们已经注意到，大多数医生给病人提供信息时都时断时续，而且不够准确和公正。研究显示，只有三分之一的医生提醒病人注意药品的严重副作用。药剂师的情况也一样，只有不到一半的药剂师为病人提供关键信息。病人在服用那些药效最强、副作用也最强的药品时常常得不到任何信息。高洋提议，每份处方药都应当包含一张供消费者阅读的说明书以提供须知信息，这明显可以弥补不尽职的医生和药剂师的缺陷。

这个提议遭到了美国医学会、药剂师和制药公司的强烈反对，但高洋并不退却。在担任 FDA 局长前，他在旧金山加州大学担任药学院主任时，取消了大约四分之一的课程，并要求学生进行一年的临床实习。按他的说法，改革实施起来和"让墓地搬家"一样难。但是，他的药品说明书的提议最终被写进法律，并在 1980 年 1 月生效。

高洋关注的另一个问题是经过加工、包装后的食品标签问题。政府已经要求在一些食品上贴标签，但厂商只是偶尔执行，而且故意把标签内容写得模糊不清。各个公司不愿意比较不同产品的健康价值，因为很多食品本身就很不健康：脂肪、糖和盐的含量太高。高洋觉得有必要让消费者了解食品的关键信息，包括卡路里、脂肪和维生素的含量。他的这个食品包装和标签建议也遭到了强烈反对，在总统大选之前并没有成为法律。

1981年，在里根宣誓就任总统的那一天，高洋卸任FDA局长。此时的FDA已经具备了一个科学监管机构的大部分核心要素。首先和最重要的是，FDA可以在产品上市销售之前评估它们的安全性和有效性。FDA已经建立了一个科学标准，即法律规定，"有良好对照的科学研究"是绝对的标准，这个标准也被各个公共健康机构接受——这些机构的服务对象是公众，不是商业。FDA已经变成一个绝对专业的机构，并对公众开放。当然，FDA还面临很多挑战。公众获取的食品药品信息使用率太少，而在对上市后的食品药品进行监督方面，包括食品污染和药品的严重或致命的副作用方面，FDA依然没有建立起良好的系统。

偶尔，FDA在公众眼里是英雄，比如在泰诺林（Tylenol）事件中，FDA很快抓住了问题的根源。大部分时间里，FDA的工作都是智力上和判断上的苦役，很难取悦每一个人。1981年，主张放松政府管制的罗纳德·里根就任美国总统。华盛顿的气氛突然为之一变，而FDA就是首先感觉到这种变化的机构之一。

第十四章　政府管制的放松

在经历了 20 世纪 60 和 70 年代的政治动荡和价值观的动摇之后，美国人开始强烈盼望社会的稳定与简单。

该时期，政府预算已经出现了高额赤字。通货膨胀从 6% 上升到 8%，再到 10%，到 1980 年总统选举时，上升到了 12%。美国人在过去几十年都不担心的石油价格现在开始飞涨，为了加几加仑的汽油，人们排起了长队。美国的国际霸主形象也遭到一系列打击：1975 年，美国商船马亚圭之号（Mayagüez）被柬埔寨的"红色高棉"劫持，在后来糟糕的营救过程中有 38 名美国人死亡；伊朗的暴动分子劫持了美国大使馆并扣留了 50 多名人质，营救人员没有抵达目标，一架有瑕疵的美国直升飞机也在沙暴中坠毁；美国公民在国外被劫持，而政府却束手无策。

伴随经济低靡和相继的政策失败，公众对政府的不满一步步地加深了。美国的地位好像在日益下降：不能生产出质量过关的汽车或直升飞机；美国的上一位总统在离职前授权对国外政府行贿。选民的不满情绪是显而易见的。

美国人在 1976 年选举的卡特是个外行。1980 年，里根的形象代表了自信和稳定。他知道自己的角色是展示出自豪感和使命感，他对自己或者他提倡的美国主义也毫不怀疑。那些担心里根处理复杂问题的办法过于简单、担心他与希望改革的人距离太远的人，都在选举中败下阵来。共和党同时还控制了参议院。民主党虽然仍然在众议院中占大多数，但是丢掉了 33 个席位。所有的政治问题都需要重新估计。在不满和焦虑的刺激下，整个国家都趋向右倾。

里根希望减少政府对社会的影响。他认为，政府本身不利于经济发展和人类自由。他不断重复表示，联邦政府已经"花得太多、估计太多、管得太多"。大多数美国人都认同这种说法。西奥多·怀特写道，美国人认为"政府在窒息他们的生命、浪费他们的金钱、强制提高价格、无端干涉地方事务"。白宫和保守派经济学家一起估计各种监管机构对美国造成的危害。里根的经济顾问委员会的第一位主席莫瑞·威登堡声称，政府监管每年给美国经济造成 1 000 亿美元的损失（尽管没有人估计政府监管对经济带来了多少收益）。这个数字尽管似是而非，却被到处引用，证明政府监管在拖经济增长的后腿，并导致服务价格升高。

民意调查显示，尽管政府政策日趋保守，美国人还是在成功与失败的监管之间划清了界限——他们赞同政府在环境、健康和安全方面提供的保护，不赞同限制公司之间的竞争。里根政府从来没有承认这种区别，而是一味攻击所有的"监管"和"社会项目"。

保守派的历史决定了他们避免具体问题具体分析的态度。选举里根当总统、纽特·金格里奇领导国会的新右翼形成于 1964 年白瑞·高德沃特的总统竞选。高德沃特虽然竞选失败，但还是成功地把全国的保守派人士聚集在一起。他们不仅反对当时占多数的民主党的政策，而且对共和党的温和调子也深表不满。这些人里有极右翼的约翰·伯奇协会（John Birch Society）的成员，但他们避免这种极右翼形象。他们想发动保守派人士，把反对各种权利运动的各个团体集中在一起，其中包括民权运动、女权运动、消费者权益运动。这些团体的成员大多是白人男性，如果组织好的话，可以在很多选区内占多数，他们的口号是让美国回归传统。利用这些人对少数民族、政府、以及上层人士的愤怒——据说上层人士导致了美国的信仰缺失和经济动荡，保守派可以赢得选举。而纽特·金格里奇的长处就是能把原教旨主义者、下层阶级的愤怒与新生的富裕阶级的愤怒结合起来。

这场运动的理论家们认为，现代保守主义有西方文化的根源，并指责共和党的温和派放弃了这些原则。把保守主义的旧道德与自由市场的新原则结合起来的作家包括理查德·维沃（《观念带来后果》，*Ideas Have Consequences*）和罗素·科克（《保守主义头脑》，*The Conservative Mind*）。维沃宣称，现代社会的麻烦起源于 14 世纪一场哲学辩论的终止。辩论双方是唯心主义（idealists）和唯名主义（nominalists）。唯心主义强调道德价值的重要性，强调围绕人类美德本质进行柏拉图式的辩论；唯名主义认为，柏拉图的观念过于抽象，他们关心的是更切近实际的事实。中世纪后，唯心主义者和他们的"价值"被从修道院中扫地出门，而主张发现"事实"的人取得了胜利。过去人们按照上帝的旨意生活，现在人们遵从的是自然法则。

科克认为，"保守主义头脑"不仅包括价值观，还包括社会的精英分子，如反抗法国大革命的保皇党。他表示，社会精英的存在符合自然法则。这样，新右翼以价值观起家，融合了新精英人士的联盟，如社会最有权力的机构的领导层以及大公司。这些精英人士是科学家、律师、社会工作者等另一批信仰理性精英的对头。

詹姆斯·史密斯写道："重要的保守派知识分子都有一个共同理念。他们认为，知识的错误（大部分都体现在社会科学里）是现代社会问题的根源。保守主义作家反对自由派对历史进步的乐观态度……保守派人士攻击理性主义、'道德相对论'以及自由派对科学和技术的迷恋。"[123]要解决世界上的问题，深入理解人和社会是不行的，而只能借助"传统"价值[124]。因此，随着保守党的温和派参与国家管理、在一些问题上妥协并在政治理念上移向中间立场，他们已经失去了对新右翼的吸引力。

新右翼在夺取权力过程中的最有创意的发明是一系列新的学术研究。这些研究的基础是"传统"和"信仰"，而不是理性的探索与调查。新保守派意识到，没有党派倾向的学者对记者和立法人员的影响很大。这些学者都在大学或者私立基金会中工作，如布鲁金斯研究院（Brookings Institution）和洛克菲勒基金会（Rockefeller Foundation）。美国政府也成立了一个有两党共同参与并且受人尊敬的研究机构——技术评估办公室（Office of Technology Assessment）。学者们的研究成果可能会对保守派的政策非常不利。比如，如果研究显示堕胎很安全，而且妇女们希望使用但不能获得方便的避孕措施，那么保守派号召禁欲的说法就会受到打击。如果研究显示原教旨主义者（fundamentalist）发生离婚和婚外情的几率和其他人没有区别，也会对保守派的信条造成打击。

因此保守派的对策是反科学研究，他们尽可能地阻止数据的收集，比如终止了对堕胎安全问题的研究、关闭了技术评估办公室、大幅度削减了国家科学基金会（National Science Foundation）用于收集社会统计数据的资金。现在的研究结果都是预先定好的，这些都可以被称为以信仰为基础的研究。新右翼的思想家们建立了新的智囊团，其中最著名的是传统基金会（Heritage Foundation）和重组后的美国企业研究会。20世纪80年代和90年代，又出现了竞争企业研究会（Competitive Enterprise Institute）、良好经济协会（Citizens for a Sound Economy）、伽图研究会（Cato Institute），还有金格里奇的进步和自由基金会

（Progress & Freedom Foundation）等。

这些团体具有新理念，即认为没有必要去做公正的研究。他们的工作是把来自基督教和自由企业的"真理"交给社会，而不是通过研究从社会中获得真理。对他们工作的挑战在于如何把这些"真相"销售出去。如果相隔一段距离，如电视观众和电视机之间的距离，人们就很难把这些新生的保守派学者与传统的学者区分开来，因为这需要了解这些研究是如何进展的。20 世纪 80 年代和90 年代的大部分记者都知道，这些新的研究团体采用的方法都十分可疑，但一名记者很难挑战一个研究团体的结论——记者需要做大量的调查，而且即使完成了调查，人们也会认为记者没有必要采取这种敌视态度。比较而言，最简单的办法是引用他们的结论，然后看看其他人有什么不同意见。这和政党发表宣言一样，指出这些宣言的缺点是要花时间的。

在新右翼兴盛时期，FDA 成为他们的天然目标。FDA 不仅代表着科学决策的理念，与新右翼宣扬价值观决策理念分庭抗礼，而且 FDA 在与商业斗争方面也很有效。保守派憎恨 FDA 代表的一切，包括政府监管、对商业的约束和为公共利益献身（而不是为信仰献身）。

里根就任总统后，传统基金会发表了一个近 3 000 页的政府施政计划。该报告的一个 1 000 页的版本被编成书籍出售，书名为《施政纲要》（*Mandate for Leadership*），在华盛顿很畅销[125]。书籍的编写者后来吹嘘，书中大约 2 000 条建议中有三分之二被里根政府采纳为政策或者工作目标。书中不乏热情和信心，但列举的各种说法都极度缺乏根据，因此有人称之为有史以来有关政府和社会的最伟大的无稽之谈。

《施政纲要》列出了对 FDA 第一轮攻击的纲要。它声称，美国"正处在监管过度的危机之中"，政府规章"使社会支付越来越高的费用"。作者没有把监管的成本与不监管的成本或者采用不同监管方式的成本做比较。书中的两句话对 FDA 提出了 6 项模棱两可的指责："FDA 的监管要求常常压制了商业竞争和革新，因为这些要求使小企业无法生存，使私营企业不愿意在新观念和新产品上投资。过度监管的成本最终都由消费者承担，他们在购买商品时面临的选择更少，支付的价格更高。"

至于企业为了符合监管要求而支付了多少"成本"，人们不得而知。只有保守派的经济学家对这个问题感兴趣，而他们先入为主地认为监管只会增加成本。例如，他们没有考虑厂商由于达到 FDA 监管要求而避免的费用，而且许多厂商因为达到标准而避免了错误和法律诉讼。经济学家也没有计算厂商在更高的监管标准的刺激下，通过创新获得的收益。

里根政府解决监管过度危机的方案中有几个大胆的步骤，如不再成立新的监管机构、削减现存监管机构的预算、在各个机构中安插保守派等。这些措施和尼克松执政时期采取的措施类似，但范围更加广泛。这种用政治手段干预政府运作的手法尤其引人注目，因为远在西奥多·罗斯福和进步时代之前，美国就一直尝试着把政治和政府机关的运作分离开来。1883 年的《民事服务法案》（*Civil Service Act*)以及随后一个世纪的立法都授予总统制定政策和领导政府机构的权力，但没有让总统的个人意愿或者政治理念影响政府机构的日常运作。

人们不清楚里根本人对公共服务的历史了解多少，但是他政府中的很多人都致力于对政府进行激进的改革。他们认为尼克松做得远远不够；卡特比尼克松努力更多，成功更多。卡特政府认为政府监管的成本应该受到审查，查看是否费用过高；并声称总统手下负责预算的机构——白宫管理和预算办公室（White House Office of Management and Budget，OMB）有权废除那些不合适的监管条例。这重新确认了行政权力，因为是国会建立了这些监管机构并制定它们的工作职责。在卡特之前，没有人提出总统在监管事务上拥有最高权力；卡特还开始削减联邦机构的预算。

但卡特的这些反监管举措远不能和里根相提并论。里根上任 9 天后，便命令在 60 天内，冻结所有监管制度的审批。在随后的 3 周内，里根在卡特的基础上更进一步，签署了行政法令 12291[126]，在法律而非措辞上规定，总统对所有联邦机构的监管提议有最终决定权。里根任命 OMB 负责这方面的事务。所有联邦机构如果希望颁布新监管法规，必须获得 OMB 的批准。OMB 也大力着手废除现有的监管制度，并要求各机构研究、分析并证明他们的监管法规的必要性（这实际上是让政府官僚忙于文书工作，而不是对商业加以约束）。

FDA 的核心预算，如防止食品污染的费用，被大幅度削减，这彻底打击了FDA 的工作士气。以前在 FDA 日夜工作的律师现在突然得到通知，要他们终止正在进行的调查。在一个案例里，一个为大型比萨连锁店生产罐装蘑菇的公司决定取消生产流程中的一个安全步骤：如果蘑菇在罐头中存放时间过长，可能会长出危险的肉毒杆菌毒素，因此必须把罐头再次加热到一定的高温来杀菌。公司现在决定，取消对存放时间过长的罐头重新加热的步骤，就把它们直接放回流通渠道。FDA 的一个调查员察觉到了这个伎俩后，对生产车间做了一段时间的观察，找到了确凿的证据：重新加热会使罐头标签下面的胶水融化并流淌下来。公司在证据面前拒不承认。FDA 的一位律师说，正当他们准备提起诉讼时，他们接到命令，要他们放弃调查。

缺乏上级的支持，预算捉襟见肘，FDA 的局面很快就开始恶化。一位律师回忆道，调查员的工作用车被取消；他们要么用自己的车，要么只能就近检查 FDA 周围的工厂。律师们不得不自己出钱制作法庭动议，自己购买文件夹和标签来准备出庭文件。一些更灰心的律师开始把取消调查的案件列成表，并计算可能因此死亡的人数。一位律师说，"他们的心都碎了。"

OMB 列了一个单子，美国商会后来称之为"恐怖 20 条"，上面列举了对美国商业威胁最大、最应该废除的各种法规。鲁•坎农在里根总统的传记里写道："这个黑名单包括对美国人健康和安全最重要的法规，如对有危险的垃圾进行分类、减少空气污染物、对核电站实施证书准入制、限制可能致癌的物质等。"[127]（"恐怖 20 条"中有一条是高洋提议的在药品包装中增加供病人阅读的药品说明书。）毫无疑问，这个单子遭到了消费者和公众团体的反对。他们表示，这个单子没有考虑到，降低工厂、磨坊和矿井的生产标准后会发生多少伤亡和疾病事件。政府把肖恩•奥赫特等臭名昭著的反监管人士安排到监管机构当领导。奥赫特是弗罗里达州一家建筑公司的副总裁，以反对政府监管著称，现在被任命为职业安全健康局局长。

里根政府任命的 FDA 新局长是亚瑟•哈耶斯医生。哈耶斯是临床药理学家、医学博士，没有政治倾向。但在药品审批问题上，他站在制药公司一边。在加入 FDA 之前，他在多家制药公司担任顾问，收入不菲。（当上 FDA 局长后，他继续接受制药公司的礼物。这种做法在当时并不违法。）和他的一些前任一样，他相信 FDA 在监管时，应该争取厂商的同意和合作。保守立场的《福布斯》杂志称他为一位"解除管制的温和派"。哈耶斯明确表示，在采取新的监管措施之前，他将争得上级的许可。

The FDA, Business,
and One Hundred Years of Regulation

哈耶斯身材瘦削，眉毛浓密，头发梳得光亮，戴标准的条纹领带，衬衫扣子一直扣到底，胸口袋里插着好几支笔。他在牛津大学做过罗氏访问学者（Rhodes scholar），处事谨慎，语调平和。他是个保守派，和健康和人类服务部（Department of Health and Human Services，这是健康、教育和福利部的新名称）的新部长理查德·斯威克一样，来自宾夕法尼亚州。他在宾夕法尼亚州大学的赫尔塞医学中心（Hershey Medical Center）做过高血压临床主任，被任命为 FDA 局长时仅仅 47 岁。斯威克要一位工作人员拟一个 FDA 局长候选人名单。工作人员给制药商协会的约瑟夫·斯泰特勒打电话，他是哈赛—斯泰特勒用时间来检验药效的[128]实验的负责人之一。斯泰特勒推荐了几个，其中包括哈耶斯。哈耶斯与斯威克初次见面后，与斯威克相处得不错，第二天就被任命为 FDA 局长。

哈耶斯的首要工作之一就是取消给病人提供药品信息的项目。这个项目在刚刚生效时，便遭到厂商的强烈反对。由于这个项目已经写入联邦法规，撤销起来有些难度。但哈耶斯起草了一个与之内容相反的法规，取消了这个项目。他自己在这个问题上有利益冲突，因为这个项目涉及安定（Valium）和利眠宁两种药品，而哈耶斯在担任 FDA 局长前，从这两种药品的生产商罗氏公司（Hoffmann-LaRoche）收过好处费。

在要求厂商为加工食品贴标签这个问题上，哈耶斯也持反对意见。他和里根政府都相信厂商的自主性，认为强制在食品上贴新标签太离谱。哈耶斯过去对高血压做过多年的研究，知道过量摄入食盐会大大增加高血压的发病风险，让消费者清楚食品中含有多少食盐是非常必要的。他向厂商们建议，在食品标签上注明食盐含量，并表示，如果厂商们不主动合作的话，他会以法案的方式强制他们这么做。但在两年时间里，服从他命令的厂商不到总数的一半。

哈耶斯和历届局长一样，在提高药品审批速度方面面临极大的压力。他表示愿意考虑采取措施，提高药品上市的速度，并"鼓励重要的新药品的销售"[129]。但他研究完法规后发现，政府内部的其他人士对 FDA 提出的强烈建议是不合理的。在很多问题上，尤其是最基本的药品安全和有效性问题，不论他个人的政治见解如何，他还是坚持使用科学标准。按照在 FDA 工作了 25 年多的乔·勒韦特医生的说法，哈耶斯逐个研究了外部给 FDA 提出的有关解决"药品审批滞后"问题的关键建议[130]，结论是，某些解决方案比它们要解决的问题更加糟糕。

　　其中一个方案建议制药公司在进行人体试验之前，不必经过 FDA 的批准。按照过去的经验，新药的毒性试验应该先在实验室里和动物身上进行。而该方案建议让非政府的医学委员会，即机构审评委员会（Institutional Review Boards，IRB），全权决定某种药品能否开始做人体实验。勒韦特表示："哈耶斯说，'我做过机构审评委员会的委员。他们可以处理伦理问题，但不能处理毒理学的问题。他们在这方面没有知识，也没有人才。'"另外一个建议是取消对药品有效性实验的要求。哈耶斯对这一条也不接受，他说："我是位医生。当我给病人用药时，我需要知道这药到底有没有效。"还有一个建议是，取消在药品上市前对其有效性的审批，并替之以在药品上市销售后，从使用药品的医生手里收集有关药品有效性的数据。哈耶斯再次拒绝接受这个建议，并表示，即使只考虑让医生了解药品疗效这一点，临床研究就是必不可少的一环。还有人建议，把 FDA 审批药品的责任状交给外部委员会。哈耶斯说，他对委员会的运作很熟悉，知道它们靠不住。

　　在一些具体问题上，哈耶斯受到政府上层的粗暴干预，不能完全依据医学和科学制定政策。OMB 的人扮演了政治打手的角色，他们插手的问题之一是雷氏综合症（Reye's syndrome）。

　　雷氏综合症在病毒感染后发作，如患流感或水痘，大部分患者是儿童，而且常常致命。感染一周后，患者开始出现恶心和呕吐。对儿童大脑的影响包括健忘、昏睡、抽搐和昏迷，患病儿童往往在肾衰竭后死亡。雷氏综合症的死亡率高达 20%。幸存者中，有三分之一的人患有反应迟缓或者抽搐。据估计，每年约有 120 到 360 名儿童死于雷氏综合症。

　　人们在 1963 年才认识到雷氏综合症的存在，而雷氏综合症的诱因显然不止一个。1980 年，研究人员发现，雷氏综合症的发作与在病毒感染期间服用阿司匹林有密切关系。CDC 在 1980 年公开表示这种关系可能存在，并建议家长在给患流感和水痘的孩子服用阿司匹林时要"谨慎"。这个建议没有得到有效的宣传，而且即使得到有效宣传，在那种情况下，"谨慎"对患病孩子的父母来说又有什么意义呢？

　　从 1978 年到 1980 年，在美国不同地区进行的 4 个实验都确认了这种联系。

194

保护公众健康
美国食品药品百年监管历程

The FDA, Business,
and One Hundred Years of Regulation

1981 年，CDC 专门组织了一个专家小组分析刚刚得出的实验结果。专家小组对实验结果感到震惊，并用直白的语言表示，实验数据足以使他们认为不应该给患流感和水痘的儿童服用阿司匹林。他们还建议，在阿司匹林的标签上注明这种风险。

CDC 很快扼杀了专家小组的结论。4 项实验的原始数据，包括原始数字、访谈和医学报告等，也不再对公共健康官员开放。阿司匹林的制造商给 CDC 和管理 CDC 的健康和人类服务部施加压力，要求他们在这些数据被重新评估之前，不公布任何消息。到了 12 月，CDC 的局长把一堆文件交给 FDA，希望哈耶斯能够帮忙。现在，FDA 知道这些新数据的存在，也拥有法律权限。

同时，最关注这个问题的医学组织美国儿科医学院（American Academy of Pediatrics），指派了一个委员会来调查此事。一个月后，委员会起草了一份建议书，措辞比 CDC 更为强烈，并要求医生告诫家长在冬季流感期间不给孩子服用阿司匹林。阿司匹林的生产商们立刻要求儿科医学院不公开这份建议书。

1982 年 1 月，CDC 的律师警告 CDC 的上层官员说，他们不能守住实验数据不放，而且必须向公众提出警告——不论警告会对阿司匹林的制造商造成什么影响。当然，政府中的重要秘密不会保留长久。制药公司阻挠公开实验报告只会使孩子们继续死亡，西德尼·沃尔夫对此十分愤慨，并在 2 月份把事情向大众公开。他威胁说，如果 FDA 不采取行动，他将诉诸法律。到了 3 月份，美国公共健康协会（American Public Health Association）也要求 FDA 采取行动。CDC 最终向公众提出了警告，甚至健康和人类服务部也觉得有必要发表声明。6 月 4 日，斯威克表示，根据实验数据，政府有必要对医生和家长提出警告。他命令 FDA 修改阿司匹林的标签，并表示健康和人类服务部将开展一项大型的教育活动。9 月份，FDA 正式完成了修改阿司匹林标签内容的建议书。

但是阿司匹林基金会（Aspirin Foundation）仍占优势[131]。他们知道，根据里根的行政命令，白宫的 OMB 可以终止正在进行的监管法规。OMB 的日程表上挤满了美国大公司的名字。消费者组织和健康组织前来拜访的机会很少。一天晚上，阿司匹林行业代表与 OMB 的信息和监管事务办公室（Office of Information and Regulatory Affairs）的副主任詹姆斯·托基会面。信息和监管事务办公室虽然名不见经传，但是权力很大。它负责收集商业信息，也是废除政府监管条例的机构。列席会议的有阿司匹林行业的 5 位专家。

同时，OMB 的官员和统计学家研究了雷氏综合症的数据。其中一位专家，丹尼斯·普拉格，对 OMB 的高级官员表示，对阿司匹林标签的修改建议是一个合理的公共健康措施，数据的说服力毋庸置疑，他甚至愿意建议在警告信中使用更明确的措辞。托基在向他的上级克里斯托弗·德穆特汇报时，承认阿司匹林的风险具有统计学的显著意义。不过他在报告中也加入了一些保守派的信息和"想法"，如家长们了解到阿司匹林与雷氏综合症的关系后，可能会以为只要不服用阿司匹林就可以治愈雷氏综合症，因此，警告信可能不会起到良好的作用。

德穆特看完托基的报告，给斯威克打电话，要他取消对阿司匹林标签的修改。同时，美国儿科医学院也突然撤回了修改标签的请求。很快，斯威克宣布，他撤回对 FDA 发出的命令，政府不会要求对阿司匹林的标签作修改。他把美国儿科医学院的决定作为一个主要依据，并强烈要求重新研究这个问题。

不久，斯威克在 1983 年初离职，接任的是玛格丽特·海克勒。阿司匹林生产商很快就与她会面，要求取消针对父母的雷氏综合症教育行动。会面当天，海克勒就停止了有关雷氏综合症的宣传册分发和广播节目，因为这些宣传的内容本身都模棱两可，没有实际用处。比如，广告声称阿司匹林不会导致雷氏综合症，但没有指出流感和水痘患者应避免使用阿司匹林，而是说，"在使用阿司匹林和其他水杨酸盐治疗此类疾病时，应采取谨慎态度。"实际上，如果从字面上理解，这些广告实际上在建议，如果小心的话，还是可以使用阿司匹林治疗雷氏综合症。科学家和公共健康官员强烈反对这种说法。到了 1983 年秋天，即在实验得出确切结论 2 年之后，在两个专家小组都建议政府立即采取行动的 2 年之后，死亡人数开始逐渐显露。通常，报告上来的死亡人数远远低于实际死亡人数。根据记录，从 1981 年 11 月到 1983 年 11 月，新发现的雷氏综合症的患者至少有 361 人，其中 113 名儿童死亡。

与此同时，阿司匹林的生产商，名声最大的拜耳（Bayer）公司，开始了一场针对家长的反宣传战。拜耳联合其他公司成立了美国雷氏综合症协会（American Reye's Syndrome Association），他们建议家长们自己诊断雷氏综合症，然后再把诊断方法教给医生。这个协会称自己是一个"由父母组成的团体"，采取这种诊断方法不免让人称奇。协会宣传册的最下端用小字写着，该协会的赞助资金来自格兰布鲁克实验室（Glenbrook Laboratories）——为拜耳生产儿童用阿司匹林的公司。

协会宣传册上的虚假说明编写得非常巧妙。上面写道，没有人能确认雷氏综合症的真正原因，接着罗列了一堆可能的原因，包括"基因因素……杀虫剂、化学废物、黄曲霉毒素等，以及用于控制呕吐和发烧的药物，如抗菌剂、阿司匹林和醋氨酚。"最后一条尤其恶劣，因为它将家长关于如何正确治疗发烧的注意力转移开了。宣传册接下来用很长的篇幅讲解如何给自己的孩子诊病，并声称验血是不可缺少的一个步骤。宣传册写道："由于很多医生不熟悉雷氏综合症，而且其症状也有可能被误认为是脑膜炎、脑炎、糖尿病、中毒，或者用药过量——尤其是在大龄儿童和成人中，家长们有必要向医生建议雷氏综合症的可能性。"阿司匹林的生产商们开始播放广告，开头是："请您关注有关雷氏综合症的医疗报道。"接下来的广告内容宣称雷氏综合症的病因尚不清楚，而且绝口不提阿司匹林的名字。

在随后几年中，由于不断出现的新闻报道和公共健康组织的独立的教育活动，美国的雷氏综合症的发病率逐渐下降，但下降的速度很缓慢：1980年的已知发病人数是550（真实的发病人数无从得知）；到了1985年，这个数字是不到200。FDA的局长几经更替，却一直没有解决这个问题。1985年，弗兰克·杨医生呼吁阿司匹林生产商主动在产品上注明药品风险，结果也以失败告终。

这件事的最终结论是，服用阿司匹林会使儿童感染雷氏综合症的几率增加35倍——这是个相当高的数字。公民协会下面的健康研究会由此对FDA提起诉讼。审理此案的联邦法官批评FDA没有及时采取行动，但法官不愿意让自己卷入监管决策过程，因此没有要求修改阿司匹林的标签。直至1986年3月，FDA最终决定，强制生产商修改阿司匹林的标签。同年6月，标签修改正式得以实施。

在20世纪80年代，巴斯德杀菌法（加热杀菌法）是预防生牛奶发生沙门氏菌感染的标准做法。这种做法由来已久，有充分的科学依据，对牛奶的营养价值也几乎没有影响。但后来美国开始流行"健康食品"和"自然食品"，生牛奶又有了市场。美国只有30个州有法律规定生牛奶在销售前必须经过杀菌；另外20个州则没有这种法律规定，其中包括加利福尼亚。加州的一个牛奶公司——阿尔特公司（Alta Dena）开始大胆地宣称，该公司的牛奶"纯净"、"最健康"、"通过了认证"。50年前就被公认的加热杀菌法现在似乎已被人们遗忘。

阿尔特公司的销售额开始上升。当然，加州由于沙门氏菌感染而生病和死亡的人数也开始上升：1981 年 46 人，1982 年 70 人，1983 年 123 人。

1981 年，FDA 决定把生牛奶列为潜在不纯净的食品，并禁止它的销售。医生、科学家、公共健康官员，包括健康和人类服务部以及 FDA 的内部人员，一致声称生牛奶是不安全的食品。但阿尔特公司所在地恰好是共和党众议员比尔·丹梅尔的选区，丹梅尔担任过阿尔特公司的总顾问。他找到白宫、健康和人类服务部部长玛格丽特·海克勒和 FDA，为阿尔特公司求情。他在国会中召集了其他 4 位来自加州的议员，反对对生牛奶颁发禁令。

FDA 的禁令被否决了。把这个消息通知给 FDA 的是健康和人类服务部的助理部长罗伯特·鲁宾医生。他写道，健康和人类服务部"不同意"FDA 的禁令。他说，无论如何，"喜欢喝生牛奶的人很清楚，他们喝的牛奶没有经过杀菌处理，喝下去后可能会有危险。"这个立场很值得商榷，因为喝生牛奶的人当中也包括儿童。

哈耶斯表示他赞成对生牛奶实施禁令，但 OMB 命令 FDA 不采取行动，FDA 也无可奈何。于是，健康研究会再次对 FDA 提起诉讼。1985 年，法官杰哈德·戈塞尔在书面判决中命令健康和人类服务部以及 FDA 必须对生牛奶采取行动："从最好的角度考虑，健康和人类服务部对于迟迟不采取行动而提出的理由是不充分的；从最坏的角度考虑，这些理由是不负责任的。"健康和人类服务部的官员声称需要对这个问题做进一步的研究。戈塞尔反驳道："记录显示，该部门自己的高级官员也对这种说法持相反意见，因此这种说法令人难以置信。"他指出，FDA 首次提出禁止销售生牛奶是在 1973 年（1983 年，FDA 在新的生病和死亡人数的基础上曾经再次建议对生牛奶颁发禁令）。从 1973 年到 1985 年，已经有几百人由于饮用生牛奶而生病，还有一些人因此丧生。这场斗争一直持续到 1987 年 1 月才结束。法庭最终命令 FDA 禁止生牛奶的销售，因为有"决定性"的证据显示，生牛奶危害人体健康。法庭认为，海克勒 1984 年的行为"武断而且反复无常"。海克勒抗议道，没有必要发布禁令。她说，各个州政府如果愿意可以自行解决这个问题。至于跨州销售的生牛奶，她说这些牛奶相对来说数量很少。在所有反监管的故事中，没有比这个插曲更丑恶的了。

保护公众健康
美国食品药品百年监管历程

The FDA, Business,
and One Hundred Years of Regulation

第十五章　FDA 的医学官员

罗伯特·坦普医生走出会议室时[132]，他身后的 FDA 人员还在不停地向他发问。他指着下一位来访者说，"给我 30 秒或者 40 秒。"走出房间后，他又被另一位官员拦住交谈，然后他走向走廊深处，几分钟后回来时，就已经为第二个采访做好了准备。当时是 2002 年初，他愿意谈谈 FDA 过去 30 年的历史。

他的采访者走进坦普堆满文件夹的办公室。长期以来，坦普是 FDA 的药品审批大师，也是全世界药品实验和研究领域的传奇人物。他是 FDA 资历最深的员工之一，他的办公室也是最大的一间。在办公室里小山一般的文件下面，可以看出有一张桌子、一个小圆桌和三把椅子。办公室里还有书架，上面的书籍按通常方法竖着排列，而且在这些书的顶部和上一层书架之间也横着塞满了书籍。书架上面的文件夹一直耸入天花板；用来通风透光的高大的窗户上也是高高的书堆，使人看不到外面的风景。

他的采访者说："和我上次来的时候有些不一样了。"

"我清理了一下，"坦普笑着说，"请坐。"他把两把椅子上的文件挪开，一把给客人，一把给他自己。

目前的时代可以称作药品时代，因为药品是人们治疗疾病的主要方式。大多数人看完病后都会得到一张处方。美国每年开出 30 亿张处方，进行 20 000 个医学实验，参加实验的人数大约超过 1 000 万人。所有这些的核心是医学实验和指导这些实验的科学家们，罗伯特·坦普就是其中的一位。

进行这次采访时，坦普 61 岁，他亲身经历过用科学实验检验药品的大部分时代。坦普 20 世纪 50 年代末期就读于哈佛大学，以优等成绩毕业。随后在纽约大学和当时美国医学的最高研究机构——纽约市哥伦比亚长老会医学中心（Columbia–Presbyterian Medical Center）接受医学培训。然后，他在美国健康研究院工作了 3 年。虽然他的医学研究生涯一帆风顺，但他总觉得少了点什么。科学研究有些太狭隘，"燃不起我的兴趣。当然，我没有为这个问题睡不着觉。"他考虑做其他工作，比如作医院的临床管理，或者在政府中工作。他说："我考察了FDA，因为我认为自己是个消费者权益的倡导者。我妻子为拉尔夫·纳德尔工作过，感觉不错。FDA为公众提供最直接的保护。"他与FDA药品部的理查德·克劳特做了面谈，很喜欢克劳特这个人，并签订了工作合同。"从那以后我就一直在FDA工作，我从来没后悔过。"

他加入FDA的时间是1972年，正值FDA改革的关键时节。它的核心人物一度是那些实地调查员——从消灭纽约市的"死马肉"，到从得克萨斯跑到北卡罗来纳搜寻致命的磺胺，实地调查员都代表了FDA的公众形象。不过，随着时间的流逝，FDA的代表人物慢慢变成了医学审批人员。

坦普加入FDA后，发现自己进入了一个新的知识天地。"药品审批人员"或者叫"理论家"的职位才刚刚设立。从那时起，他协助过医学实验的设计，在实验结束后指责过其中的缺陷，提出过医学实验的理论，教过相关内容，帮忙起草过联邦法规。他的工作在美国和全世界都受到重视。

坦普中等身材，大约有5英尺8英寸，花白的头发和胡子，戴着厚厚的眼镜。谈话开始后，他笑得很轻松，但明显工作压力很大，因此很快就提到了具体问题。他每天的工作内容是公式、模型和趋势，他称之为"智力难题"。他必须从每天的大量人体实验数据中理出清晰的脉络。这些难题关系到病人的生死，常常让他彻夜难眠。

他记得自己工作早期的一个案子[133]。实验显示，降钙素（一种鲑鱼荷尔蒙）能有效治疗罕见的帕哲病（Paget's disease）。佩吉特氏病患者的骨质被更柔软、密度更大的物质替代。制药公司建议使用降钙素来降低血液中的钙含量，以避免高血钙伤害身体器官。

坦普发现，不同临床实验的数据也各相迥异。有的数据显示降钙素能有效降低血钙量，有的则显示没有效果或者效果甚微。为什么如此简单的实验，即抽血检查血钙量，会产生如此不同的结果？坦普查看每个病人的实验记录，发现了一个共同的用药方法，各个实验中心都在早晨给病人服用降钙素。但一些实验中心在病人用药后不久就抽血化验，而另一些实验中心则在几小时后才化验病人的血样。坦普按照用药和验血之间的时间间隔把实验结果分类。他发现，如果用药后立即验血，那么降钙素看起来是有效的；如果隔一段时间再验血，降钙素的效用就不明显。坦普意识到，这种药物只在非常短的时间内有效，对病人没有任何帮助。

坦普的另一次成功与突发性心脏病有关。患者在第一次心脏病发作后的几个月内，常常发生猝死。医生们都认为，可以采取措施预防猝死。1980 年，《新英格兰医学杂志》公布了一项实验结果。一种叫苯磺唑酮（制药商为汽巴—嘉基，Ciba-Geigy，商品名是 Anturane）的药品能大幅度降低猝死的发生率。按照一种计算方法，苯磺唑酮能把死亡率降低 74%；按照另一种计算方法，它能把死亡率降低 32%。制药商的药品实验包括 1 600 名病人，这在当时是个很高的数字，因此给人印象深刻。当时大规模的实验几乎都是由政府机构来做；制药公司一般不愿意在这方面做必要的投资。

实验数据被公布后，医生们都以为 FDA 会很快批准苯磺唑酮。不久，FDA 的一个建议委员会也建议批准这种药品。而事情的结果却出乎大多数人的意料。如《新英格兰医学杂志》写道，1980 年 4 月 25 日，"FDA 出乎意料地宣布，将不批准用于防止患者在心脏病发作后几个月内猝死的苯磺唑酮。"医生们对此纷纷表示惊讶和愤怒。

坦普是审批苯磺唑酮的关键人物。他在实验数据中发现了一些疑点，一些病人在实验中死亡，但最终的实验报告没有计算这些死亡人数。正常的实验方法是对使用药品的病人死亡人数以及没有使用药品的病人死亡人数进行比较。坦普注意到，这个实验采用了一种古怪的做法，它没有列出所有与心脏病有关的死亡人数，而是把死者分成三类："猝死"、由"严重心肌梗塞"导致的猝死和由"其他心脏问题"导致的猝死。坦普还注意到，一位死者最初被列在一个类型里，最后又被挪到另一个类型。整个数据中，像这样的分类混乱情况很严重，而这些错误的结果恰恰使苯磺唑酮显得特别有效。

他和生物统计学家戈登·普莱泽重新清理和评估了这些数字[134]，发现苯磺唑酮对心脏病患者的猝死没有任何预防作用。因此 FDA 做出了上述决定。（至于原始数据的错误是失误还是恶意欺诈，始终没有定论。）

"这件事确实改变了我们的工作方式。"坦普说。因为他们意识到，这些统计分组会产生误导。"我们认识到，这些病人分类的方法完全不可靠。他们希望在数据上做手脚"，然后得出有利于药品的结论。他还意识到，必须将每个病人的情况纳入统计数据。他说:"原始数据显示有些病人死亡,但这些在最终报告里没有体现出来。所以现在,我们认为,如果你把病人随机分组,你必须告诉我们每个人的情况——这是我们从苯磺唑酮身上学到的教训:解释每一位病人的情况。"

几十年来,FDA 的工作人员在一个接一个的类似案件中不断学习。1940 年,设立对照的实验人致上还停留在理论层面;真正设立对照的实验很少。随后 20 年中,人们从实践中学到了哪些原因可能导致结论错误,是偶然性还是设计问题。1970 年,FDA 公布了第一本有关"完善和有良好对照实验"的指导手册。

严格的药品实验是为了把真正有效的少数药品与大量无效、虚假的药品分开。这并非易事,因为疾病的原理不同,治疗方法各异,病人对药品的反应也有区别,除此之外还有厂商的恶意欺诈。但经过多年的经验积累,药品实验在设计和执行上越来越标准化,越来越能防止错误的发生。现在,新药从实验室到市场的运作流程也很早就开始了,从新药还在实验室烧瓶里的那一刻就已开始。

由于"磺胺醑剂"等药品灾难性的影响,审批新药时的首要任务是看它是否完全就是一种毒药。毒性实验首先在细胞上进行,然后在两种或更多种动物身上进行。药品的化学原理也要考虑:药品的生产过程是否严谨?药品的成分在销售过程中是否会一直保持稳定?通过动物实验,可以判断药品是否干扰器官的正常功能,是否会转化成其他化学物质,在动物体内生成的"代谢物"是否安全等。实验还要观察,药品是有效地进入血液,还是被很快排出体外?如果药品不能被有效吸收,可能需要加大剂量才能达到治疗效果,而大剂量却又往往导致患者中毒。另外还有药品对使用者行为的影响:动物吃药后会不会坐立不安?会不会嗜睡?会不会厌食或者体重下降?

如果使用合适的科学标准,所有这些研究可以在数月内完成。当然,科学家的水平必须合格;参加实验的动物必须健康而且被细心照顾,因为不健康的动物会干扰实验结果。对大型制药公司来说,这些实验虽然严格,却是家常便饭。但对很多公司来说,这些实验困难异常。

提交新药申请的公司可以很早就与 FDA 的审批人员进行了沟通,这也是经过了长时期的发展。直到 20 世纪 70 年代末,FDA 一直严格要求其审批人员在工作时保持独立,不允许他们向制药公司透露应该提供什么样的药品数据。

如果制药公司独立进行研发和实验，他们可能会在多年劳作后接到 FDA 的通知，"抱歉，你们的设计从一开始就有缺陷，必须重新开始。"

到了 20 世纪 80 年代，这种隔阂被取消了。FDA 的审批人员现在定期向制药公司的实验和设计提出建议。审批人员自己也认为，这种合作有助于提高审批效率，有助于让申请者提交有用的数据。他们在接到药品的正式上市申请之前，常常用两年多的时间与制药公司的科学家们合作，从药品实验开始，一路跟踪药品研发的进展。他们认为这是指导而不是妥协。并且，当药品审批出现问题时，究其根源，往往是 FDA 内部官员要求尽快批准某种药品。而之前，审批人员常常觉得，他们的上级站在厂商一边，而不是和他们站在一起[135]。

制药公司向 FDA 提交新药临床研究申请（IND，即申请在人体上做药品试验）后，药品审批正式开始。申请者必须用实验室数据和动物实验数据证明，在人体上做药品试验是安全的；同时，申请者还要提交人体实验的计划。得到 FDA 的批准后，人体实验先在少数志愿者身上进行。如果没有发生突然和意外的药品反应（满怀希望的研究人员必须面对的事实是，40%的新药都会在人体上发生毒性反应），制药公司就很快把试验范围扩大到几百个病人（即 II 期试验）。在获得审批前的最后一轮实验中（即 III 期试验），参加试验的病人有几千人。

这些试验完整数据到达 FDA 后，审批团队一般有 4 名成员：一位化学家、一位药理学家、一位生物统计学家，还有一位医学博士。大部分数据都以电脑文件的形式提交给 FDA，不能提交电脑文件的公司必须用文件夹提交。文件夹的数量可能多达 300 卷以上，其中大部分都是数字和数据表格。

药品的安全性是第一位的。完整的药品申请都有一份药品安全报告，长度最多可达 10 000 页，详细记载了所有与药品安全可能相关的事项。在阅读这份文件和其他数据时，审批人员首先要问：实验中有多少人死亡？死亡原因是否与药品有关？如果病人退出实验，退出的原因是什么？是不是由于药品的副作用让他们无法忍受？这些副作用会不会导致死亡或者严重伤害？如果会的话，有多少病人会受到影响？审批人员还要研究病人在实验中出现的"不良事件"（adverse events），即威胁病人生命，导致病人住院、患癌症，或者发生严重残疾的药品反应。

审批人员每天都坐在电脑前，审查七八个关键的药品安全风险，写注释，做计算，有时还要求制药公司提供更多数据。同时，审批人员还以同样的方式评估药品是否具有厂商所宣称的疗效，是否对病人确实有益。审批工作要回答一系列困难的问题。如果药品是安全的，是不是也会给病人带来益处？大多数病人的病情都时好时坏，并不稳定。有的人症状严重，有的较轻。如何分析药品在每个病人身上的有效性？衡量成功的标准是什么？以艾滋病为例，所有艾滋病药品审批的首要衡量标准，是服用药品的人与没有服用药品的人相比，幸存者的数量增加了多少？但后来发现，只要检验并跟踪血液中 HIV 的含量就可以判断病人的健康情况，判断他们死于与艾滋病相关的严重疾病的可能性有多高。因此，能够有效降低血液中病毒数量的药品就是对病人有益的药品。病毒、疾病和死亡之间的联系不能主观臆断，只能用实验证明。

审批人员表示，药品给病人带来的利益是个很有歧义的问题，它也是药品审批人员和制药公司之间最常见的分歧所在。医生和医学研究人员通常用实验室数据来思考问题，如酶的数量上升、血小板数量下降、血压上升、心率下降等。这些指标不久就被真正目标所代替，如病人的寿命是否会延长，虚弱的症状是否得到改善。经过多年的经验积累，FDA 制定了一些相关标准。

实验计划必须事先用书面形式写得很清楚，内容包括你要做什么，你要如何证明你的结论等。参加实验的病人必须经过细心选择：他们的疾病必须相同，诊断方法必须相同，病情的进展状况一般也相差无几。实验计划还要说清楚检验病情进展状况的时间和方法，哪些结果将进行数据分析。目的是为了减少干扰因素，只专注于被调查的疾病。如果参加试验的病人患有多种疾病，诊断标准各不相同，实验的最终结果可能会受外界因素的影响，而不能清楚表明药品和疾病之间这层最重要的关系。

选定参加实验的病人后，必须把他们分成两组：一组使用新药，另一组不使用新药（可能会使用安慰剂）。分组必须使用无偏倚的随机方法。分组时还必须找出以前没有发现的问题，如药物过敏或者不同的膳食习惯等。这些人必须被随机分到两个组内。

这么做的原因是普通人的经历和观察太不可靠，不能作为医学研究的基础。对这一点的最好说明是 1989 年 4 月的一场危机，它可能是美国历史上最严重的药品灾难，尽管媒体对它的报道非常少。

灾难源于一些治疗心律不齐的药品，如商品名为 Tambocor 和 Enkaid 的药品。它们的通用名分别是氟卡尼（flecainide）和恩卡尼（encainide）。FDA 批准了这两种药品，以治疗严重心脏疾病和危胁生命的心律不齐。但从 1981 年开始，医生们把这两种药品的使用范围扩大到只有轻微心律不齐的患者。这些心律不齐非常轻微，病人常常注意不到，只有便携式动态心电监视仪（Holter monitor）才能观察到这种"心室早搏"（premature ventricular complex）的现象。为了预防起见，医生们把这些药给那些症状很弱的病人使用。

到了 1988 年，尽管药品的具体有效性和害处还不清楚，医生们每年还是给几十万患有轻微心律不齐的病人使用这些药品。但是，当国家心肺血液研究所（National Heart，Lung and Blood Institute）提议通过实验找出这些药品的利弊时，却遭到了医生们的反对。那些在 1981 年冒险把这些药品给病人使用的医生们现在根据"经验"坚信，这些药品对病人有益处。有人甚至提出，用实验来检验这些药品的有效性，即一些病人服用这些药品，另一些病人服用安慰剂这种方法是不道德的。在一个会议上，听众对实验的领导人之一雷蒙德·乌斯利医生嚷道，"你道德败坏！你道德败坏！"因为他进行了实验，而且使那些服用安慰剂的病人"得不到"他们需要的药品。

1988 年 9 月，分组实验的结论表明，两组病人的死亡率差距很大。一组病人中有 3 人死亡，另一组有 19 人死亡。人们认为这些治疗心律不齐的药品在起作用。但是到了 1989 年 4 月，尽管参加实验的病人越来越多，两个组的死亡人数的差距依然存在。当实验结果揭晓的时候，研究人员感到极度震惊。这些药品不仅没有治愈疾病，而且几乎是在谋杀[136]。在第一批参加实验不到一年的 730 位病人中，服用这些药品的病人中有 33 人死亡，而服用安慰剂的病人中只有 9 人死亡。服用药品的结果是把死亡率提高了 3.5 倍。

现在，每年有大约 40 万人服用这些药品来治疗微弱的心率不齐。国家心肺血液研究所的研究显示，这些药品每年杀死 5 000 名患者。同时，由于与这两种药品极其类似的几种药品也在被广泛使用，实际无辜丧命的人数可能比这个数字高出几倍。专家们估计，在 20 世纪 80 年代，心脏病医生们的这些药品杀死了几万到几十万人。

实验结果被媒体公布后，患者们纷纷给医生打电话询问究竟。哥伦比亚大学研究了医生对这个消息的反应。他们发现，81%的心脏病医生在实验结果被公开后，依然让他们的病人服用这些药品。一位作者写道，如果让病人停止用药，就意味着给病人打电话，并承认自己犯了一个致命的错误。心脏病医生们没有这么做，而是把这些药品转用到新病人身上。

药品实验以及对实验结果的分析，是生死攸关的大事。在这些问题上，模糊的领域很多，犯错误的机会也不少。

FDA 的失误通常来自不确定情况下做出的错误决定。例如，如果一个药品实验有 3 000 名病人参加，其中有 6 人的验血结果显示肝脏酶上升，这个数据重要吗？它是不是说明药品在损害病人的肝脏？还是说它只是病人其他健康问题的一个反映？

西立伐他汀（cerivastatin，也叫拜斯亭，Baycol）在上市前的药品实验中没有显示任何危险信号。它是一种用于降低血脂和治疗高血压的他汀类药物之一。这类药物的缺点是损害肌细胞，导致横纹肌溶解。某些他汀类药物的危害程度更高。拜斯亭上市时，市场上已经有其他五种他汀类药物，因此拜斯亭的存在没有多大意义。实际上，拜斯亭看起来不如其他几类药品有效。但厂商为了竞争，把它的价格压得很低。

拜斯亭上市不到一年，它的危害就显现出来。首先，德国报告了一例由横纹肌溶解及其引发的一系列问题造成的死亡事件。肌肉细胞分解后，细胞内的大量废物进入血液和肾脏，导致肾功能紊乱，甚至完全衰竭。

第一批不良反应报告出现后，FDA 在拜斯亭的标签上添加了警告信息。给医生的警告信也寄了出去，但被很多医生忽略。死亡人数超过 20 例后，拜斯亭被列为是对肌肉细胞损害最严重的他汀类药物之一。第二封警告信被寄了出去，要求医生不给病人使用高剂量的拜斯亭，并告诫医生不要把拜斯亭与另一种叫诺衡（Lopid）的药物混合使用。但一些医生仍旧忽略了这些警告。

当死亡人数达到 31 人时，FDA 和制药商才认为别无选择。拜斯亭最终在 2001 年 8 月撤市，但这个时间可能晚了一些。

拜斯亭的问题很难事先发现；但博斯克（Posicor），也叫米贝拉地尔（mibefradil），却并非如此。博斯克由罗氏公司生产，用于降低血压，舒缓心绞痛引起的胸部疼痛。药品在获得 FDA 批准前 6 个月，审批团队的领导人陈肖医生在审批报告中表示，该药的临床实验"可能会对患严重心律不齐的人构成威胁"。实验中有 6 人死亡；虽然还不能确定导致这些死亡的原因是否为博斯克，但这种可能性是存在的。为了找出这些死亡的原因，罗氏公司已经开始了一个更大规模的充血性心力衰竭实验。

FDA接到药品申请时，这个大规模实验离结束还有一年时间。为了不损害实验数据的有效性，罗氏公司不想中断实验。已知的数据是在2 400位参加实验的病人中进行的，其中有268人死亡，另有142人死于突发性心力衰竭。导致猝死的原因究竟是疾病还是博斯克？小规模实验显示博斯克是安全的，FDA可以以此为基础批准博斯克，也可以等到查明这142人的死因后再做决定。给FDA提建议的外部专家们对此也有分歧。FDA内部经过辩论后，在1997年6月批准了博斯克。6个月内，数万人使用博斯克的结果明显表明，FDA不该批准这种药物，因为它会导致病人心跳过缓。这种危险效果看起来是博斯克与其他药物相互作用的结果。药品标签上已经列出了3种不能与博斯克一起服用的药品名称。实验显示，博斯克会引发人体对其他药品的不良反应。当与博斯克混合使用后能致人死命的药品数量上升到26种时，包括过敏药物、降胆固醇药物、镇静剂等，博斯克也被撤市。

罗氏公司表示，他们不可能把药品这么多危险的相互作用在标签上一一列出。大规模人体实验的最终结果也显示，博斯克不如其他药品有效，而且导致病人猝死的风险很高。

FDA的官员对事情的进展感到意外，但后来表示，他们应该在事前有所预见，等到更好的实验数据出现后再做决定，毕竟博斯克的疗效并不比其他药品更好。

另外一个出问题的药品是止疼药溴芬酸（bromfenac），商品名是Duract。FDA的审批人员注意到了它的问题。在获得批准之前的实验中，一些病人服用Duract后肝脏受损，血液出现异常。FDA负责审批的鲁道夫·魏马克对他的同事和上级说，该药有问题[137]，如果批准的话，应在药品说明中告诫医生，每次开处方时的用药时间不能超过10天。他建议在药品标签上使用黑框警告——这是标签警告的最高级别，毕竟市场上类似的止疼药很多，其中还有萘普生（Aleve）等非处方药。但是他的上级默瑞·兰普金医生认为魏马克过分紧张。Duract的生产商惠氏公司（Wyeth-Ayerst）拜访过兰普金。兰普金相信，Duract导致的不良反应非常罕见。他认为，只要在标签上注明用药时间不能过长就行了。因此FDA批准了Duract。标签上确实提到了用药风险，但这个警告不是FDA写的，而是与惠氏公司谈判的结果。标签上用小字体标明，药品的使用时间"一般不超过10天"。如果医生要延长病人的使用时间，他们应该每月检查病人的肝功能。但医生们忽略了这个警告。FDA随即开始收到严重肝损伤的报告，其中有些病人的肝脏完全衰竭，需要立即做器官移植。药品上市后，FDA 认为有必要把标签上的警告用黑框标出。但不良反应的报告仍然不断出现——17 人死于肝脏衰竭，还有 50 人的死因值得怀疑。而且，这些报告全部是自主报告，真正的死亡人数可能比这个数字高 10 倍到 100 倍。Duract 上市一年后，最终由于危险性过高而被撤市。

这些例子表明，在 20 世纪 90 年代中期，FDA 在面临压力的时候，把希望寄托在警告性标签和医生在开处方时的谨慎态度上[138]，这相当于推卸预防药品危险的责任。就这样，FDA 在更多的实验数据和与药品安全有关的证据出现之前，就把有效但是有风险的药品贴上警告标签后放到市场上。

如果医生们阅读并遵从标签上的警告，这种做法还能够行得通。审批人员表示，制定药品标签内容和相关信息是他们最有成就感的工作之一，因为这是在给药品下权威的科学定论。但一位审批人员说："医生们并不十分在意药品标签的内容。我们在标签上提供的重要信息很可能无人理会。"调查结果也证实了这一点：大部分医生都不重视标签内容，而且在很多情况下根本不读标签。相比之下，制药公司充分利用各种广告和促销手段来夸大药品效用，并对药品的危险性轻描淡写。FDA 希望通过提示医生来减少药品危害，但正如范德比尔特大学（Vanderbilt University）的伍德医生对 Duract 事件的评语所说的那样："如果人们接连不断从一个危险的悬崖掉下去，你不能指望仅凭一个标志，上面写着'前方有悬崖，危险!'就能彻底解决问题。"

FDA 在药品审批上所犯的错误为数不多。FDA 现在每年批准 60 到 70 种药品，这些药品 97% 以上都安全有效。它们的审批速度较快，而且获得批准后很少出现事故。在过去 25 年中，美国每年撤市的药品数量始终保持在 2% 到 3%，这个数字比其他国家的数字要好得多。这种稳定状况只有一年例外，那一年对 FDA 来说是灾难性的一年，也是 FDA 面临政治压力最大的一年。我们后面会详细谈到这个问题。

在和罗伯特·坦普大约 1 小时的谈话结束时，他承认，仅仅用药品标签的方法来指导药品使用行不通，为此，会时时令人有挫败感。但监管机构的权力只有这么大：FDA 只能审批药品，而使用药品的是医生。坦普本人对几十年来医学实验的进步感到满意。"情况变了，变好了，"他说，"至少我这么认为。"

第十六章　现代瘟疫——艾滋病

FDA 总是在适应科学和商业截然相反的需求，同时还要面对华盛顿错综复杂的政治，这在通常情况下已经很有难度。但在 20 世纪 80 年代中期，三件事给 FDA 带来了最严重的挑战：反对监管的保守派人士对 FDA 的冲击、FDA 内部的一系列犯罪活动和艾滋病。

1981 年夏天，当时的美国总统是罗纳德·里根。FDA 的困境几乎没有任何改观。预算被大幅削减，通货膨胀严重，FDA 的资源一年比一年少。1978 年，FDA 大约有 7 850 位职员；卡特把这个数字削减到 7 500；里根的第一个预算又把这个数字降到 6 800。FDA 对待不合格食品药品的通常措施——查封、禁令、起诉，这种数量正逐年急剧下降。1981 年夏天，CDC 的调查员接到的一些电话显示，一种新的传染病出现了。

洛杉矶和纽约的几位医生发现他们的病人感染上了一种叫卡氏肺孢菌（pneumocystis carinii）的病菌，这种病菌能导致致命的肺炎。这种疾病通常非常罕见：1960 年之前，全世界的医学文献只报道了 100 个病例。但 CDC 单在美国境内就接到以数十甚至上百计的病例报告，并请求 CDC 提供帮助。患有肺炎的病人一般都年老体弱，这些新病例的奇怪之处在于全部发生在年轻的男同性恋者身上。

1981 年 6 月 5 日，CDC 公布了有关这种疾病的第一份公告。大约一个月后，CDC 又宣布，有 41 位男同性恋患者感染上了一种非常罕见的癌症——卡波西肉瘤（Kaposi's sarcoma），这种病一般只出现在免疫系统瘫痪的病人身上。7 月 3 日，《纽约时报》报道了这条消息。一个月后，《华盛顿邮报》报道了更糟糕的情况，患卡波西肉瘤或者上述罕见肺炎的患者已达 111 人。《华盛顿邮报》写道，这两种罕见疾病的发作基础很明显，都是由于这些男性体内的免疫系统瘫痪。报纸还指出，这两种疾病造成的公共健康危机正在迅速超过中毒性休克；而中毒性休克在两年中导致 84 位妇女死亡。到了年底，"免疫系统瘫痪"的男同性恋的人数上升到了 180 人。到了 1982 年中期，这种疾病已经从男同性恋人群传染到来自海地的移民和曾经接受过输血的人身上。到了夏季结束的时候，报告上来的病例已经有 505 个，其中 202 人死亡。政府现在正式把这种病称为流行病。

由于患者的免疫系统遭到极度破坏，这种疾病的名称最终被定为获得性免疫缺损综合征，即艾滋病（AIDS）。一般情况下，这种免疫系统的缺陷和著名的"泡沫男孩"（Bubble Boy）一样，都是遗传现象。但在这些新病例中，免疫系统的损伤不是来自遗传，而是后天获得的；这种免疫系统的严重受损也是第一次以传染病的方式流行。在其他健康危机中，如中毒性休克和军团病一旦被发现，患者的数量有限，而且发现病因的速度也很快。但医生们很快就意识到，艾滋病是一种非常新的疾病。人们也逐渐了解到，导致艾滋病的是人类免疫缺陷病毒（HIV）。这种病毒不仅侵犯人体，而且侵犯的对象是人体的免疫系统本身，因此几乎无法治愈。更糟糕的是，病毒侵入人体的免疫细胞后，可以休眠很多年，然后在某种诱因的作用下开始繁殖。繁殖一旦开始，人体的各部分都会发生疾病，如嘴巴、皮肤、眼睛、鼻子、关节、肌肉和多种腺体等。这时候，大量对健康人体无关痛痒的微生物都可以致人死命，如细菌、真菌、寄生虫和其他病毒。而且，感染艾滋病的人无一生还。

对艾滋病的恐慌在纽约和旧金山的同性恋群体里散布最快。由于病因不明，而且没有治疗方案，人们的最初反应只能是接受死亡这个事实（有人称这种死法为"美丽的死亡"），并成立社区团体，照看患者（其中成立最早、最有成效的是纽约的男同性恋健康危机中心，Gay Men's Health Crisis）。很快，医疗系统也抱怨不堪重负，因为同样的病人一次又一次来就诊，而医院也根本无法挽救他们的生命。

1983 年秋天，哈耶斯辞去了 FDA 局长一职。临时局长马克·诺维奇医生是新局长的理想人选，制药行业协会和公民协会都支持他——这种现象倒是不多见。随着艾滋病的蔓延，FDA 将承担更多的责任。在这个时候，有必要尽快任命一位受各方尊敬的新局长。但诺维奇是个民主党员，因此不可能让他当局长。新局长上任后，面临的是严重短缺的预算、正在爆发的艾滋病，还有一个人手严重不足的工作团队，外加一大堆党派政治，这种状态下的 FDA 根本无法完成国会交给它的任务。而且作为一个公共健康官员，FDA 局长除了收入菲薄，还要常常面临对他或她个人信誉、智力和品德的攻击。至少 6 个人都谢绝了担任 FDA 局长这份工作。

随后，罗切斯特大学的弗兰克·杨进入了人们的视野。杨做过医学院院长和大学副校长。他不了解医学上的政治，也不了解 FDA。他是一个"重生的基督徒"（born-again Christian），每次职业变更之前，他都要祈祷上帝，按神的启示行事。纽约的保守派人士提名他做 FDA 局长，最初他拒绝了这份工作。第二次被邀请时，他又拒绝了。第三次被邀请时，他认为这是上帝本人在召唤他为公众服务，于是同意了。杨为人诚恳，一张热诚的圆脸，笑起来很开朗。他出生在长岛的梅里克。他说对他自己影响最大的经历是童年时代的一次事故和父亲的去世。他叙述这些事情的时候，言辞中既有医学词汇，也有宗教色彩。

他并不担心工作的难度，而且当他发现自己可以每周至少穿一次公共健康服务部类似海军上校的白色军装时，感到非常开心。他喜欢这种象征性的装饰，讲话时爱用比喻和寓言来使问题简化。一位作家写道，他是"一位出色的政客和广告商……单枪匹马就能上热播的电视访谈节目……打起垒球方面的比喻时滔滔不绝"。一位 FDA 的职员认为杨的公关角色扮演得不错，毕竟"选择局长人选时，看重的不是他在药品审批方面的专业能力——那是职员的工作"。

杨现在回忆起他在 FDA 的经历时说："我进入 FDA 时没有任何包袱，因为大家都不认识我。FDA 在 7 年半的时间里换了 7 任局长和代理局长，我是第 7 位。局长们上任卸任，跟走马灯一样。"[139]上任不久，他表示他的工作内容包括把 FDA 的角色从"裁判"或者对手改为"接球手"，这意味着给厂商们发信号，并接住他们掷过来的球。他重振 FDA 的手段包括生物技术等未来远景，用"行动计划"来制定 FDA 的目标[140]。他像传教士一样，开着白色雪佛莱到处开会，车后座上堆满了文件和图表。这些文件和图表显示，越来越多的责任使 FDA 不堪重负：新药申请的数量越来越多，而 FDA 的员工却在减少。根据媒体的报道，杨最喜欢用的统计数字是，自从 1979 年，联邦政府通过了 21 部新法律，每一部都赋予了 FDA 更多的责任，但没有给 FDA 的预算增加一分钱。他聪明地表示，FDA 的这种状况始于卡特政府，与里根政府毫不相关。

在药品审批滞后的问题上，他说："我一直讲，如果我们能增加 200 个审批人员，就完全能够胜任。"他建议制药公司在提交药品申请时交纳一些审批费用。FDA 可以用这些费用来雇用新员工，加快药品审批的速度。健康和人类服务部部长海克勒喜欢这个主意，制药公司也赞同用这种方法使药品更快上市。但 OMB 表示反对，因为这种做法可能增强 FDA 的监管能力，而 OMB 的保守官僚们希望解散 FDA，而不是增加它的力量。

不论杨的计划如何，艾滋病很快就成为 FDA 的首要任务。首先要解决的是血库问题。一旦怀疑艾滋病是由病毒引起的，就必须保证血库里的血不会成为传染源。同时，必须对治疗艾滋病和相关疾病的药品进行医学检验。在艾滋病出现后的最初 6 年里，医学界没有找到真正有效的药品——没有一种药品能控制 HIV；仅有少数几种药品能延缓相关疾病的迅速发作。FDA 的历史显示，凡是缺少有效治疗方法的致命疾病都会招来成百上千的假药，艾滋病也不例外。很多有病乱投医的患者开始服用各式各样谣传有效的秘方，其中有的在医学和化学上还行得通，但大部分疗法都不讲道理。各种各样的按摩、冥想、草药疗法层出不穷。有人用邮购的方式销售人体免疫细胞（目的大概是为了替换那些已经死掉的细胞）；有些公司出售从怀孕奶牛身上获得的组织；还有人把人的尿液制成注射液（得克萨斯州现在还流行用这种方法治疗癌症）；有人提倡在漂白粉中沐浴；有人建议用午后的阳光照射睾丸。假药名单长而又长，包括洛克·哈德森专门飞到法国获取的 HPA-23，还有三氮唑核苷、舒拉明、硫酸葡聚糖，以及一种让人作呕的蛋黄奶昔——据称里面含有一种叫 AL-721 的物质。

纽约和旧金山的艾滋病积极分子盲目地到处寻找治病的良方。很快，他们就开始大规模地从国外走私药品。这些药品尚未经过严格实验测试，但在一些药品市场监管比较宽松的国家已经开始销售。人们开始定期到墨西哥、日本和法国走私药品。这是对 FDA 法律、法规的直接挑战。但一贯谨慎行事的 FDA 在里根年代尤其如此，决定不阻止这些积极分子获取无用的药品。毕竟，法律禁止进口未经审批的药品的目的是为了打击商业欺诈，而不是为了阻止在死亡线上挣扎的患者寻找疗法。因此，使用飞机和邮件走私的活动继续进行。FDA 在 20 世纪 80 年代中期决定，只有在一些企业从走私活动中牟取暴利的时候，FDA 才会出面干预。

The FDA, Business,

and One Hundred Years of Regulation

彼得·阿诺和凯琳·费登写道："如果现存的医疗体制不能或者不愿意给病人提供药品，走私贩、厨房里的'化学家'、浴池里的'啤酒硕士'们就会把这些药放到患者手里。"[141]这些人也确实这么做了。

对很多人来说，从艾滋病爆发到发现有效药品的这段时间暗无天日。人们提出了很多观点来解释为什么美国没能及时控制艾滋病这个现代瘟疫。一个障碍是我们不知道如何控制 HIV 的生理学。很多著名科学家认为，治疗艾滋病的药品在未来几十年都不会出现，我们对艾滋病了解得太少，而病毒变化得太快，很难迅速找到一种能马上见效的药品。

另一个障碍是缺乏政治上的领导，尤其是缺乏白宫的领导。这可能与对艾滋病人的歧视有关。在艾滋病爆发后的几年内，人们已经清楚地看出它至少是在 75 年里最严重的流行病，而白宫和很多政府机构都对艾滋病报以冷漠的态度。在艾滋病爆发的早期，患者的态度乞求多于愤怒。比如，在纽约的一个烛光游行上，一个叫鲍勃·柴科奇的年轻人对里根总统说："你和我们的第一位总统一样，是我们的国父。当我说你的孩子在死亡时，你听得到吗？这个问题已经超越了政治。我所要求的不单单是一笔费用；我要求的是爱。如果你是我的父亲，总统先生，我就是你的儿子。请帮我拯救我的生命。"

但里根拒绝处理这个问题。疾病爆发 5 年后，他才开始在公众场合提到艾滋病或者使用"艾滋"这个词。疾病爆发 7 年后，他才对这个问题做了一个专门演讲。在 1983 年 3 月底，健康和人类服务部的助理部长，爱德华·布兰德医生表示，艾滋病是公共健康服务部面临的首要任务。而在这之前，没有一位联邦高级官员在公共场合谈论这个问题。布兰德在讲话中又迅速补充道，艾滋病的严重程度还不至于让"普通大众"感到恐慌。

这时，报告上来的艾滋病例已有 1 450 个，其中 558 人死亡。布兰德指出，艾滋病患者主要局限于同性恋者、吸毒者、海地移民和血友病患者。"我们的研究显示，艾滋病的传播途径几乎只限于性交和共用吸毒的针头。通过血液和血液产品的传播只占少数。"他说政府已经为艾滋病花了 1 450 万美元，相当于在 8 年内花在中毒性休克上的费用总和。然而他没有提及的是，这些钱都用于 CDC 跟踪传染病的日常工作——政府没有专门为治疗艾滋病多提供一分钱，里根政府也没有提供更多的资金。不仅如此，政府还拒绝了国会为治疗艾滋病增加预算的请求。

其他公共健康官员急切地要求政府提供资金来解决这个问题，并敦促他们的上级采取措施。布兰特把这些请求都转达给健康和人类服务部的海克勒，而海克勒对此置之不理。随着艾滋病形势的恶化，国家健康研究院要求政府增加127个工作岗位来遏制病情的蔓延，但政府只批准了11个。如前文所说，FDA的预算不仅没有增加，反而被大幅度削减。现在国会由民主党控制。众议院两个委员会的主席，加利福尼亚州的亨利·维克斯曼和曼哈顿的泰德·韦斯，联合参议院的爱德华·肯尼迪召开了听证会，在推动政府出资解决艾滋病问题方面迈出了里程碑式的一步。但里根政府抱着错误、强硬的态度，拒绝在这个问题上做出让步。美国公共健康协会的前任主席，斯坦利·马泰克说："里根政府对健康的观点和约翰·加尔文对财富的观点一样：都是你自己的责任，你应该自己把它搞好。"直到里根本人意识到，艾滋病也会危及同性恋群体之外的人之后，政府才开始为救治艾滋病人提供资金和道义上的支持。

艾滋病问题的另一个障碍是制药行业的反应迟缓。如果自由市场真如人们吹嘘的那么神奇，制药公司就应该抓住这个机会积极投身于研发艾滋病药品。一些科学家已经推断说，到1985年，感染艾滋病的人数将达到几万人，1985年以后的数字只会有增无减。但在1983年，当报告上来的艾滋病患者约有1 600人时，有人认为感染人数会下降，制药公司也接受了这种看法。美国医学会的资深官员，诺伯特·罗珀扎医生表示，他预计艾滋病的传播速度会下降。"有迹象表明，若同性恋男子自我约束，艾滋病的蔓延速度可能会减缓。"1984年底，患者人数已经超过10 000人，但制药公司仍然觉得市场太小。据说，为200 000人以下的目标市场研发新药，收获的利润会太少。

积极人士们呼吁制药公司采取行动，这些公司拥有数千种生物活性最强的化学物质，而大学和政府里的很多科学家急需这些化学物质来做艾滋病研究。国家癌症研究院（National Cancer Institute）的萨缪尔·布罗德医生就是其中一位。他身材矮小，略微发胖，下巴上留着胡须，说话时节奏虽然有些奇怪，但温和而生动。他说："科学界的权威人士一度认为艾滋病无药可治。我认为这种看法非常危险。幸好科学允许少数人的观点存在和发展。我们到处寻找能证明艾滋病并非无药可治的证据。"[142]布罗德和其他科学家一起挨家拜访各个制药公司，试图说服他们有很多方法值得一试。

最终布罗德找到一家公司相信病毒并非无坚不摧，这就是巴罗斯公司（Burroughs-Wellcome）——英国维尔康公司（Wellcome PLC）的美国分公司，它生产的无环鸟苷是当时惟一一种对疱疹有部分疗效的药品。经过布罗德的多次邀请，巴罗斯公司在 1984 年秋天同意与布罗德和杜克大学的达尼·波罗格尼西医生见面。政府和大学表示愿意提供实验室来测试维尔康公司的几千种化合物，看看哪种对 HIV 有效，实验室中有最优秀的医学人才。巴罗斯公司也愿意提供一些自己的化合物供实验用。但是由于艾滋病毒很危险，需要使用专门设计的特殊实验室，以防止病毒在科学家喷洒或倾倒混合物时漂浮到空气中去。巴罗斯公司没有这种实验室，政府和大学研究艾滋的科学家们也没有。

经过一番讨价还价，国家健康研究院和杜克大学同意承担风险——他们把病毒拿到自己的实验室里做实验。政府和大学里的科学家可以选择不参加实验，但实际上没有人拒绝参与。这些献身科学的人就是这样具有大无畏的精神。

巴罗斯公司把只有编号没有名称的药品从公司在北卡罗来纳州的实验室运到布罗德位于华盛顿郊外的政府实验室。在那里，一位年轻、聪明的日本移民科学家 Hiroaki Mitsuya 发明了一种快速检验大量药品的方法，他的年薪只有18 000 美元。他整天坐在椅子上，日复一日，双手不停地把药品和病毒放到微小的实验器皿里。2 月份，Mitsuya 发现，巴罗斯公司寄来的一种叫"S 化合物"的东西看来能在实验烧瓶中有效攻击艾滋病毒。"S 化合物"是叠氮胸苷，简称AZT。1985 年 6 月，巴罗斯公司向 FDA 递交申请，要求在人体上做少量实验（I期实验）。FDA 仔细审查后，在一周内批准了实验申请。布罗德在马里兰州贝斯达（Bethesda）市的实验室首批招募了 11 位志愿者，给他们服用低剂量的 AZT。随后又有 8 位病人同意在杜克大学波罗格尼西医生的实验室参加实验。

按照约定，从政府和大学收集的血样将被送到巴罗斯公司做分析，但巴罗斯公司毁约了。布罗德不甘心实验就此中止，于是他从自己的实验室调用其他科学家，并安排在国家健康研究院做血样分析。首先服用 AZT 的是一位家具推销商，时间是 1985 年 7 月 3 日。

初步的实验结果显示，AZT 能够被人体吸收且不会造成严重伤害。于是，开始进入 II 期试验，"II 期试验"开始于 1986 年 2 月，并一直持续到 1987 年。

"III 期试验"包含 1 000 人以上的患者。通常药效要在"III 期试验"结束后才能明显体现出来，但 AZT 的效果在短时间内就表现得非常明显。在双盲实验中（即病人和医生都不知道谁在服用被实验的药品，谁在服用安慰剂）为了防止药品灾难，实验都有一个数据安全和监督委员会来定期查看实验结果。AZT 实验开始后刚 3 个月，委员会已经能从数据中得出明显的结论。服用安慰剂的 137 位病人中有 19 人死亡，服用 AZT 的 145 人中只有 1 人死亡。于是，研究人员停止了实验。FDA 也按照其一直奉行的政策，开始为生命垂危的艾滋病患者提供任何可能有益的重要药品。从 1986 年 9 月 19 日开始，FDA 和巴罗斯公司在"关怀用药"（compassionate use）的基础上，在接下来的 5 个月内给大约 4 500 名艾滋病人提供了 AZT。这个数目至少占当时美国艾滋病患者总数的三分之一。

采取这些举措的时候，FDA 还没有完成常规审批来决定 AZT 是否完全安全有效。正常情况下，下一步，也是最重要的一步，应该是 III 期试验。III 期试验在实验室实验、动物实验和人体毒性实验之后进行，一般包括 2 个关键实验。如果 III 期试验进展顺利，制药公司就可以向 FDA 申请药品上市。对大多数新药来说（90%的新药都与市场上已有的药品相差无几），这个阶段的实验至关重要，因为它决定着新药与市场上现有药品的差别有多大，以及会不会给患者带来已存在的一些不必要的危害。

因为人命关天，所以 AZT 的上市速度非常快。但很多人都担心这种仓促做法的后果。单凭一个中途结束的实验是不能做出最终结论的。比如，这么短的实验不能确定药品的合适剂量——如果剂量过高，很多病人将出现严重不良反应，不得不中止用药；如果剂量过低，一些病人的病情会复发。还有，病人用药时间超过几个月后会发生什么情况？药品是否会失效？病人是否会受到长期副作用的伤害？药品是否会对别的疾病有负面影响？是否会造成病人死亡？

FDA 决定冒险暂时忽略 III 期试验。上述问题虽然很重要，但更重要的是快速找到能有效治疗艾滋病的药品。巴克斯公司在 1986 年 9 月向 FDA 递交了 AZT 上市最终申请和实验数据，并在 1987 年 3 月获得 FDA 的批准。在审批期间内，大部分艾滋病人已经在使用 AZT。

不过，制药公司仍然没有投入大量资金研发艾滋病药品。在 AZT 显示艾滋病药品可以获利后，有人认为，制药公司的迟缓态度是由于对同性恋的歧视。这种说法不无道理，但更可能的原因是制药公司不愿意冒风险。一位理财专家

保护公众健康

美国食品药品百年监管历程

告诉《拜伦斯》杂志（*Barron's*），他不愿意在艾滋病药品上下注博彩："艾滋病很快就会达到顶点然后衰落。感染艾滋病的同性恋人数将不会太多，他们现在都在学习安全性交。由于艾滋病是致命疾病，已经感染上的患者正在死去。那些用静脉注射服用毒品的人当然不够谨慎，但大部分人都已经是艾滋病患者，而且在逐渐死去。妇女也不能把艾滋病传染给男性。"[143]

（这位理财专家的每句话都有错误。他连艾滋病最基本的常识都没有，说这番话的时间是 1989 年，此时美国记录在案的艾滋病人就有 107 000 人，其中有 62 000 人死亡。5 年后，美国记录在案的艾滋病患者数量翻了 5 倍，达到 535 000 人，其中有 332 000 人死亡。艾滋病患者的寿命也没有下降，反而从 10 个月延长到 3 年。）

华尔街的评论家曾经声称，FDA 的审批速度很慢，而且监管流程在艾滋病这个问题上"受到了政治上的污染"，因此进入艾滋病药品市场会有很多风险。AZT 以及随后出现的各种艾滋病药品证明，这种说法是错误的。FDA 的审批速度很快，艾滋病药品也有利可图。尽管如此，大型制药公司还是在艾滋病出现 10 年后才推出艾滋病药品。最先上市的 3 种艾滋病药品都来自政府实验室。在这些实验室里，所有与艾滋病病毒接触带来的风险都由收入微薄的联邦政府科学家承担。

起初，AZT 给人们带来了兴奋和希望。但是，巴克斯公司对 AZT 的定价高得出奇——每人每年 10 000 美元，这超出了很多患者的支付能力。巴克斯公司担心艾滋病的势头会放缓，或者很快被其他公司研发的新药所取代（此时至少有两种艾滋病药品已经在实验当中），因此决定尽快收回投资。巴克斯投资了 8 600 万美元做 AZT 的研发和销售。第一年的销售额是 1 亿美元。艾滋病也相当配合，如期快速蔓延，使巴罗斯公司在 AZT 上市几年内就赚取了超出投资数倍的利润。

AZT 的成功大大超出了人们的意料，也使他们改变了对艾滋病药品研发的看法。而且，在每年有几千名患者死亡，而且药价奇高的情况下，新药研发的时间显得太漫长。人们指责那些对艾滋病药品提出质疑或者建议谨慎的人，是对奄奄一息病人的生死漠不关心。

由于急于推进 AZT 上市而省略科学实验现在也显现出后果，有人表示 AZT 的毒性太强。实际上，在实验中给病人服用的 AZT 剂量太高，结果虽然有效，但也导致了不必要的严重副作用，使很多人不得不放弃 AZT。由于高毒性和有效时间过短，一些人开始反对使用 AZT。

因此，具有讽刺意义的是，1987 年底，正当第一种能有效治疗艾滋病的药品刚刚获得 FDA 正式批准时，同性恋群体中的愤怒和恐惧也达到了最高点。早期艾滋病患者大部分都是男同性恋。他们和亲人承受着巨大的痛苦，每周都有葬礼举行。剧作家兼艾滋病活动者拉里·克莱默说："我简直难以克制自己的愤怒和挫折感。晚上我总是做噩梦，梦见死去的朋友。白天还要参加葬礼和纪念仪式，看望生病的朋友。我们要死多少人才能开始反抗？"政府的反应完全不像是在应对美国历史上最严重的传染病。到 1987 年底，艾滋病患者已经超过 71 000 人，其中 41 000 人已经死亡。

1987 年 3 月的一个晚上，在格林威治村的一个地下室里，250 多人在等待嘉宾诺拉·埃弗伦演讲，这些人大部分都是男女同性恋者。结果埃弗伦不能到场。愤怒的克莱默于是主动站出来演讲。他很有口才，他指出，在场的人可能将有三分之二在 5 年中死去。他说："如果我的话还不能让你们害怕，那我们的麻烦才真正开始。"由于他的演讲，两天后成立了一个叫"积极行动联盟"的团体。"积极行动"的英文名称是 ACT UP，据说最初代表了"艾滋病力量动员联盟"（AIDS Coalition to Unleash Power）。他们的口号是"静默＝死亡"，采用的会标是一个大屠杀期间纳粹曾经强迫同性恋佩戴的粉红三角，只不过纳粹的三角向下，他们的三角向上。为了抗议 AZT 的价格，联盟成立两周后组织了第一次活动，他们堵塞了华尔街的交通，结果有 17 人被捕。他们把 FDA 局长弗兰克·杨的肖像挂在三一教堂的绞架上绞死。游行人员中的彼得·斯塔雷（Peter Staley）曾经是股票经纪人和崇信里根的共和党。他说："我们认为每一分钟都很重要。我们希望政府用对待南卡罗莱纳州飓风和旧金山大地震的态度对待艾滋病。"

同时，FDA 经过内部高级官员的辩论，经过与示威者和科学家们的谈判之后，在 1987 年决定，FDA 在紧急境况下可以在实验完成前批准一些药品上市销售。当然，在药品获得 FDA 批准之前，病人们可以以"关怀用药"的名义从制药公司相继获得药品[144]，但前提是病人知道药品的存在，而且大多数情况下，制药公司也拒绝给他们提供这些药品。因此，如果药品确实有可能治疗致命的疾病，而这种药品不是随便炮制而成，而是有充分数据证明它的安全和效用，那么政府就应该允许药品在获得批准前就开始销售。这种做法最初被称为"治疗用新药临床研究申请"，表示药品虽有疗效，但尚处在实验阶段。

最初，不仅 FDA 内部对这个政策意见不一，医生、科学家，甚至艾滋病团体内部在如何对待这个政策上也众说纷纭。自由派人士，如旧金山"公共知情项目"（Project Inform）的马丁·戴勒内，带领大家写信赞扬弗兰克·杨的这个大胆举措。《华尔街日报》极端的社论也写道，这个政策"对身患重病和奄奄一息的人来说是个巨大进步"。有趣的是，《华尔街日报》把这一举措同大规模减税和导弹防御系统（"星球大战"）一起列为里根政府的最佳决策之一。

反对这个政策的艾滋病活动人士，如美国男女同性恋力量协会（National Gay and Lesbian Task Force）的负责人杰弗瑞·莱维，指出了批准尚在早期实验阶段的药品的危险之处，虽然理论上安全无疑，不久事实却将证明具有灾难性的后果。艾滋病患者早期使用的很多药品都给他们带来了极大伤害。其中一种是舒拉明。舒拉明的传统用途是治疗非洲锥虫病。在通过了 I 期试验时，结果显示它对 HIV 病毒很有疗效，但这个结果并不可靠。布罗德和他的同事是最早在医学杂志上发表文章评估舒拉明疗效的人之一。他们认为，舒拉明对 HIV 的效果非常有限，而且令人失望。而且舒拉明的副作用很强，会伤害尿道和肝脏。不过，尽管有这些缺陷，但舒拉明还是值得一试。在 II 期试验中，41 位男性患者服用舒拉明后，有 2 人死于肝功能衰竭，还有一些人出现严重的肾衰竭和肾上腺衰竭，而且药品对 HIV 没有任何疗效。布罗德和他的同事不得不承认："舒拉明毒性很强。从病毒学、免疫学和临床角度来看，不会给患有 HIV 相关病症的患者带来任何益处。"莱维认为，"治疗用新药临床研究申请"会使类似舒拉明这种危险而且无效的药品上市销售，而几个月后才发现这些药品在滥杀无辜。

1988 年，"积极行动联盟"决定在华盛顿举行一次大规模的游行。一开始，游行还没有选定针对目标，可能是罗纳德·里根、健康和人类服务部、国家健康研究院或者 FDA。他们最终选择了 FDA，因为 FDA 看起来与整个活动的目的关联最紧密。FDA 对药品有审批权（无论被审批的药品有没有价值），这一点很关键；而且 FDA 会更松动一些，有可能在外界压力下更改政策。

远在游行开始之前，杨就与游行的组织者见面，希望能改变游行的针对目标，但无济于事。1988 年 10 月 11 日，正值秋季，阳光灿烂。从清晨 7 点钟开始，来自全国各地的游行人员陆续出现在马里兰州罗克韦尔郊区的 FDA 总部大楼前，他们手拿不同的标语和口号。每一个参与的团体都装饰了醒目的标语和标志，这一戏剧性的事件持续了一天，直到下午五点。上千名游行者把大楼包围起来，向摄像机和记者展示他们的观点。有的标语写着，"光有 AZT 是不行的。"灯柱上挂着燃烧着的里根的肖像。有的人穿白外套，戴橡皮手套，手套上好像有血。游行者躺在街道上，用粉笔画出身体轮廓，表示死亡。大楼的旗杆上升起了黑旗。各个角落的活动都有新闻价值。这种游行与 20 世纪 60 年代的游行不同，没有暴力，而且精心考虑到了媒体的需要。他们告诉记者，FDA 的"积极阻挠使艾滋病患者不能获得有希望的疗法"——这也是那天游行的主题。严格来讲，这种判断并不正确；当时除了 AZT 外，还没有什么有希望的疗法。主要的电视和新闻都对游行做了报道。

从这次游行开始，在几年时间里，艾滋病药品审批问题一直争议不断。新药在获得批准之前的实验要么显得太少，要么显得过多。现在回顾起来，这么多毒性非常强的药品并没有由于审批速度过快而导致类似反应停的药品灾难。但 FDA 面临的压力仍然非常大。

有些事一开始就错了。制药公司在推出三唑核苷时，在新闻发布会上鼓吹它的疗效。乍看起来，三唑核苷非常有效。但在场的一些记者注意到，统计数字里有一个明显的弱点：服用药品的人大部分都比较健康，因此药效看来比实际情况要好。人们最终无法确定，这些数据是故意误导公众，还是实验本身的不足。但如果不做更多的实验证明疗效，就批准三唑核苷上市销售，结果可能不堪设想。一些病人也确实通过非正式渠道拿到了三唑核苷，因而在几个月的时间里错过了使用其他更有效的药品的机会。

20 世纪 80 年代末，艾滋病活动者和监管人员希望能采用新的、比"治疗型新药临床研究申请"更明确的药品审批政策，使重要的药品能提前上市，同时也能保证厂商确实提供完整的科学数据。两位艾滋病活动人士——东部"积极行动联盟"的吉姆·埃古和西部"公共知情项目"的马丁·戴勒内，与国家健康研究院的安东尼·弗希商讨过这个计划。弗兰克·杨也表示赞同。这样，如果某种药品（不是所有药品），是治疗严重或者危及生命的疾病的药品，在动物和人体上试验证明安全，而且有理由相信药品有效，那么就可以在继续进行药品科学实验的同时，给成千上万的病人使用。这种做法后来被称为"平行审批"（parallel track），并被 FDA 使用至今。

弗希与制药公司探讨过这种做法。他们表示谨慎接受，并指出这种做法只适用于某些药品，而不是全部。艾滋病活动人士深感振奋，尽管这种做法并非没有风险。

弗希说："以前人们担心，如果我们这么做，就没有药品会做临床试验。"[145]他说他最终接受了艾滋病活动者的意见，即如果药品实验和药品销售的启动时间较早，患者在使用新药的同时，也会有足够的志愿者来参加药品实验。出于公共利益，他们会这么做（他们在实验中仍然会服用新药，而且参加实验意味着接受最优秀的医生的治疗）。

尽管政策的细节尚未落实，但政府的科学家们已经纷纷表示支持。国家过敏和传染病研究中心（National Institute of Allergy and Infectious Diseases）艾滋病部门的负责人丹尼尔·霍斯医生表示："与疾病斗争和战争一样，参与其中的人都会被改变，也许是一生的改变。"激进的艾滋病积极分子马丁·戴勒内有些挖苦地表示："我想我们还没有达到百分之百的和谐，但 FDA 已经变得更人性化。我们游行的时候还以为他们都是不关心病人死活的纳粹。不过在他们眼中，说不定也认为我们是希望假药在市场上盛行的疯子。"

下一种重要的艾滋病药品是双脱氧肌苷（DDI），发明者是国家癌症研究院的布罗德和 Mitsuya。DDI 是一个执行"平行审批"的药品，它和 AZT 很相似，因此使人放心一些。Mitsuya 发现，DDI 比 AZT 在人体内保存的时间更长，甚至更好，因为 DDI 的副作用也相对更弱一些[146]。它不会像 AZT 一样有时使病人虚弱贫血而死，但也有自身的缺点，必须进行进一步的科学实验以检验其副作用的严重程度。

FDA 同意"平行审批"DDI，并同意实验可以不把死亡率作为成功的惟一标准，而是选择了一个"替代标准"，即观察 DDI 能否把人体内的免疫细胞 CD_4 恢复到或者维持在正常水平。艾滋病的病情越严重，患者体内 CD_4 的数量就越少。大多数健康人每 0.1 升血液中有 800 到 1500 个 CD_4；在艾滋病患者中，这个数字会逐渐降到 500 以下、100 以下，甚至 50 以下。降到 200 以下时，病人非常容易重复感染相同的疾病，一般被认为是接近死亡。因此，如果药品能提高 CD$_4$ 的数量，或者停止其下降趋势，就算是成功的治疗方法。

到了 1991 年，有 2000 名病人参加了 DDI 的药品实验。在实验进行期间，制药商布里斯托—梅尔斯公司另外免费给 30 000 多人提供了 DDI。实验结果显示，DDI 能提高 CD$_4$ 的数量，但平均幅度只有每 0.1 升血液增加 11 个细胞，这不能表明 DDI 能延长患者的生命——这个问题在随后多年中也没有得到解决。这就是"平行审批"的本质缺陷：有些问题在很多年里都不会有答案。尽管有些不情愿，FDA 还是以这 11 个细胞为依据，批准了 DDI 的申请。

艾滋病活动者最终承认，他们在危机面前急功近利，现在需要后退一步。例如，他们原本认为一种称为 DDC 的药品有效，但很快发现最终实验数据显示它的效果很不理想，而且有人开始呼吁把 DDC 召回。他们开始和 FDA 的审批人员有同样的感受。"推进艾滋病疗法组织"（AIDS Treatment Action Group）的格莱格·康萨乌斯说："我们的处境非常尴尬。艾滋病活动者和政府监管机构从最好的意愿出发共同努力，花了很长时间提高药品上市的速度。但现在看来，我们放到市场上的药品都明显有毒，而且证明其有效的数据也严重不足。"

20 世纪 80 年代出于必要而进行的艾滋病药品实验，充满着悲伤和急切的气氛，但得出了很多宝贵的结论。熟悉这段历史的人都承认，使用没有充足实验数据支持的药品最终伤害了艾滋病患者本身。舒拉明、硫酸葡聚糖、GLQ223 等无一例外。但幸运的是，没有发生药品灾难。如果硫酸葡聚糖获得 FDA 的快速批准并大量流入市场，后果将十分严重；如果治疗乙肝的药品 FIAU 也以艾滋病药品的身份提前上市，其后果将不堪设想（在国家健康研究院的实验中，15 位服用 FIAU 的病人中有 5 人死亡）；如果沙奎那维（由于剂量和用法错误，它的有效性被大大削弱）也被用来治疗艾滋病，可能会导致公共健康灾难降临。事实上，第一种治疗艾滋病的药品 AZT 上市时，使用剂量有错误，而且很多人的用药时间也不正确。AZT，这个治疗艾滋的第一药品，以错误的剂量匆匆上市，又被许多人用在了错误的病情阶段。它不能挽救病人的生命，只能把生命延长几个月，但却很有必要把这种药品交到病人手里。对待致命的疾病时难免匆忙行事，但必须进行实验，采取一些谨慎措施。对于这一点，亲身经历这场现代瘟疫的艾滋病活动者们最清楚。

保护公众健康
美国食品药品百年监管历程

20 世纪 90 年代早期，FDA 表示，在处理紧急情况时，可以适当放宽药品审批的标准[147]。同时，艾滋病活动者也学会了尊重科学家和监管人员提供的实验数据，尽管实验的速度有时还是显得缓慢，但这依然是药品审批工作的一个进步。1990 年，FDA 内部酝酿已久的丑闻被曝光，暂时掩盖了艾滋病药品的重要性。

丑闻的核心是通用名药。通用名药是商品名药（即专利药——译者注）的化学成分相同的仿制品。当专利药的专利到期失效后，各个公司都竞相生产与之类似、但价格便宜的仿制药。由于药品的原料价格与销售价格之间有很大的差距——原料价格一般只有销售价格的 1%或者 1‰，仿制药的生产商即使在大幅度降价后也可以赚取利润。商品名药的生产商则尽力争取用法律手段保留药品的排他性专利权。处方药的生产商曾经花了很多年时间阻止仿制药的出现，也用尽各种办法阻挠仿制药的上市。

在专利药生产商和仿制药生产商之间的斗争中，制药行业之外的人一般都站在仿制药生产商的一边。仿制药的价格低，对消费者有利；专利药的价格则高得出奇。仿制药的价格一般只有专利药价格的十分之一或者一半。而研究表明，仿制药和专利药的治疗效果没有什么差别。

不过，20 世纪 80 年代的仿制药生产公司的名声并不好，一些仿制药的疗效赶不上商品名药。到了 1983 年，FDA 才建立了一个法庭判决的文件库。最高法院的最终判决明确要求仿制药的生物成分必须与商品名药相同，并规定药效相同的标准由 FDA 制定。一年后，国会把这个判决写进法律，并规定，如果仿制药能证明与专利药的效果相同，就不需要另外做动物实验或者人体实验。

这一点执行起来面临又一个巨大挑战。FDA 的律师唐纳德·比尔斯写道：这个问题叫人头痛。制药商都乐于在不做生物效用实验的情况下销售这些药品。而且，尽管 FDA 尽力查处未经批准就上市销售的药品，有的厂家却在想法设法与执法人员兜圈子，以避免被起诉定罪。

20 世纪 80 年代后期，一些规范经营的公司注意到，仿制药递交申请的次序与通过审批的次序不同。有的药品获得批准的速度很快，有的药品审批时间则十分漫长。药品审批人员的态度也不同，有的宽松，有的苛刻。匹茨堡的米兰公司（Mylan Laboratories）一向依法办事，他们的药品申请也一直很顺利。1986 年，FDA 对他们的申请突然一拖再拖。米兰公司听说，有些药品申请顺利的原因是制药商向审批人员行贿，于是决定调查此事。FDA 的审批人员暗示过，拿点好处费可以换来药品审批速度的加快。一位刚刚离开仿制药品审批处的 FDA 人员告诉他们，有些 FDA 人员在审批仿制药时接受了制药公司的礼物。受贿最严重的是仿制药审批处的两位领导，查尔斯·常和大卫·布朗加多，他们收的贿赂包括上万美元的现金、旅行、一件皮衣和一部录像机。

米兰公司的董事会主席罗伊·麦克奈特后来对《纽约时报》说："我们知道 FDA 有人收受贿赂，知道我们的药品申请被排挤在后面，受到了不公正的待遇。"米兰公司雇用了一名私家侦探来调查这件事。侦探用数周时间每天清理常的垃圾，并在一个半月内，每周 2 次都发现了同一张照片的碎片。照片是常和仿制药公司的官员一起在香港照的。常把照片撕碎后，每次扔掉一部分。而这次旅行只是制药公司报答他快速批准药品上市的一部分贿赂而已。

1989 年 5 月，国会召开听证会，公开了这一丑闻。听证会由众议院能源和商业委员会下面的监督和调查分委员会（Subcommittee on Oversight and Investigation）主持召开，领导人是密歇根州的众议员约翰·丁基尔。米兰公司和另两家仿制药生产商（巴尔公司和巴瑞公司），公开指责 FDA 审批人员的违法行为。FDA 的内部人员揭发说，一些公司贿赂 FDA 官员后，他们的药品就会很快获得批准。他们还指出，这种做法对公共健康构成了重大威胁，因为有些实验数据是伪造的——有些公司为了达到法律要求，把购买来的商品名药倒进自己产品的瓶子里，然后再做实验。

听证会导致调查涉及范围扩大，也使一些人被捕，200 多种药品被撤市，至少是临时性的。15 家仿制药公司的 55 位员工连同 5 位 FDA 职员被判刑。

弗兰克·杨对此感到十分震惊。FDA 在过去几十年都没有丑闻。他曾经听说过有关贿赂的传言，但并没有采取行动。当他从听证会上了解到 FDA 的腐败程度后，严厉批评了把这些丑闻公之于众的内部员工。和往常一样，他对这件事的评论充满了宗教意味，并在听证委员会面前引用了一句罗马人的名言："上帝面前，人人有罪。"

在他的 5 年任期中，杨看起来确实在尽力了解 FDA 和相关法规。很多商业人士和国会议员都认为他被蒙蔽了。尽管如此，他必须离职。杨的正式离职日期是 1989 年底，而他的继任者直到 1990 年下半年才宣誓就职。

第十七章　一位进步人士

1990 年，FDA 的处境很不乐观，灾难一触即发。FDA 监管的行业在迅猛发展，接到的药品、器械和其他产品的申请总数从 1970 年的 4 200 份上升到 1989 年的 12 800 份。在同一时期内，FDA 每年收到的严重药品不良反应报告数量从 12 000 份上升到 70 000 份，其中还不包括 16 000 份与医疗器械有关的不良反应报告——这些报告现在也由 FDA 负责。1970 年还没有《信息自由法案》。1989 年，随着该法案的通过，FDA 每年要处理 70 000 份消费者请求、40 000 份《信息自由法案》请求、3 000 份国会议员的请求，还有 180 份公民要求 FDA 采取行动的请愿书。仅从 1980 年到 1990 年，国会就通过了 24 个法案，扩大了 FDA 的监管职责。这些新职责要求从其他政府部门拨调至少 675 位工作人员。仅针对艾滋病就占用了 FDA 的 400 位工作人员，他们的工作包括输血安全和病毒类药品检验等各项内容。

乔治·布什担任美国总统时，政治气候还比较保守，政府赤字越来越高。FDA 的预算继续被削减，员工总数从 1978 年的 7 960 人减少到 1987 年的 6 960 人，执法力度被继续削弱。1980 年，FDA 查禁、禁令和起诉的总数是 500 件。到了 1989 年，这个数字下降到 173 件。尽管有人建议让制药厂商进行行业自律，但在这段期间内，厂商的自律行为从 5 100 件下降到了 4 300 件。当然，对 FDA 不采取行动或者行动过慢的抱怨在增多。实际上，值得赞叹的是，尽管 FDA 的工作量增加了，但药品审批的时间实际上在缩短。FDA 的效率提高后，可以在人员减少的情况下审批更多的药品。

然而，仿制药品审批的腐败丑闻对 FDA 的打击非常大。《纽约时报》的头条消息写道："公共健康的守护神在压力下屈服[148]。"当时国家科学院的医学院（Institute of Medicine）的院长萨缪尔·提尔医生表示："FDA 是一个士气低落的组织。他们被要求做很多工作，却又人手不够。"保守派的彼得·哈特曾经在爱德华斯任局长时做过FDA的总顾问，他拒绝把FDA的问题归咎于放松管制。他简要评论："FDA的问题是资源问题，FDA各方面的资源都在急剧减少。这不是一个党派政治的问题。FDA是世界上最重要的监管机构，如果我们让FDA受伤害，就是在公共健康问题上冒风险。在所有政府机构中，FDA绝不能越雷池一步，否则后果令人无法承受。它直接关系到我们的健康。我们过去对FDA的伤害已经够多了。"

曾经参与过FDA仿制药丑闻听证会的民主党人约翰·丁基尔说："这是在慢慢绞杀FDA，使FDA的监管政策变得极不公平、前后矛盾、糟糕透顶。FDA过去是个良好、令人感到自豪的机构，现在却名誉扫地，一蹶不振。"共和党人也发表了类似的意见。犹他州的参议员、共和党人奥林·哈奇表示，FDA"资金不足，任务过重"，政府必须尽快采取措施解决这个问题。而且，如哈特所说，厂商和FDA又即将面临一系列新产品，如生物技术产品、实验室生产出的生物组织、人类基因产品等。如果FDA现在不能承担目前的工作量，那将来会怎样？

情况太糟了，甚至制药行业的主要企业也出资帮助FDA脱离困境。他们私下里承认，他们的产品信誉需要以FDA的严格监管作后盾。如果FDA出问题，他们的产品也会随之摇摆不定。他们暂时放弃了与FDA的嫌隙，在华盛顿成立了一个新的游说机构，叫做FDA委员会（FDA Council），成员包括默克、强生、辉瑞、普强和宝洁。委员会的宣传册号召增强FDA的"基础设施……使其能有效地执行使命。"

健康和人类服务部也采取了进一步的紧急措施。他们成立了一个委员会，调查FDA的危机，并提出建议。委员会的主席是FDA的前任局长查尔斯·爱德华斯，成员中有一些富有经验的保守派人士，如路易斯·拉撒纳，他是塔夫特大学的制药行业智囊的负责人；美国医学会的前总裁阿兰·奈尔逊；美国百货生产商协会（Grocery Manufacturers of America）的负责人舍尔文·伽德纳；还有一位成员是年轻的医生兼律师，后来的FDA局长大卫·凯斯勒。委员会的报告认为，FDA极度缺乏资源和支持，并建议立即采取补救措施，否则FDA的问题会影响到受其监管、赖其生存的美国企业。

在这种背景下，布什政府任命了一位新FDA局长——大卫·凯斯勒。凯斯勒毕业于阿姆赫斯特学院，哈佛大学医学博士学位，儿科专业。为了研究医疗政策，他在芝加哥大学学过法律。32岁时，他已经成为纽约市阿尔伯特·爱因斯坦医学院的院长，同时还在哥伦比亚大学教授食品药品法律。他在华盛顿为参议员奥林·哈奇做过几年的兼职助手。他的特点之一是能够承担极大的工作量。

由于他对事不对人，大家都不知道他是民主党还是共和党。这在其他时候可能是个优点，但在布什政府里，他的这种不确定性遭到了非议。（实际上，凯斯勒是个温和、进步的共和党，在FDA的各个问题上采取过不同的立场。他相信监管和执法的必要性，但也认为有必要做一些改革。）

在担当参议员哈奇的助手之前，他不关心自己为哪个政治派别工作，他想致力于解决问题，而非仅仅依附于政治。他在华盛顿的求职也没有特定的目的性，如自由派共和党人、参议员雅各·加维奇的办公室，还有参议员泰德·肯尼迪的办公室等都曾出现过他的身影。当共和党控制了参议院时，他正在找工作。

8年后，即1990年，他参加爱德华斯委员会的工作时，认为FDA局长是最适合他的职位。到了秋天，这个职位依然空缺。他开始让朋友们帮他获取提名的机会，并得到哈奇的极力支持——这一点非常重要。哈奇虽不了解凯斯勒的政治倾向，但他知道凯斯勒聪明能干，善于解决问题。保守派的爱德华斯积极支持他，华盛顿最著名的食品药品律师彼得·哈特也推荐他。他们都十分欣赏凯斯勒对问题的认真分析和对FDA历史和法律的了解。一贯雄辩的哈特说："如果你给FDA局长的理想人选编一个简历，你会发现这份简历和凯斯勒的简历如出一辙。如果他做不了这个工作，就不会有人胜任。"[149]凯斯勒最终如愿以偿。

他的外表并不出众，胡须略微发红，眼镜的镜片像放大镜，给人的整体印象好像一只温顺的猫头鹰。他说话干脆，充满热情，而且好像每句话都说不完整，总是在句子完成前停下来看看他是否已经不用标点就把问题说清楚了。他对专业工作的要求非常高，如果别人问他问题，他总是要打半天腹稿才审慎答复。在个性上，他与前任FDA局长都不同，完全是个异类，也许与哈维·韦利的脾气最相近。

他说自己从小就对科学感兴趣。总的来说，他是个科研类型的人，不善交际，喜欢遐想，而且最重要的是能从大量沉闷、繁琐的工作中发掘出新的事实。他的父母开玩笑说，他直到三岁才开始笑。他小时候非常害羞，理发师到他家来，只能钻到他藏身的桌子下面给他理发。他喜欢阅读历史和科学，曾用整整一个夏天建了一个巨大的分子模型。他一遍一遍地读《杀死一只知更鸟》（*To Kill a Mockingbird*），研习主人公阿提克斯·芬奇律师的高尚与简朴的尊严。除此之外，他很少读小说。他年轻的时候并不热衷政治，但曾经积极支持过白瑞·高德沃特。

在阿姆赫斯特学院时，他放弃了一些常规课程，用心研究他非常感兴趣的东西——病毒与青蛙肾癌之间的关系。回忆起那段日子时，凯斯勒说他需要大量有肿瘤的青蛙。"我跑到大型青蛙农场去，穿上齐大腿的水靴，踩烂了成千上万个动物的肚子"[150]，目的仅仅是为了寻找几只有肿瘤的青蛙。他记得他第一次见到他未来的妻子——鲍莱特·斯坦伯格时，是在一栋维多利亚风格建筑的门廊上。鲍莱特那时正是史密斯学院的学生，就住在那栋建筑里。正是傍晚时分，他们聊了一会，然后凯斯勒邀请她看看他的奥兹莫比尔汽车。他打开后盖，里面全是咕呱乱叫的青蛙，足有几百只，而她的反应是出奇地平静。

凯斯勒的世界观受到两位导师的深刻影响，一位是阿姆赫斯特学院的发育生物学（developmental biologist）老师奥斯卡·索蒂，另一位是在学院隐居的著名历史学家亨瑞·科梅泽。从索蒂身上，凯斯勒认识到，耐心、细节和远见一样重要。科梅泽反对约瑟夫·麦卡锡，而且是越战早期的反对者。从他身上，凯斯勒学会了从长远的、学者的、公共责任的角度考虑自己一生的工作。

凯斯勒 1990 年 11 月被任命为 FDA 局长[151]，但他要求代理局长暂时主持工作。与此同时，凯斯勒花时间与各个部门的负责人见面，了解他们的问题，制定未来的战略。但很快，事实证明他没有多少时间做战略规划。FDA 的大部分时间都用于解决危机事件，战略规划只能断断续续地进行。凯斯勒面临的第一个重大危机发生在 1991 年 3 月 2 日午夜，那时他刚刚上任一个星期。那天他正在看电视节目"周六晚现场"，突然接到 FDA 公共事务处长杰夫·奈斯比特的电话。奈斯比特告诉他，美国太平洋西北地区在药品盐酸伪麻黄碱（Sudafed）胶囊里发现了氰化物，一位妇女已经死亡，另一位妇女刚刚脱离危险。凯斯勒很快了解到，FDA 每年收到大约 300 份产品篡改（product tampering）的报告。虽然不是每例都会导致死亡，但所有事件都必需调查。他立刻召集会议，参加会议的包括 FDA 的高级顾问，还有 FDA 的产品篡改专家迪克·斯万森（外号"厄运先生"）。斯万森处理过几十起产品污染事件，如好维旺汤（**Bon Vivant** soup）的肉毒菌中毒事件、在俄勒冈州发生的沙拉条里的沙门氏菌事件等。

　　FDA 在全国有 19 个分局。其中一个分局里的科学家露斯·约翰逊最先找到了突破口。她用显微镜和化学方法检查了装有杀死华盛顿州妇女的那批药品的包装和胶囊。一切看起来似乎都很正常，但包装箱外的序列号和内衬上的序列号吸引了她的目光，二者本该一致但现在却不同，这意味着不同箱子里的胶囊被混在了一起。很快，调查人员检查了装有第二位妇女服用的盐酸伪麻黄碱的包装箱。结论一目了然，这两位妇女购买药品的地点虽然不在同一个商店同一个县，但她们购买的盐酸伪麻黄碱来自同一个包装箱。

　　凌晨 1 点钟之前，凯斯勒和 FDA 的主要官员已经决定了首先要采取的、比较简单的措施：在西雅图地区发布一个警告，并公布包装箱上的序列号 8U2846。到了 3 点钟，他们还没有解决更困难的问题——是不是要召回药品。如果召回的话，是不是在全国范围内召回？这时，FDA 又收到了一份盐酸伪麻黄碱导致的死亡报告。于是，凯斯勒在凌晨 4 点钟给生产商巴罗斯公司（Burroughs Wellcome）的 CEO 打电话，建议在全国范围内召回盐酸伪麻黄碱。由于全国范围内的召回在泰诺林事件中取得了良好的效果——全面召回表明问题只与一种产品有关，而且表明了制药公司的认真态度——几个小时后，全面召回命令被公布。最终又发现了有 3 瓶混有氰化物的药品——一瓶在药店里，另两瓶在患者家里。这件事为凯斯勒的上任拉开了帷幕。"宣布药品召回后的第二天早上，"他说，"一位记者问我为什么我们没有行动得更快一些。这时我才意识到我面临的是什么样的形势。"

　　凯斯勒关注的首要问题是执法，以及产品标签的公平性和诚实程度。这些也是哈维·韦利关注的问题。凯斯勒在食品药品法律研究会（Food and Drug Law Institute）的会议上发表了他的第一个重要演讲。该协会的成员是食品药品领域的专家，大部分是律师，而且很多人都是 FDA 前员工，现在则几乎全部为厂商工作。这个团体在监管机构和被监管行业之间起着桥梁作用，也是 FDA 经常公布其态度和政策的地方。

　　凯斯勒的演讲不同寻常，而且不是特别友善。FDA 已经多年没有在加大执法力度方面表示过强硬的态度了。自 20 世纪 70 年代后期，FDA 的态度都是比较谦和、比较合作，"合作"和"伙伴关系"的使用频率大概是"执法"的 1 000

倍。凯斯勒现在则表示，形势将发生变化。"放松管制"可能很时髦，但已经不适用于 FDA。"FDA 是个监管机构，这一点我无须多言。FDA 必须代表、必须体现强大而且公平的执法职能……请允许我提醒各位，不要低估这个机构的执法力度，也不要低估它的决心。"[152]他说，他计划为 FDA 新增加 100 名犯罪调查人员，重建食品药品法规的严肃性。一些报纸报道了他的演讲，但演讲的意义在几周后的食品标签事件中才被公众所认识。

FDA 的法律不允许在食品标签上做虚假声明。比如，成分大部分为苹果汁的产品不能声称是黑莓汁。经过多年的努力，FDA 也要求在标签上注明食品的关键健康信息，从而使标签发挥更大的作用。20 世纪 70 年代，FDA 要求制造商在标签上为消费者提供一些基本信息，如列出单位包装内食品的卡路里含量等。

消费者权益组织在公益科学中心（Center for Science in the Public Interest，CSPI）的带领下，曾经要求政府采纳这项政策。他们自己做研究，并定期向政府提交各种请愿书，如要求在食品标签上注明盐和脂肪的含量，对"低热量"（light）和"低盐"（lite）等容易混淆的词汇下定义等。CSPI 取得了一些胜利，其中比较著名的一次是萨拉莉公司（Sara Lee）的酪饼事件。CSPI 的研究表明，该公司的"低热量"酪饼含有的脂肪和胆固醇实际远远超过标准酪饼。

CSPI 在 1988 年制定了一个在此后多年一直很关键的战略[153]。他们认为，食品标签不仅要做到诚实和公平，而且良好、具体的食品标签还能减少疾病。厂商应该在每个产品包装上注明产品的脂肪、卡路里、盐、维他命的含量，并指导消费者如何利用这些信息来决定自己每天的膳食情况，如每天最高可以摄入多少盐等。这样，食品标签就在促销工具之外，有了更广泛的意义。CSPI 的两位领导，迈克尔·亚格伯森和布鲁斯·希尔沃格莱德，联合了 20 多个著名团体，如美国心脏协会（American Heart Association）、美国癌症协会（American Cancer Association）、美国公共健康协会（American Public Health Association）、美国膳食协会（American Dietetic Association）、膳食教育协会（Society for Nutrition Education）等，共同推进这个目标。

那时，政府的行政部门对消费者的这些观点没有多大兴趣。他们的观点是，如果食品公司认为在标签上列出这些信息不会增强它们的竞争力，政府就不应该强制它们这么做。食品公司也应该有权自由宣称其产品有益健康和防止疾病的功效，而且没有必要向 FDA 提交相关的科学数据。1984 年，凯洛格公司（Kellogg）率先宣称，他们生产的麦片可以帮助预防癌症。

FDA 远在 1980 年之前就一直表示，如果食品公司宣称产品可以预防癌症或者心脏病，FDA 就将这些食品与药品同等看待。因此，食品公司必须向 FDA 提交申请，并通过严格的药品审批。然而在凯洛格公司打破先例后的几年时间内，其他公司纷纷效仿。据估计，新进入市场的食品中大约有 40% 都声称可以促进健康、防治疾病。这些产品的类别也五花八门，如早餐麦片、饮料、人造黄油、鱼油、比萨等。1989 年，食品广告费总额高达 360 亿美元。大约三分之一的食品广告或多或少都宣传产品具有健康功效。

这种局面和很多放松监管的后果一样，最终被肆无忌惮的商人们所利用。奎克燕麦公司（Quaker Oats）的副总裁，路德·麦金尼对这个问题做了解释：奎克燕麦公司有自己的科研队伍，严格按照科学标准做实验。他们产品功效的声明有公司自己的科学成果，有被大家通用的科学知识的支持。但是，他说，大多数公司都对科学不感兴趣，"他们只是在自己的产品表面撒点燕麦粉，然后就开始为自己的产品编造各种疗效。"[154]

消费者权益组织出于自身立场反对这种毫无根据的产品声明，而且他们对奎克燕麦公司的声明也有保留意见。得克萨斯州的副总检察官斯蒂芬·加德纳说："奎克燕麦公司声称燕麦包治百病。而研究显示，燕麦在降低胆固醇方面的作用非常有限，即使夸大的统计数字也只能把降低胆固醇的幅度膨胀到 3%。"[155]而且，他说，要达到这个效果，你同时期的膳食还必须健康。

FDA 尽力惩处那些最不负责的产品功效声明。例如，FDA 要求法庭对长岛的一家小公司凤凰公司（Phoenix Laboratories）颁布禁令，使其停止声称自己的膳食补充品（主要成分是卵磷脂）能有效治疗心脏病。FDA 表示，这种疗效毫无根据。凤凰公司没有反驳这一点，而是指责 FDA 的政策具有偏见：当大公司声称他们的食品有健康效果的时候，政府没有惩罚他们，如凯洛格公司的麦片、弗莱舍曼公司的人造奶油等。为什么小公司不能获得同等的待遇？法官同意这种说法。FDA 随即通知白宫，指出政府全面放松监管的立场是站不住脚的。而法庭的判决已经清楚地表明，无论多么虚无缥缈的疗效声明都不违法。

由于缺少辨别产品疗效的标准，为一种违规药品打开一个缝隙就等于是为所有的违规药品敞开大门，市场上的产品声明已经完全失控。

不过，虽然联邦政府没有采取行动，各个州对这个问题却采取了措施。有十几个州都对凯洛格、克拉夫特（Kraft）、可口可乐（Coca-Cola）以及其他公司提起诉讼，指责这些公司使用虚假、误导性的标签和包装。食品公司担心这种混乱局面会持续下去，而且他们未来可能不得不在 50 个州不同的法律体系里打官司。放松管制走得有些太远，食品公司现在要求联邦政府制定不受各州法律约束的统一规则。这和 19 世纪末期的情况毫无差别。

CSPI 领导的消费者权益组织成功地说服了众议院商务委员会下属的健康和环境委员会的主席、众议员亨瑞•维克斯曼，把食品标签问题列入委员会的重要议题。维克斯曼召开了听证会。1989 年 7 月，他和 25 位众议员提交了一个内容广泛的改革法案——营养标签和教育法案（Nutrition Labeling and Education Act）。与此同时，俄亥俄州的参议员霍华德•梅臣鲍姆在参议院提交了一个内容相同的法案。这是在 50 年里最全面、最有可能通过的食品标签法案。这些法案要求标签不仅列出食品的全部原料，还要列出每种食品给人体提供的全部营养成分。食品可以宣称有保健或者医疗功能，但必须经过科学实验的证明。

1990 年 3 月，布什政府开始行动。白宫撇开 OMB 的反对意见，决定为厂商建立一个公平的竞争环境。政府同意为这个问题奋斗了多年的 FDA 来起草一个内容广泛的改革建议，以便与国会正在讨论的两个法案做比较。在一个食品政策会议上，健康和人类服务部部长路易斯•萨利文表示，政府将重新加强监管力度，"杂货店现在已经变成了一个巴别塔（Tower of Babel），消费者只有身兼语言学家、科学家和读心术大师才能读懂眼前的各种标签。很多药品都不提供重要信息。坦白地讲，有些疗效声明根本没有事实依据。"

国会比白宫的速度更快，在 1990 年年底前通过了一项食品标签法案。法案要求所有食品标签详细列出食品的营养成分。法案授权 FDA 制定具体条例，以及这些信息在食品标签上的具体格式。

不仅如此，国会还走得更远。鉴于过去 10 年中的布什政府和里根政府都在放松监管力度，为了避免 FDA 在执法过程中受到 OMB 保守派官员的干扰，或者在时间上被拖延很多年，立法人员决定在这个食品标签法案上加一个所谓的"锤子"（"hammer"）条款。因此，国会命令政府，即 FDA，在 1991 年年底之前完成条例的起草工作，并在 1992 年开始实施。如果政府没有按时执行条例，那么国会将以 1990 年那份严格措辞的法律草案作为正式的联邦法规。如此强硬的态度在新法案中很少见，但食品标签法备受欢迎，而且政府对监管的敌视态度也是众人皆知。

此时，大卫·凯斯勒刚刚做了几个月的局长。他也明确表示，管制放松已经结束，加强监管又成风尚。

他决定在他的第一个"公共舞台"上强调这一点。"舞台"是在佛罗里达州举行的一个食品公司律师的会议。开会之前，他请 FDA 的职员给他提供一两个虚假食品标签的例子，结果例子多得差点把他埋起来。一个突出的例子是宣称食品是"新鲜的"，而实际上却是加工食品，而且离出厂时间已经过了几个月。超市的购物环境越来越花哨，消费者在其中寻找新鲜的天然食品的时候，常常被精巧、混乱的标签搞得不知所措。这不是一个安全问题，而是为消费者提供最起码的信息公平的问题。这使人想起哈维·韦利谈到的用葡萄糖冒充蜂蜜、用加颜色的酒精冒充士忌等问题。

商业巨头宝洁（Procter & Gamble）公司有一种产品叫"西翠斯"的橙汁（Citrus Hill），它的标签明显误导消费者。产品的正式名称是"西翠斯新鲜优质橙汁"，但"新鲜优质"的字体大小是"西翠斯"字体的 3 倍，而标签上"源自浓缩液"的字体却非常小。"新鲜优质"使人觉得产品是从新鲜橙子中榨取的，而这种方法的成本相对较高。"新鲜优质"下面写着"榨取橙汁，纯度 100%"。包装箱上也写着，"我们在果实成熟的高峰期采摘橙子，并抓紧时间在新鲜味道消失前把橙汁榨取出来。"标签没有提到的是，这些工作做完后，他们就放松下来，蒸发橙汁中的水分，留下非常粘稠的浆状物质。随后，把这些浆状物运到别处，然后，甚至可能在几个月之后，再加入水、果肉、油和调味品，装瓶销售。最终产品里已没有任何"新鲜"的东西了。

FDA 警告宝洁公司：西翠斯的标签不当。宝洁公司抗议说，标签上已经注明了"源自浓缩液"的字样；标签也没有说装瓶后的橙汁是新鲜的还是新鲜榨取的；而且，这种做法已经成为行业惯例。宝洁公司知道，FDA 在很多年里都没有采用法律手段惩罚过有欺骗性质的食品标签。FDA 的律师戴妮斯·扎瓦格诺给宝洁公司发了警告信，宝洁公司没有回复。于是，扎瓦格诺派 FDA 的调查员到明尼阿波利斯市（Minneapolis）的宝洁工厂里取回了一些浓缩液的样本。这引起了宝洁公司律师的注意，双方开始谈判。FDA 要求宝洁公司在 4 月 24 日前修改西翠斯的标签。

4 月 24 日，凯斯勒将在佛罗里达州的棕榈滩花园参加食品公司律师的会议。他计划在会议上宣布 FDA 已经与宝洁公司和解，并借此强调 FDA 对执法的严肃态度。23 日晚 9 点，宝洁公司的律师结束谈判，表明公司不相信 FDA 会真的采取行动。凯斯勒听到这个消息后有些惊讶，他还没有处罚过手握几十亿美元的大公司。FDA 的首席顾问玛格丽特·波特问凯斯勒下一步他打算怎么办。"我们是怎么跟他们说的？"他问道。"我们说我们将查禁这个产品。"她答道。凯斯勒说："那就查禁吧。"[156]

在 FDA 的词汇表里，查禁是个象征性的举动，不是全国性的产品召回。FDA 获取一些产品样本，并以此为证据把公司和产品告上法庭。这一次，FDA 将执行官带到宝洁公司在明尼阿波利斯市的"超值"仓库，用黄色警戒线围住了 24 000 箱西翠斯橙汁。FDA 已经有很多年没有严格要求食品标签的诚实性了，但凯斯勒的战略是重树 FDA 的严肃形象，这需要进行一系列艰难的斗争，需要在法庭上和在公众眼里取得胜利。由于 FDA 过去没有严格执法，厂商的违法行为多如牛毛，因此这种斗争还会很多。

当天夜里，凯斯勒在佛罗里达州修改他的演讲稿。第二天，当他站在律师们的面前时，他们以为他的演讲不会有什么出奇之处，因此也都不重视。他后来说："这些食品行业的律师们都穿着打高尔夫球的衣服。"[157]凯斯勒在演讲中说："今天我来这里是为了告诉你们，我非常重视执法。这并不是新局长的空话……就在今天，明尼阿波利斯市的美国检察官正在为 FDA 查禁宝洁公司的西翠斯新鲜优质橙汁……该橙汁标签上的'新鲜'二字是虚假的，只能误导和迷惑消费者。"记者们后来说，听众先是一动不动，随后都开始低声交谈。FDA 对厂商提出了挑战。宝洁公司两天之内就承认了错误，并修改了标签。

在凯斯勒的努力下，FDA 采取了一系列类似的行动来澄清过去的模棱两可。联合利华公司（Unilever Corporation）销售一种叫"拉古新鲜"意大利（Ragu Fresh Italian）面条。当然，它没有什么新鲜之处——其中的西红柿先被加热到只剩固体，然后运到各个地区的工厂，加入水分和其他调料，做成面酱。接到FDA 的首次警告后，联合利华企图蒙混过关，于是在标签上注明，"新鲜"二字指的是"口味新鲜"，而不是"新鲜的面酱"。不过，联合利华很快就同意把产品的名字改为"菲诺意大利"（Fino Italian）。

西翠斯事件结束后，凯斯勒回到马里兰州的 FDA 总部时，有人为他挂了一幅标语："（公共健康的）看门狗回来了——它嘴里真的有牙。"FDA 的士气在迅速提高，但凯斯勒只把这件事情当作序幕。保守派很快就指责 FDA 对食品标签的要求除了干扰企业之外没有任何意义。在西翠斯事件后的几周内，FDA 很忙。它给3 家食品公司发警告信，要求他们把"不含胆固醇"的字眼从他们的植物油标签上删除（"不含胆固醇"在暗示消费者该植物油可以预防心脏病）。当然，植物油里没有胆固醇，但含有 100%的脂肪，因此是导致心脏病的头号杀手。另一个被警告的公司在生产油炸圈饼时使用少量的燕麦麸皮，声称其产品能降低胆固醇，预防心脏病。在 FDA 的压力下，新泰克斯公司（Syntex）花费数百万美元的广告费，纠正了一个关节炎药品的误导性药效声明；百时美施贵宝公司（Bristol-Myers Squibb）也同意不再把一种癌症药品用于另一种未被批准的用途。

凯斯勒对《时代》杂志说："我们只是在清除一些没有事实依据的产品声明。我知道有人对我们不满意，但我们很认真。我相信，FDA 的这些举措最终会提高整个食品药品行业的信誉。"路易斯·拉撒纳医生在制药公司工作了 40年，在很多问题上都对 FDA 持批评态度。他说，凯斯勒的举动确实与众不同。"1960 年之后的所有局长我都认识，但我在以前的 FDA 局长身上从来没有看到过凯斯勒那种强烈的使命感。"

这种使命感很快就有了用武之地。FDA 要为刚刚通过的食品标签法制定具体条例，这个过程少不了幕后斗争。食品标签法和大多数法律一样，措辞比较宽泛。国会在通过这部法律时，已经预料到，白宫和农业部的保守派所制定的规章会让厂商在很多地方钻空子。因此，随后制定的具体条例将决定这部法律的实际效果。这个任务现在落在 FDA 肩上。凯斯勒认为，FDA 应该站在消费者一边，保护法律免遭破坏。

新条例的制定过程比较复杂。FDA 现在监管 20 000 种食品，但肉类和禽类还归农业部管辖。比萨的主要原料是奶酪和西红柿，因此属 FDA 监管范围。

但如果在比萨里加入意大利辣香肠，即肉制品，那么从技术上讲，农业部也有权监管食品标签。为了解决这种问题，各方事先约定，条例由 FDA 制定，制定过程中农业部可以提出意见。条例制定后，农业部将照章执行。这样，联邦政府就只有一套食品标签条例。

这在理论上毫无问题，但实行起来很快就遇到了问题。FDA 不是一个独立机构，也不是一个内阁级的部门，它比内阁低两级。在国会里，审批该部门预算的不是健康委员会，而是农业委员会。农业部是个庞大的机构，资金充足，重权在握，有 110 000 名职员。FDA 只有 7 500 人，还不到农业部检查牛肉的职员数量。这种现象并不合理，但存在于曾是农业国的美国，是有其历史原因的。因此，当食品标签条例的斗争双方是 FDA 和农业部时，双方的政治力量显然相差悬殊。

关键在于使食品标签更合理，更容易读懂。首先，要对食品标签中的关键字下定义，使其等于或接近在日常英语中的意义。按照法律，"新鲜"的意思是生的食品，不是冷冻食品、贮存过的食品、加工过的食品。"低脂肪"食品指的是每份食品中的脂肪含量不超过 3 克；"少脂肪"指的是脂肪含量低于行业中同类产品脂肪含量的 50%。凯斯勒说："我们想要做三件事情。首先，我们要结束混乱的局面。第二，我们要使消费者能更容易地选择健康食品。第三，我们要建立激励机制，鼓励厂商的创新。"

新条例解决了一些过去的规章遗留下来的难题，比如如何确定每份食品的数量和含量问题。20 世纪 70 年代，FDA 要求厂商提供有关食品标签的基本事实，包括每份食品的数量和卡路里含量。但厂商很快就意识到，通过在每份食品的数量上做手脚，他们可以掩盖产品在营养方面的缺点。比如，薯片公司可以断然声称，午餐时与一个三明治一起食用的一小袋薯片里有 3 份薯条。这样，每份薯条的卡路里含量就是 75，而不是 225。

如果包装袋上写着每份 20 片薯条含有 5 克脂肪，你就得动脑筋想想这些脂肪是多还是少。FDA 的解决办法是在标签上注明"每日用量"，即一个正常美国人每天摄入的卡路里、脂肪、食盐和其他营养成分的数量。这种新标签不仅会标出一个需要在微波炉上加热食用的汉堡含有 15 克脂肪，还会说明 15 克脂肪已经比一个人每天最多需要摄入的脂肪量多出了三分之一。沙拉调料在美国妇女的膳食中含有的脂肪量最多，它的新标签将注明，每份调料为 2 大汤匙，而且每份含有的脂肪量占每日需要脂肪量的四分之一。

由于体型和新陈代谢能力不同，每个人的平均膳食量也有很大区别，因此这种方法被认为太含糊。而且，男人每天需要 2 350 卡路里热量，女人每天需要 2 000 卡路里热量。经过一番辩论，FDA 决定采用 2 000 卡路里作为每日用量的参考标准。当然，这些数字只能作为一般指导，但也能起到一定的积极作用。

凯斯勒和他的助理局长麦克·泰勒，拿着活动挂图向路易斯·萨利文解释他们的方法。农业部的高级官员对食品标签的建议与 FDA 截然不同，农业部的方案没有在标签上说明每日用量，也没有提供参考数据。泰勒对萨利文解释说，农业部的方法与过去的方法差别不大，提供的信息不够充分。按照农业部的方法，一位喜欢吃薯片又担心肥胖的消费者如果想知道自己应该摄入多少卡路里，需要用计算器做 5 步计算才能得出答案。而每一种营养成分的计算都需要这 5 步——脂肪需要算一遍、不饱和脂肪需要算一遍、碳水化合物需要算一遍、蛋白质需要算一遍，等等。

凯斯勒解释说："我要找的是一个让消费者容易理解的指南，而不是要用计算器才能解决的数学难题……农业部主要关注食品标签上的脂肪问题。肉品制造商的每份肉制品的脂肪含量常常达到每人每天所需脂肪的一半。当厂商意识到我们的提议将使消费者很容易计算出肉品的脂肪含量后，他们积极要求农业部采用不同的标签条例。农业部的一位职员对'低脂肪'的评价是，'问题在于我们的产品达不到这个标准。'他说的是'我们的产品'。从这可以看出，农业部没有搞清它监管的行业的利益和它应该保护的消费者的利益。因此，农业部和 FDA 很难在条例问题上达成共识。"

脂肪和标签设计问题最终成为条例的核心障碍。会议开了一个又一个，OMB 也被派来协调农业部和 FDA 的意见。到了 1992 年秋天，凯斯勒和 FDA 坚守他们的观点，越来越不愿意妥协。凯斯勒意识到他不能赢得幕后的政治斗争，除非把这个问题通过媒体向大众公开。于是他私下里把问题的背景和很多细节透露给记者，如《纽约时报》的玛瑞安·布罗斯。

同时，OMB 在收集食品公司的意见，并常常一字不差地引用他们的意见来要求修改食品条例。各方达成妥协的希望越来越渺茫。而"锤子"条款规定的最后期限，1992 年 11 月，在日益临近。

媒体在报导这件事时，常常把农业部部长爱德华·马蒂甘描写成肉制品行业的代言人，而不是消费者利益的保护者。例如，《时代》杂志引用别人的话说，马蒂甘只是"为脂肪着想"。马蒂甘之后就一直没有摆脱这个称号。11 月份，布什竞选失败，但白宫、健康和人类服务部、FDA 都希望在总统离职前解决这个问题。于是，布什总统决定亲自处理这个问题。总统身边的工作人员了解了问题概况，获取了相关文件，其中包括媒体报道的剪辑；下一步是与总统开会讨论。

参加会议的主要官员包括两位意见相左的内阁部长，马蒂甘和路易斯·萨利文。马蒂甘带来了副总统丹·奎尔，奎尔也是总统的竞争力委员会（Council on Competitiveness）主席。他们两个人代表强硬保守派，反对对食品标签进行改革。支持萨利文的是 FDA 副局长泰勒。各方在布什总统面前陈述了自己的观点。主持会议的是白宫总长詹姆斯·贝克。

会议持续了一个小时，气氛紧张。萨利文解释了 FDA 起草的新的食品标签条例，马蒂甘则要求更宽松的政府管制。会议快结束时，马蒂甘正在批评 2 000 卡路里的"平均膳食"。突然，萨利文拿出一张麦当劳（McDonald's）快餐店的彩色托盘纸。这是凯斯勒在新泽西州海滩上度假时随手带回来的，对 FDA 的立场很有利。托盘纸上列出了对顾客的营养建议，并把平均膳食定义在每天 2 000 卡路里。下面还注明，这些数据来自国家科学院下面的国家科研委员会。麦当劳本身是大型的肉制品销售商，而它的托盘纸完全支持 FDA 的观点，而且接受人均"日用量"的概念和 2 000 卡路里的参考标准。会议没有做出结论。

凯斯勒决定，如果总统不支持 FDA，他将辞职。他的妻子鲍莱特曾经做过律师，也是凯斯勒最信任的顾问之一，她表示这是凯斯勒的惟一选择。泰勒随即也表示，如果总统不支持 FDA，他也将辞职。萨利文也在考虑用辞职表示抗议。凯斯勒表示，他辞职的原因并非 2 350 卡路里或者 2 000 卡路里等一些政策细节。"如果我辞职，那是因为肉制品行业对白宫施加了不正当的压力。我认为政府的这个决策事关 FDA 的信誉。我从一开始就坚持，我们不能让政治利益超越公共健康。"

几天后，布什总统表示支持 FDA，政府将对食品标签进行改革。在某种意义上，这是美国历史上最重要的食品法规，也是 FDA 在一个世纪里追求的目标。法规将保护消费者，给他们提供充足信息，并鼓励企业在健康和营养的基础上相互竞争。法规不仅停止了不诚实的产品促销，而且使用了高标准帮助企业创造新市场。从此以后，食品公司必须在这个最低要求的基础上向更高的方向发展。

食品标签改革对 FDA 来说是个巨大的胜利。新法规备受欢迎，它改善了 FDA 作为监管者的形象，也使凯斯勒赢得了保护消费者利益的美誉。这一次，FDA 在消费者权益和公共健康问题上的立场被表现得淋漓尽致。

在这些斗争进行的同时，FDA 还面临着硅树脂乳房填充物的问题。对 FDA 来说，这个问题很简单。但厂商为了绕开监管，采用了极端而且复杂的伎俩。FDA 从 1976 年开始监管医疗器械的安全和有效，其中包括乳房填充物。法律允许销售乳房填充物，但表示以后将要求厂商提供实验数据。1982 年，FDA 提醒厂商必须提交数据。1988 年，FDA 正式规定，乳房填充物在提交申请时，必须用充分的科学数据证明其安全性。生产商不能进行实验，因为实验表明，他们的产品虽然在商业上很成功，但经不起科学实验的推敲，他们希望把这个问题埋葬。

1991 年，在 FDA 的坚持下，厂商提供了一些数据。数据表明，填充物有严重的安全问题。这些公司在给妇女植入这些填充物方面已经有 30 年的历史，而他们的"研究"数量屈指可数，而且这些"研究"更像是对整形外科手术医生的调查统计。例如，道康宁公司（Dow Corning）仅仅要求做过乳房填充手术的医生记录手术后妇女出现的问题，然后把这些问题的数字加起来。这种数据收集的缺陷是显而易见的。

当 FDA 审查完数据后，凯斯勒说：

> 我们还是不知道这些填充物泄漏的比例是多少，也不知道泄漏时有哪些物质进入了人体；我们也不知道这些填充物破裂的比例是多少，或者填充物的寿命有多长；我们不知道有多少妇女在植入填充物后发生不良反应。有数据显示，10%到 70%的患者由于植入填充物发硬而感觉疼痛。我们不知道填充物对乳房 X 光检查的影响有多大；我们不知道这些填充物会不会增加女性患癌的风险；我们至今仍不知道这些填充物与自体免疫和结缔组织疾病之间的关系。

1991 年秋，凯斯勒召开了几次听证会，目的不仅仅是听取妇女和医生的证词，而且还要让公众了解数据，了解数据的缺陷。在听证会的辩论过程中，媒体通过秘密渠道获得了大批道康宁公司的内部文件。这些文件表明，道康宁公司在很多年里一直都知道填充物对妇女健康有严重危害。他们的数据来源包括公司自己进行的实验，以及从医生手里获取的严重不良反应报告。但道康宁公司却决定不进行深入调查。

FDA 在向公众传达这个问题的基本事实时陷入了尴尬境地：厂商和医生在给病人使用这些填充物；法律要求厂商必须对这些填充物和患者进行严肃、有良好对照的实验，必须证明这些填充物是安全的。所有的责任都应由厂商承担。但对一些不明真相的人来说，FDA 是在证据不足的情况下，强迫厂商把填充物撤出市场。

更糟糕的是，整形医生协会恰恰在大力散布这种谣言。他们的发言人声称，根据他们的经验，没有必要把这些填充物撤市。他们既没有必需的法律知识，也不了解病人的情况，他们游说的目的只是为了保住自己的饭碗——在这一点上他们不肯做任何让步。厂商过去一直逃避这个问题，现在可能要蒙受巨大损失。从公关的角度来看，FDA 这一次显得极为被动。

对 FDA 攻击最猛烈的是美国重建和整形手术协会（American Society for Reconstructie and Plastic Surgery），它的负责人是诺曼·柯尔医生。柯尔从每位会员手里收取 1 000 美元的费用用于公关和游说，目的是让所有的填充物都继续在市场上不受限制地销售和使用。为了这个目的，柯尔的协会至少花费了 400 万美元。他们的行动计划主要有两部分：首先，游说国会和布什政府；其次，诋毁大卫·凯斯勒的个人名誉。协会雇用了几个与布什总统有直接联系的游说公司和人员，如德宝拉·斯迪曼、罗杰·斯通，还有布莱克、曼纳夫特、斯通和凯利公司的查尔斯·布莱克。柯尔原来和肯塔基州的国会议员通电话都有困难，雇用这些游说人士后，惊喜地发现一扇扇政治大门都在向他敞开。现在，他们可以和各级政府人员开会并提交文件。和他们一起开会的人包括白宫总长约翰·苏努努、国内政策顾问罗杰·波特、副总统奎尔，当然还有路易斯·萨利文和他的部属。协会给国会议员捐赠了数目巨大的资金，还把 400 位做过硅树脂乳房填充手术的妇女用飞机运到华盛顿，然后让她们拜访她们的国会议员。这些妇女大谈她们隆胸的必要，并在新闻发布会上让记者亲自用手感觉一下手术效果。

法庭对填充物的第一个判决不利于道康宁公司。加利福尼亚州的一位妇女起诉道康宁公司的不当行为，即不做实验就销售填充物。陪审团的判决是让道康宁公司赔偿该妇女 730 万美元。这个案件的核心证据显示，道康宁公司没有按要求做科学实验，而且隐瞒公司收到的不良反应报告。

这些文件被公开后，凯斯勒建议暂时中止使用填充物，并展开调查。柯尔表示，暂时中止使用填充物是"完全不合理的一项暴行"；FDA 的这种做法只能在妇女中（更不用说柯尔的办公室里）造成"紧张、恐慌和歇斯底里"。他开始对凯斯勒展开个人攻击，呼吁政府撤他的职。他给整形手术师发了 50 000 封信，请他们要求健康和人类服务部解除凯斯勒的职务。查尔斯·布莱克现在加入了布什的竞选团队，他亲自给萨利文写信，要求制裁凯斯勒。整形医师们开始散布谣言，说凯斯勒反对填充物的原因是他妻子身上就有这些填充物，而且出现了问题。他们的一位游说人员，南希·泰勒甚至给鲍莱特·凯斯勒的家里打电话，问她乳房填充物是否出现过问题。

整形医生们竭力使人们相信，医用材料安全性的举证责任在 FDA，不在生产商；整形医生们的经验证明，填充物是安全的。一位叫大卫·希达哥的医生在《纽约时报》上发表文章声称："有人批评硅树脂填充物会硬化……破裂和泄漏，而且对人体造成的后果也不明确。尽管这些事故确实发生过，但数量只占手术总数非常小的一部分。"这些医生拿不出数据，就用他们的个人印象冒充证据。美国医学会呼声最高的是米切尔·卡尔兰医生。他在新闻发布会上告诉凯斯勒，如果填充物被撤出市场，"妇女们会极度恐慌。"他表示，在填充物的安全问题上，医生们不需要更多证据。他说："我们已经有这方面的数据，医生的经验就是数据。"整形医生同意道康宁公司的说法，即填充物的破裂比率是 0.5%。而道康宁公司从医生获得的报告显示，硅树脂的破裂比率是 10% 到 32%。现在我们知道，就在希达哥在《纽约时报》上发表文章、卡尔兰代表美国医学会发言的时候，这些填充物的问题数量根本不是"手术总数非常小的一部分"。多年的研究结论显示，填充物的破裂（导致硅树脂流进妇女的胸腔、腹腔和手臂）比率是在 60% 到 96% 之间。1999 年，国家科学院下属的医学院发表了迄今为止对这个问题最全面的报告。报告写道，与制造商和整形医生的说法相反，硅树脂的破裂比率"非常高,事实上高得让人不能接受。"实际上,所有的填充物经过一段时间后都会破裂,或者导致乳房发炎、变硬。整形医生和制造商声称,这些填充物"终身"安全。但研究显示,即使是在最好的情况下,由于产品本身的缺陷,那些愿意使用填充物的妇女在第一次填充手术后,必须至少再做两到三次填充手术,有的人甚至做了 16 次手术来矫正填充物的位置。

填充物对母乳喂养的影响很大。尽管当时还没有决定性的实验结果,但研究显示,植入填充物的妇女中有 64%不能给婴儿哺乳。而在正常妇女中,这个数字只有 7%。当植入填充物的妇女能够给婴儿哺乳时,硅树脂会和奶水一起进入婴儿体内。至于婴儿的健康会不会因此而受影响,还没有定论。在乳房 X 光检查方面,莫尔文·谢尔文斯坦医生在 1986 年到 1991 年做的研究显示,填充物导致 39%的恶性肿瘤都在检查中无法识别。这个数字比正常情况下的错误率高出 4 倍。

在曼哈顿的众议员泰德·韦斯主持召开的听证会上,韦斯表示:"在 30 年时间里,有 100 万以上的妇女,在完全不知情或者同意的情况下,都成了一个大规模的、没有良好对照的医学实验的实验品。这绝对不是病人应该得到的待遇。"

最终,按照法律,FDA 宣布,没有充足的证据证明这些填充物的安全性,它们对病人带来的利益抵不过风险。但 FDA 没有颁布全面的禁令,而是选择了中间路线:即允许硅树脂填充物自由销售;在癌症手术后希望重建乳房的妇女可以使用硅树脂填充物;在使用者和医生都同意参加硅树脂填充物安全实验的条件下,可以把填充物用于乳房整形的目的。

第十八章　药品审批迟滞

在凯斯勒的任期内，无论媒体对 FDA 及其行动如何报道（民意调查结果是正面的[158]，政治家的评论往往是负面的），有关所谓的"药品审批滞后"（drug lag）的争议总是经久不衰，即使到今天也依然如此。它始于 1972 年的一些错误报道。随后 10 年中，由制药公司赞助的研究报告以及保守派经济学家们的研究报告越来越多。保守派人士在参加竞选时，常常利用这些报告指责政府的监管得寸进尺，需要减少管制。

反对这种观点的声音比较微弱。没有拿制药公司赞助费的研究人员认为，药品审批滞后的概念本身就比较奇怪，因为每个国家都有这个问题，而在美国，这个问题并不严重。毕竟，任何国家都不可能批准所有的药品。出于充分、合理的原因，某些药品比其他药品的审批速度要快一些。而且几乎没有药品在多个国家同时获得批准。另外，有些在其他地方很快获得批准的药品后来被证明是危险的，而不危险的药品中大部分也都是现有药品的仿造品。

国会的总会计办公室（General Accounting Office，GAO）是个可靠的非党派机构。GAO 首先研究了药品审批滞后的原因，并在 1980 年发表了一份报告[159]，题目是"FDA 的药品审批——一个延误重要新药品上市的漫长过程"。单从标题判断，好像是在指责政府监管在妨碍创新、损害美国的健康。同时也使人误以为 FDA 确实工作过慢，需要变革。但实际上，报告的数据和结论支持政府监管，也支持 FDA。报告明确表示，药品审批缓慢并不是由于过分谨慎或者过分监管（像保守人士所说）。报告详细表明，药品审批速度慢常常是制药公司造成的。报告列举了三个延缓药品审批的主要原因：FDA 严重缺乏人手；制药公司科研部门缺乏研究能力和兴趣；还有双方缺乏沟通。

GAO 发现，1979 年，即"药品审批滞后"最严重的一年，FDA 由于审批人员工作过于繁忙，如他们要与制药公司的研究人员会面、制定新药申请的规范、解决争端、处理突发的安全问题等，只能用不到 40%的时间处理新药申请。人们一般认为，制药公司事事争先，而 FDA 总是拖沓连连。GAO 指出，这种观点也是错误的。GAO 调查了 27 种经过 3 年审批时间还未获得批准的药品。FDA 的审批人员表示，这些药品的申请报告都不完整，缺乏重要的数据。这些药品的生产商也向 GAO 证实了这一点，他们表示，没有及时提交数据的原因是他们知道这些药品经不起认真推敲。于是，他们将责任推卸到了 FDA 身上。一些药品审批迟缓的原因是制药商把重点转移到其他药品上；还有一些审批的延误是由于公司的研发人员工作粗糙，他们提交的申请报告里缺乏大量的数据。GAO 发现，对那些审批时间超过 40 个月的药品来说，其中有 2 到 3 年的延误都是由制药公司造成的。而且，正如 FDA 的工作人员对 GAO 调查员所说的那样：

> 在 FDA 首次驳回的新药申请（NDA）中，大约一半都被申请的递交者本身认为是极其缺乏盈利前景、缺乏疗效、缺乏疗效证据，或者由于其他原因而根本不可能被批准的。因此制药公司也不再继续这些药品的研发工作……有些制药公司的申请不是为了获准上市销售，而只是为了让 FDA 的审批人员判断这些药品值不值得进一步研发。厂商的这些做法降低了 FDA 的工作效率，延误了其他更有前景的药品的审批。

从 GAO1980 年发表的这份报告到凯斯勒就任 FDA 局长这段期间内，情况似乎在慢慢好转。FDA 不遗余力地提高药品审批速度，其中的主要做法是加强与制药公司的沟通，使双方的问题都能尽早解决，同时保证药品申请确实值得审批人员花时间认真对待。新药审批（即新的化合物，而不是市场上已有药品的仿制品）的平均时间从 1987 年的大约 33 个月下降到 1991 年的 22 个月。同样重要的是，其他国家在这段时间内开始重视科学标准，因此他们的审批时间在延长。在如何审批药品这个问题上，各国逐渐达成了一致。每个国家审批药品的目的都相同：既要避免无效、有害的药品轻松上市，也要防止真正有用的药品迟迟不能到达患者手中。

FDA、制药商和国会重要委员会的成员之间的谈判悄然开始。FDA 的目的是避免"过分谨慎"、"致命的政府监管"和"官僚主义"等负面词汇，而是用

保护公众健康
美国食品药品百年监管历程

客观分析的方法研究真正的问题——给 FDA 补充足够的、合格的医生，使其能完成药品审批工作；争取制药公司的合作，提高药品的质量标准。谈判得出的方案是"使用者费用"。这个方案并不十全十美，但是避开了效率低而且总是不给 FDA 足够资金支持的国会，直击核心问题，即如何给 FDA 提供资金，使其能雇用更多的药品审批人员。国家公园收取游客的费用，是用于国家公园的维护；而"使用者费用"和这个费用异曲同工：制药商为每一份药品申请支付"使用者费用"，用于雇用药品审批人员。这些费用将使 FDA 新雇用 200 多位药品审批人员，由此也可以看出 FDA 是如何缺乏人手。按照法律，FDA 正常收取的费用不能直接用于一个小的下属单位，如药品审批人员，而必须和全局的资金一起使用。当然，制药公司也担心他们支付的费用可能会被挪作他用。国会人员最终圆满解决了这个问题。新增的药品审批人员到位后，FDA 将在严格规定的时间内完成药品审批工作。

不过，副总统奎尔下属的竞争力委员会，以及白宫里的一些强硬派保守人士开始施加阻力。布什总统身边的约翰·考森和博登·格雷攻击"使用者费用"。他们表示，"FDA 工作的迟缓并不是缺少资金造成的。"彼得·哈特曾经是 FDA 的首席律师，现在是食品药品行业的律师，观点也越来越保守，连他也认为"使用者费用"一无是处。他指责 FDA 的"官僚主义"习气是导致审批缓慢的祸根，并表示，将更多的钱给 FDA 只能延长，而不是缩短审批时间。

凯斯勒没想到这些人会有这种想法。"我很惊讶。"他说，"这个合作计划切实可行，对各方都有利，很有创造性。但有些人不愿意解决这个问题，他们就是希望 FDA 垮台。"凯斯勒、行业代表和两党的一些国会议员经过一番努力，最终赢得了白宫的支持。

1992 年，国会通过了《审批处方药付费法案》（*Prescription Drug User Fee Act*）。和食品标签法一样，这个法案中有很多要求 FDA 迅速行动的"锤子"条款来保证法律能被快速执行。招聘和培训 200 多位审批人员预计要花 5 年的时间。但实际上，新的审批人员加入 FDA，甚至还没有完成培训，药品审批的时间就开始缩短。项目开展两年后，药品审批的平均时间从 19 个月下降到了 16 个月；特别重要的药品的审批时间从 15 个月下降到了 6 个月。《审批处方药付费法案》通过两年后，与英国的对比显示（最初"药品审批滞后"的争议就是由此而起），美国审批药品的速度已经开始领先，而且批准的药品也更安全。从 1990 年到 1994 年，在两国都获得批准的药品中，有 30 种在美国首先获得批准，有 28 种在英国首先获得批准。如果做类似的比较，美国与德国的比较数字是 31 比 13，与日本的比较数字是 10 比 4。最重要的比较数字是有真正治疗意义的新药审批数量。从 1990 年到 1995 年，英国批准的所有重要新药在美国也获得了批准；而有 9 种重要新药在美国获得了批准，在英国却没有获得批准。现在，有"药品审批滞后"问题的是英国。

随后几年中，药品审批的时间继续稳步缩短。到了 1999 年，所有药品的平均审批时间已低于 12 个月；重要药品的审批时间不到 6 个月。具有讽刺意味的是，"使用者费用"开始执行后不到 10 年，媒体开始宣称，由于审批速度提高，一些不安全的药品被批准上市后又不得不被召回。这些反对意见虽然肤浅，但显而易见，"使用者费用"最终会导致严重问题。由于制药公司支付审批费用，每次"使用者费用"被重新通过后，制药公司可以要求并获得很多优惠待遇。另外，由于国会已经在审批费用问题上推卸了责任，以后也会继续把责任推给别人。既然审批药品的钱由制药公司支付，国会倾向于削减给 FDA 的拨款总额。

新药的问题正在被解决，但最古老的药品又出现了问题。自从 1906 立法后，草药和食品补充剂就造成了混乱，这些产品不是食品也不是药品。尽管没有数据支持，但提倡使用草药和食品补充剂的人总是宣称，这些东西能够有效治疗人类的疾病。

在凯斯勒上任后不久通过的食品标签法刺激了这些产品生产商。食品标签法要求食品包装上的健康声明，如"有助于预防心脏病"等，必须有科学数据的支持。国会通过这个法律的时候，人们很自然地认为，草药、食品补充剂等产品的生产商也应该用实验数据来证明产品包装上的有益健康声明。这些产品如菊科植物、紫草科植物、麻黄属植物、银杏叶提取物、动物器官的提取物、氨基酸、酶等。并且法律也规定如此。

但是这些产品的生产者与大的食品药品公司之间有区别。这些产品常常声称它们是"天然"药品，是民间智慧在过去几千年中发现的良方。产品的销售也常常宣扬古人的秘方、民间的智慧、传统疗法的纯朴和安全、邻里互助等，目的是提醒人们，在一个充斥着技术信息、冷漠傲慢的医生、冷冰冰的医院走廊和凶猛的制药公司的世界里，这些产品具有纯朴的价值，给人们提供帮助和慰藉。消费者没有注意到的是，经过多年的发展，这些产品的生产商现在已经和大的制药公司没什么区别，打着邻家制药的牌子，做着大制药公司的勾当。只不过他们在生产产品时，更加不受科学和道德标准的约束。

食品补充剂品行业的律师斯各特·巴斯，把美国的自我治疗的风气追溯到萨缪尔·汤姆森[160]，但巴斯可能不知道汤姆森有反社会的特点，而且常常从他的信徒身上骗取大量钱财。

今天的这些产品，如山梗莱属植物、海胆亚目、潘尼洛亚、麻黄素植物等，和 19 世纪的产品不仅相像，而且完全相同。厂商还开发出了模仿科学进步的新产品。（比如，当人们了解到氨基酸是人体功能的基础时，市场上就出现了供人体服用的氨基酸，而这些氨基酸进入人体后根本不会被吸收。）这和 19 世纪的情况没有什么区别。每一个科学进步都会导致市场上出现新的"疗法"。科学发现人体内也有电流后，市场上出现了毫无用处的"刺激人体电流"的产品。科学发现细菌是造成疾病的原因后，市场上出现了成千上万种"杀菌"的药品，这些药品虽能杀死实验室器皿里的细菌，但对人体毫无效果。

美国著名企业家菲尼斯·巴诺姆最初在食品补充剂行业工作过。他对这一行的分析深入而且直白[161]。他对这些产品的广告的评论是，"很多广告都许诺众多的发财机会和巨大的财富。应征者被请到地下室或者黑暗的小阁楼里，里面有几位暂时落魄的资本家邀请他们用自己的金钱和智慧去推销专利药品、显微镜或者书籍，并保证人人都会购买这些东西。"他知道，医药产品骗局的最大吸引力在于科学和新知识的幌子，以及随之而来的盲目乐观。

巴诺姆的马戏团非常出名，但他大部分的商业技巧都不那么正大光明。比如，他让一个幽默、活泼，但外貌老朽的妇女扮作乔治·华盛顿 161 岁的保姆，然后做广告让人买票参观。他找到一个年龄只有 5 岁，但外貌像成年人的小孩，给他起名叫"拇指汤姆"，并宣称他是世界上最矮小的人，只有 25 英寸高。他和汤姆一家签合同，每周付给他们 7 美元，而他每周从中赚取的利润是 90 美元。他在一条鱼身上缝上猴子的脑袋和手臂，然后当作斐济岛的美人鱼展览。

他骗术的出奇之处不在于展览的内容，而是展览的方式。他开创的公关手段至今仍被一些草药制造商使用。他不宣称美人鱼的真实性，而是让现代科学来破解这个谜团。他只是说，目前还没有足够的证据。他说，所有伟大的发明都曾不被相信，都曾被人嘲笑，但科学总是在不断发现新的事实、动物和疗法。这种销售说辞听起来合理，而且让人无法辩驳。作为借口，巴诺姆征用了英国诗人亚历山大·波普的一句诗，"当医生们意见不一的时候，由谁来做决定？"巴诺姆借此暗示，当权威人士意见不一致的时候，人人都可以做决定。

巴诺姆认为自己是美国商人的新楷模。他承认，这种商业做法并不道德，但他接受美国的这种现实。他写道，滋生这种商业伎俩的时代并不值得人敬佩；如果可能的话，读者在将来应该摒弃这种做法。他说，他的时代是美国历史上最堕落、最无耻、最愚蠢的时代。

巴诺姆的思想中既有理想主义，也有犬儒主义。他指出了19世纪美国商业的阴暗面。与美国国父们的理想大相径庭，美国并没有变成一个高尚的农业社会。驱逐皇室和世袭贵族不等于没有商业国王和大亨。普通人只能自己奋斗，普通人和商业之间的斗争也不会公平。奈尔·哈里斯在巴诺姆的传记中写道："当头衔、徽章和大学学位不再代表真理的时候，普通人很难分清应该相信什么或者信仰谁。一切都成了人们争夺的对象。"不过，巴诺姆还是把他的小骗术与大公司的欺诈划清界限。他说，商人可以互相欺骗，可以欺骗顾客，但公司的欺诈行为是另一回事。大公司和皇室一样，社会不能容忍他们的犯罪行为。

FDA在20世纪初期打击过虚假的专利药品，尤其是那些最危险的（酒精和鸦片含量高的）药品以及疗效声明最离谱的药品。但大部分的药品都在打击范围之外，主要原因是这些产品种类过多，而FDA人手有限，因此一直不能进行大规模的市场整顿，而只能通过费时费力的法律程序逐个单独处理。

这些民间疗法慢慢变成了一种食品，或者"食品补充剂"。这些产品的支持者表示，这些产品和维他命一样，为人体提供有用的化合物和植物成分，保持人体健康，预防疾病。这些产品主动归类到食品的目的是为了避免作为真正药品必须进行的安全性和有效性实验。政府有时制裁其中的一些危险产品，如L-色氨酸就被禁止销售。厂商声称L-色氨酸是一种天然的镇静剂和催眠剂，但L-色氨酸，或者说是某个公司生产的L-色氨酸，杀死了38人，使1 500人受到了伤害。

20世纪90年代早期通过的新食品标签法对食品行业产生了重大影响。在此之前，监管食品的法律是1906年、1938年的法律，以及一些比较具体的法律，如食品颜色等。新食品标签法的监管范围包括（至少是在麻烦出现之前）食品补充剂、民间秘方和草药产品。这些产品现在都要用实验证明标签上列出的功效，并在标签上详细注明产品的成分、数量等。20世纪90年代之前，食品补充剂和草药的制造商一贯用各种手段在监管范围之外活动，如修改标签、修改产品成分、修改公司名称，甚至在政府上门调查的时候变更公司所属的法律管辖区域。这些产品的市场一直都比较窄，也不在主流媒体上做广告。产品的成本非常低廉，价格却十分高昂。因此，在20世纪60和70年代，尽管市场不大，还是有几个小公司生存下来。20世纪80年代，这个行业开始迅速膨胀。到了1992年，食品补充剂的生产商已经变成大公司，而且增长的速度仍然很快。

对食品补充剂的标签问题，国会和公众的看法基本相同，都认为这些产品标签时应当不同于食品和药品。1992年和1994年间，厂商们开始要求政府正式免除对这些产品安全和有效性进行实验的要求。用他们自己的话来说，他们要的是"一个更宽松的标准"。资深共和党员、犹他州参议员奥林·哈奇说，在他的选区内有价值7亿美元的膳食补充品生产商，他本人拥有其中一家公司的部分股份。（他曾经参加一个给游说组织筹款的会议并发言。如果游说组织能促使国会通过一项法案，他的企业会从中受益。）

食品补充剂行业呼吁政府降低对他们的标准，哈奇是这场游说运动的领导人，活动充分体现了这些产品的历史和特点。但厂商都拿不出证据证明他们的产品比市场上的食品药品更安全或者更有效，他们只是这么说而已。哈奇在1993年众议院的一个听证会上说："我每天都服用食品补充剂。我相信它们的功效，这是有充足证据的。不论你读什么报纸，上面的新闻都引证研究结果，指出食品补充剂有益人体健康。"而且，"人们使用这些补充食品已经有几百年的悠久历史。"

以上这些说法都毫无根据。1992到1994年，随着有关膳食补充品的辩论逐渐升温，有人开始做一些科学实验。实验得出最初结果时，政府已经执行了一些新的膳食补充品标签法规，但实验结果证明了人们的怀疑。例如，厂商一直声称圣约翰草（St. John's wort）能有效缓解忧郁，而且对人体无害。而严格的科学实验证明，圣约翰草不仅没有其声称的疗效，而且有很危险的副作用，它会妨碍其他药品发挥作用。（例如，它对艾滋病药品拯救性命的疗效有抵消作用。）这个例子充分证明，"几百年的使用历史"毫无意义。抗氧化剂，如维他命 E 和 β-胡萝卜素，据说能够防止细胞中的"自由基"，而自由基据说能损害细胞、导致癌症。一些小型的、水平不高的实验结论支持这个观点。但目前最好的证据显示，维他命 C、维他命 E 和 β-胡萝卜素没有预防癌症的作用。

越来越多的实验数据显示，这些食品补充剂对人体健康有威胁，而它们对人体的益处也越来越站不住脚。例如，蜂王浆可以诱发危险的哮喘病；在古代用于治外伤、现在用于消化不良的紫草科植物可以导致严重的肝损伤。如果对所有食品补充剂都进行严格的科学实验，很难说会有多少种产品能继续留在市场上。

20 世纪 90 年代早期，厂商为了给食品补充剂争取一个比较宽松的标准，使用了很多恶劣手段——这一点算是沿袭了早期专利药品制造商的传统。与此同时，FDA 并不认为新的标签法律给厂商构成了严重的威胁。毕竟，美国的各个食品巨头都接受新标准。因此，草药和食品补充剂的厂商有十足的理由采用同样的标准。但 FDA 判断错了，这些产品在社会上有很多支持者，他们会愤怒地采取行动。

1992 年 2 月，新近暴富的食品补充剂公司决定强力阻止对它们产品的科学研究。他们成立了一个膳食健康联盟（Nutritional Health Alliance, NHA），负责人是杰罗德·凯斯勒。杰罗德是一家膳食补充品公司的总裁，公司的产品包括 L-色氨酸和卡迪欧—马克西姆。杰罗德和 NHA 知道，他们可以利用客户火爆的脾气来对付 FDA。

NHA 给各个膳食补充品商店发传单，上面赫然印着"FDA 要让你关门大吉"。下面接着写道，"所有膳食补充品商店都面临着政府查禁的可能。国会希望授予 FDA 与警察同等的执法权力，这样，FDA 就可以不经事先通知就查禁产品，并通过高昂的罚金和法庭的罚款来让你关门。FDA 将把很多膳食补充品列为处方药。这将摧毁你的生意。FDA 将使你不能继续销售你的大部分畅销产品。"NHA 一次行动这样警告说，"不要让 FDA 夺走你的维他命。"

NHA 的另一份文件表示，FDA 正在计划把维他命变成处方药。还有一篇文章的题目是"为你家人的权利而斗争"，文中写道，FDA "为了加大执法力度，已经雇用了 100 位刑事调查员。这些新增的政府人员将残暴地打压食品补充剂行业。"另外一份邮件写道："今天就给国会写信。要不然就和你的食品补充剂永别吧。"

虽然这些说法都是在造谣，但仍给 FDA 造成了非常不利的局面。否认这些指责已经为时过晚，而且只会把事情弄得更糟。杰罗德·凯斯勒坚持声称，FDA 要关闭食品补充剂公司，切断全国的维他命供应，尽管新闻报道说 FDA 根本没有做出这种建议。更老到的斯各特·巴斯则宣称，FDA 的举动将产生"灾难性的后果"。他表示，要把这些补充物撤出市场的不是 FDA，而是制造商，因为他们不愿意让他们的产品接受和食品相同标准的检验。他说："如果政府执行法律，这些产品将被撤市，因为厂商不愿意从标签上删除产品的健康功效声明，而这些声明是整个行业的生命线。"厂商的立场已经十分明确。

厂商给他们的支持者提供金钱和资源，支持者包括那些无处不在的食品补充剂商店。他们的活动方式包括广播和电视广告、铺天盖地的传真、热线电话、名人的电视访谈、请愿书和"草根"组织的游说工具等。同意给国会写信抗议的顾客可以从商店获得 20% 的折扣，同时商店会提供纸、笔和措辞。整个行业还在全国的商店里举行了为期一天的"黑色日"，即商店的门和走廊上都挂起黑布，以吸引媒体报道。

国会收到的请愿信蜂拥而至。《华盛顿邮报》的阿尔·卡门讽刺地写道："即使按国会的标准，这场食品补充剂的政治活动也够疯狂。全国的食品补充剂商店都参与进来；国会收到不计其数的电话。这些活动旨在反对一个结果，即只在有处方的情况下才能购买和使用食品补充剂，而食品标签法根本无此内容。"

1992 年，FDA 发生重大错误，影响了事业发展。乔纳森·莱特医生出身哈佛，是华盛顿州肯特市（Kent）的塔霍玛诊所（Tahoma Clinic）的负责人[162]。根据 FDA 和法庭的记录，莱特在塔霍玛诊所非法生产"天然"药品。他的骗术之一是一个叫"因特罗"（Interro）的机器，其实际上只是一个测量皮肤电流的检流计，即检查患者的皮肤上是否有汗液等液体。检流计产于德国，可以用在测谎仪上，理由是人在说谎的时候会出汗。莱特使用检流计的目的是"阅读"他的客户的医疗"需要"。

一位 FDA 的调查员化装成病人，到塔霍玛诊所接受"因特罗"的诊断。诊所的一位年轻女雇员用仪器"探测"了调查员的一根手指，她说这么做的目的是找出调查员对哪些物质过敏。膳食补充品的销售人员称过敏会导致很多疾病，并以此为由推销产品。连接在"因特罗"机器上的电脑打印出一张单子，列出了调查员应该购买的药品。

莱特还主张使用 L 色氨酸，而 FDA 已经禁止销售 L-色氨酸。但莱特声称，他认为色氨酸的致命效果在于色氨酸在一家工厂的生产过程中受到了污染。他起诉 FDA，声称就算 FDA 已颁布禁令，他还是有权销售 L-色氨酸。1992 年 2 月，莱特在他诊所的门上张贴了一张声明。声明的风格好像一张军事布告，上面写道，他不受美国法律的约束。声明还补充说，"FDA 的任何雇员、代表或者调查员都不得踏上这块地产。"

FDA 掌握了莱特在办公室生产药品的证据。自从"万能磺胺"的灾难发生后，政府对不合格药品的生产采取了非常严格的监管措施，没有通过安全和健康检查的工厂通常都会被关闭。FDA 认为莱特的生产属于严重违法，并在莱特拒绝接受检查后，从治安长官那里拿到了搜查令。5 月 6 日，当地的治安长官去搜查莱特的诊所。治安长官手下的警察知道他们去调查"非法药品"，却不幸地误以为莱特生产的是海洛因或者可卡因。警察出示搜查证后，诊所雇员仍然拒绝给警察和 FDA 调查员开门，于是警察把门撞开。由于诊所人员的挑衅行为，警方认为情况有危险，其中一位警察把枪拔了出来。治安长官的办公室表示，这把枪从来没有指向任何人，而且，当警方发现对方只是在口头上挑衅时，很快就把枪收了起来。

调查人员搜查诊所后，带走了"因特罗"机器、103 瓶 L-色氨酸，以及其他与非法制药有关的物品。随后几天，华盛顿州吊销了莱特的药房证书，理由是非法生产药品，并把药品非法销售给"病人"和其他医生。莱特对联邦政府的指控没有提出异议，色氨酸的瓶子被销毁了，莱特也支付了诉讼费用。

美通社（PR Newswire）对搜查做了如下报道："15 位手持枪支、身穿防弹衣的 FDA 警察，随同国王县（King County）的武装警察撞开了乔纳森·莱特医生所在的塔霍玛诊所的大门。当时的情景好像电视剧里的缉毒现场，执法人员对惊慌失措的诊所员工和病人大喊，'放下手里的东西，把手举起来。"

FDA 没有警察，也没有枪支，他们有合法的搜查令，但诊所雇员拒绝接受，而媒体报道对这些置之不理。记录搜查的录像带被分发给各个媒体，并附有一些选出的诊所雇员在搜查结束后立即拍摄的照片。一夜之间，全国的电视新闻都报道了这个事件，并错误地指出，FDA 的调查对象是维他命。连《纽约时报》

也在头版发布了一条错误百出的消息，完全歪曲了搜查的真相和有关膳食补充品标签的争论。各地报纸都转载了这条报道。报道中说，录像带显示，"身着防弹衣的 FDA 官员闯进诊所，命令里面的人不许动。"《纽约时报》随即对这条报道做了更正。

很快，厂商们就表示，类似的搜查事件已经发生过多次。实际上，这些搜查的对象是其他医疗骗局，执行者也是各州的健康机构，并非联邦机构。在诋毁 FDA 的宣传战中，最后一击是一个 60 秒的商业广告。广告由演员梅尔·吉布森担纲主演。剧情是一群持枪的反恐特警袭击了他家，目的是为了拿到放在浴室柜橱里的维他命 C。画外音是"联邦政府正在考虑把大多数维他命列为药品"。

厂商的游说大获全胜，膳食补充品的法规被搁浅。很多国会议员都认为，任何支持膳食补充品标签法规的举动都会给自己大量树敌，并导致很多不必要的政治难题。因此，国会的决议是，首先，暂缓制定膳食补充品的标签法规；其次，通过一项由膳食补充品行业的律师单独为膳食补充品、维他命和草药制定的一个法案。这个法案在国会里的正式名称是《膳食补充品和健康教育法》（*Dietary Supplement and Health Education Act*）。《纽约时报》称这部法案是"蛇油保护法案"（*The Snake Oil Protection Act*）。所有的公共健康、医学、专业膳食组织都反对这个法案，如美国癌症协会、美国膳食协会、美国消费者同盟（Consumer Federation of America）、公益科学中心，以及公民协会下属的健康研究会等。

《食品补充剂和健康教育法》在 1994 年问世。它规定，食品补充剂上市销售时不必经过安全实验，也不必经过 FDA 的任何审批——这和发生"磺胺醑剂"时的情况一样。法律也允许食品补充剂宣称有提高健康、预防疾病的功效。这样，锯齿蒲葵可以声称能够增强前列腺功能，但不能声称可以治疗前列腺疾病。如果 FDA 发现某种产品"很有可能导致疾病或者伤害"，FDA 必须通知厂商，并允许厂商召开听证会。如果 FDA 仍想进一步采取措施，就必须把证据交给律师，让律师决定是否提起诉讼。在法庭上，FDA 要承担全部的举证责任，即 FDA 必须调查并证明该产品的危险性。如果发生紧急事件，并且直接危及公共健康（如导致大批患者死亡的磺胺事件），FDA 不能直接把产品撤市，而必须事先获得健康和人类服务部部长的同意，并在部长采取行动后召开听证会。

膳食补充品事件还有最突出的一点。按照法律，这些产品可以做"改善"

身体健康的广告。法律认为，膳食补充品对健康有"支持"作用，但表示，这些产品不能作为预防、治疗或治愈疾病的药品销售。但这些产品恰恰就是这么销售的。在美国植物研究会（American Botanical Council）的刊物《草药知识》（*HerbalGram*）上，马克·布鲁门托写道："很多研究植物的人都知道，人们把草药和膳食补充品用于多种用途，有时就是疾病的预防和治疗。"很多指导人们服用膳食补充品的书籍的目录和索引都是按照它们可以治疗的疾病的名称来分类的。

实际上，为了避免法律制裁，膳食补充品的标签的内容都很含糊。销售的关键在于销售人员的说辞。比如，几年前纳彻斯公司（Nature's Plus）销售一种叫卡迪欧—马克西姆（Cardio-Maxim）的产品，据说能提高心血管能力。实际上，该产品中只有微量的烟酸对心脏有益，而且这些烟酸很容易从普通人的膳食中获得。产品广告声称，"冠心病是美国的头号杀手。因此，改善身体的重要器官是预防疾病的重要部分。"广告还说，卡迪欧—马克西姆对客户来说是个"成熟的营养品"。尽管没有明确指出产品疗效，但用意十分明显。

埃里克斯·索斯是"公民健康协会"（Citizens for Health）的创建者之一。公民健康协会反对 FDA，赞成放松对膳食补充品的管制。索斯大肆宣讲膳食补充品是如何治好艾滋病的。参议员哈奇也不断宣称膳食补充品可以预防疾病。例如，他说维他命 A 可以预防女性乳腺癌。膳食补充品商店的做法也差不多。例如，1989 年，休斯顿的消费者健康教育委员会（Consumer Health Education Council）用电话随机调查了 41 家膳食补充品商店。调查人在电话上表示，她的一个弟弟患有艾滋病，希望在标准药品之外，尝试一下其他有效的治疗方法。她还指出，她的弟妇仍然和带病的丈夫同居，希望能找到一种产品，降低她感染艾滋病的几率。41 家商店都声称，它们的产品可以改善她弟弟的免疫系统，增强他妻子对艾滋病的免疫能力。它们推荐的产品包括维他命、辅酶 Q10、锗、卵磷脂和蓝藻。30 家商店声称它们的产品可以治愈艾滋病。没有一家建议禁欲或者使用避孕套。商店里最畅销的就是这些"提高免疫力"的产品。

FDA 自己也对全国的膳食补充品商店做了调查。这个范围更广泛的调查采用了更加科学的方法，问题更直接，也更标准化。如"你们有哪些产品能缓解高血压？""你们有没有治疗感染或者改善免疫系统的产品？"调查提出了 129

254

保护公众健康
美国食品药品百年监管历程

The FDA, Business,
and One Hundred Years of Regulation

个治疗疾病的请求。有 120 次，商店的答复都是食品补充剂。

《食品补充剂和健康教育法》生效后，消费者同盟集中研究了 10 个品牌的人参。发现每粒人参胶囊中含有 0.4 毫克到 23.2 毫克的人参皂甙。冒充人参的有 3 种完全不同的植物提取物，而且这些植物的不同部位有不同的治疗目的。至于人参的治疗用途，各个公司也说法不一，如能治疗焦虑、高血压、溃疡、糖尿病、抑郁症、记忆力损伤和停经等。对人参的安全和有效性的"研究"多达上万个，但都没有进行长期的、有良好对照的实验，这和其他食品补充剂的情况没有任何区别。

民意调查，包括国会研究服务部（Congressional Research Service）组织的一个民意调查显示，美国人认为，美国国内的所有药品和以药片形式销售的产品都通过了 FDA 的审批。从这种误解中获益的是食品补充剂厂商。但是，由于这些产品没有经过实验，健康灾难随时都可能发生。具有讽刺意味的是，这部法律现在开始让这些厂商们感到惶惶不安。他们抱怨说，他们的一些同行在销售威胁公共健康的产品，而 FDA 没有尽力监管。

第十九章　反监管战役

FDA 经过了里根年代的困境和仿制药丑闻之后，开始恢复元气。它继续站在消费者一方与商业进行斗争，而且不止一次获胜。

其中一个胜利与红十字会有关。美国的血库由比较松散的诊所组成，工作人员都是志愿者。1992 年，血库系统的缺陷已经非常明显。20 世纪 80 年代，血库就经常出问题。有的血液感染有艾滋病病毒，用到患者身上后，造成了极恶劣的后果。到了 20 世纪 90 年代初期，由于红十字会管理不善，血库系统出现了大量的致命错误，整个系统濒临崩溃。FDA 不顾伊丽莎白·多尔的反对，用法庭的命令迫使红十字会改进血库的安全系统，挽救了整个血库系统。

另一个重大胜利是乳腺 X 光透视仪。X 光透视成为检查妇女乳腺癌的标准疗法后，乳腺 X 光透视这个行业开始迅速但混乱地发展。由于这种检查的利润较高，医院、诊所、医生办公室里的乳腺 X 光机的数量越来越多。检查的数量在上升，但质量却一落千丈。各个医疗团体试图把握局面，却无能为力。很多诊所的错误率都很高，有 10% 甚至更多的乳腺癌没有被检查出来。以堪萨斯州的参议员南希·卡斯鲍姆为首的共和党人拒绝为乳腺 X 光检查制定较高的标准，理由是这么做会伤害商业。FDA 与医疗团体合作，制定并执行了新标准，大大提高了乳腺 X 光透视的质量，并在短时间内把最糟糕的违法者从这一行中清除出去。这是一次非常成功的监管"闪电战"，而共和党人被气得咆哮。但据国会总会计办公室的调查报告显示，FDA 和医疗团体的合作非常快速地提高了乳腺 X 光检查的质量，而且只有那些最出轨的医疗机构才受到了影响。这份报告很快就平息了共和党的抱怨。

凯斯勒和 FDA 的人员考虑过对烟草、上瘾和公共健康问题展开调查。一些 FDA 的职员，其中包括聪明但是保守的助理人员杰夫·奈斯比特，一直在要求 FDA 采取行动。饮食不当和吸烟位列美国重大的可预防性公共健康问题，也是美国的两大健康杀手。在饮食不当问题上，已经有新的食品标签法。现在看来应该进一步考虑烟草问题。FDA 过去没有积极处理这个问题，原因不是国会的阻挠，不是法律的限制，而是因为这个问题是个政治马蜂窝，实在太棘手。

到了 1993 年下半年，FDA 的调查人员收集的信息已经充分证明，香烟的设计和生产的惟一目的是使吸烟者对尼古丁上瘾。如果 FDA 宣称自己有监管权限，就必须证明，烟草公司有使吸烟者上瘾的意图。这样，按照法律定义，香烟中的尼古丁就是药品，而香烟就成为用药工具。生产和销售香烟的公司实际上是在生产和销售尼古丁，是在通过消费者对尼古丁的上瘾来销售自己的产品。烟草公司经过多年研究，采用了很多降低成本的措施。因此，现代香烟中只含有少量的烟草，而含有数量较多的烟草提取物。提取物被喷在烟纸上，而烟纸的外观很像烟草。香烟的"烟草"、烟纸（有孔或无孔）和过滤嘴都经过非常细致的加工，但到达吸烟者的口腔和肺部的尼古丁含量始终不变。如果 FDA 的调查员能用数据证明这一点，烟草公司的目的就会昭然若揭。

1993 年 2 月，FDA 宣布，它搜集的大量数据证明，烟草公司生产香烟的目的就是给吸烟者服用尼古丁，并通过控制尼古丁的含量，使吸烟者满意。FDA 把这个结论写在信里面，交给"吸烟 VS 健康"联盟（Coalition on Smoking or Health，成员包括美国心脏协会、美国肺协会、美国癌症协会）。信的措辞很谨慎："尽管人们多年来一直知道，一些人吸烟的目的是为了获取尼古丁的药物效果……但过去人们并不认为这就是烟草公司生产香烟的意图。"问题的关键就在于烟草公司的意图。这封信的发表，意味着 FDA 已经决定背水一战。

凯斯勒的最初设想是做出结论，然后把球踢给国会。信的草稿写道，下一步如何行动应该由国会决定。但思量再三，他最终决定走得更远一些。因此，信件的最终措辞是："在这种情况下，国会应该给 FDA 提出明确的指示。这一点非常重要。"这样，FDA 要求国会提出指令，并暗示 FDA 已经蓄势待发。

同时，众议员亨利·维克斯曼也在调查烟草问题。维克斯曼是众议院商务委员会分管健康问题的下属委员会主席，他正在主持调查被动吸烟对公共健康的危害。调查过程中，烟草公司的一位内部人士，梅瑞·威廉姆斯给《纽约时报》提供了几千页对烟草公司非常不利的内部文件[163]。《纽约时报》随即在头版对此事做了连续报道。烟草公司高级官员在这些文件中非常坦白地表示，他们生产香烟的目的是在给吸烟者快感的同时，使他们上瘾。布朗和威廉姆森公司（Brown & Williamson）的一位高层人员在 1963 年夏天写道："我们的生意是销售尼古丁。尼古丁能有效缓解压力，并使人上瘾。"

这些高层人员甚至把自己当作制药公司。1972 年，雷诺公司（R.J. Reynolds）的一位高层人员写道，"在某种意义上，烟草行业可以算作药品行业的一个专门的、仪式化的、非常有特色的分支。烟草产品含有的尼古丁药性很强，会对人的生理造成多种影响。"他和烟草行业的其他高层人员一样，曾经担心市场上越来越多的镇静剂和其他控制情绪的药品会与香烟竞争。但是，他说："令烟草行业欣慰的是，尼古丁对人体的作用非常独特，而且能使人养成抽烟的习惯。其他物质或者混合物都不能产生同样的'满意'效果。"在烟草行业中，"满意"是上瘾的代名词。他说，最终，其他制药公司会生产出与香烟效果相同的产品。他还表示，由于政府监管，烟草行业不能直接向他们的主要客户（用他的说法是"年轻人市场"）宣传尼古丁的快感，而只能继续巧妙地隐瞒他们的直接意图，间接地向十几岁的年轻人作宣传。"那些针对刚开始吸烟的人的香烟品牌应该强调吸烟带来的生理上的好处（看上去更成熟、更酷)，并暗示吸烟的长期良好效果。幸好我们可以对刚开始吸烟的人做广告。"

烟草公司自己做的大量实验表明，儿童比成年人更容易吸烟上瘾。烟草行业的研究显示，如果从来没吸过烟的成年人（即 21 岁以上）尝试吸烟，他们大都会很快因为吸烟带来的不良副作用而停止吸烟。终生吸烟的人几乎全部是在年轻时就开始吸烟，其中有 89% 的人在 19 岁之前就成为烟民；75% 的人到了 17 岁就已经上瘾。因此，FDA 认为，从公共健康的角度来说，问题不单单是尼古丁被有意图地出售给吸烟者，而且在于烟草公司有意图地诱使儿童上瘾。这样，问题的核心就是，吸烟是一种儿童疾病，尽管发病和死亡都发生在成年阶段。

因此，FDA 最终计划监管的不是禁止吸烟，也不是对成年吸烟者采取措施，而是减少开始吸烟儿童的数量。FDA 知道，全面禁止吸烟是不可能的。如果几千万人都上瘾，那么最好的医疗措施不是突然切断药品来源，且不提供任何帮助——这种做法在医学上不是最佳选择，在社会上也会造成极其严重的后果。而且，从公共健康角度考虑，不可能对香烟实行全面召回。而且，法律也不允许仅仅因为产品有健康风险就禁止产品的销售，在这方面，酒精类和危险的癌症药品都是例子。按照法律，FDA 有多种选择。监管酒类产品的美国国税局

（Internal Revenue Service，IRS）为酒类产品制定了监管措施。同样，FDA 希望能为香烟制定监管措施，阻止烟草公司向儿童推销香烟，并使戒烟变得更容易（比如，要求烟草公司赞助研究戒烟的医学项目）。计划还表示，如果吸烟儿童的数量没有按约定的比例逐年下降，烟草公司就要支付大笔罚款。

尽管法律明确规定，FDA 有监管香烟的权力，但保守的最高法院在 2000 年 3 月停止了 FDA 对烟草的监管。最高法院表示，这个问题应该由国会决定。而从那时到现在，国会一直没有对这个问题做出结论。但有关烟草问题的辩论一直持续到今天，各级政府也对吸烟采取了各种限制——而这一切，都有 FDA 的功劳。

1994 年秋季，重新焕发活力的 FDA 再次表明了政府积极监管的原则。在任的总统是比尔·克林顿。但当年竞选结束后，国会两院都被共和党控制。因此，FDA 再一次遭到打击。

很难说 FDA 具体的哪个行动或者哪种态度最惹保守派恼火。也很难肯定，触发右翼人士对 FDA 新一轮攻击的就是烟草问题，尽管这是大多数人的看法。无论如何，FDA 受到的攻击是 20 年以来最严重的，也是最肮脏的。事实上，整个事件让人回想起建立食品药品法规时的基本问题。保守派的论据和刻薄与 100 年前如出一辙，仿佛一个世纪的监管、妥协和进步全部都被抛到脑后。

多个机构针对 FDA 和 FDA1937 年以来的一些举措进行了民意调查。第一个这种调查的结果显示，88% 的美国人认为，政府应该对食品药品的广告进行监管。从那以后，FDA 在民众中的受欢迎程度一直很稳定，而且很少有政府机构能与之相比。在 20 世纪 70 年代，75% 的公众认为 FDA 给他们的印象是正面的。时至今日，这个数字也很少有变化。罗伯组织（Roper Organization）一直研究 FDA 和其他政府问题。他们发现，在所有政府机构中，FDA 是最受欢迎的一个，而且经常名列监管机构的首位。另外，即使在 FDA 备受里根政府的严厉批评时，公众对 FDA 的评价也比对里根本人的评价更高、更稳定。布什总统受欢迎的程度只超过 FDA 一次，即他带领美国攻打伊拉克的那一次。除此之外，公众对 FDA 的总体评价一直超过对布什总统的评价。

有人认为，民众对 FDA 的支持并不适用于具体问题。但根据罗伯组织的研究，这种说法不能成立，即使在反监管的呼声最高的年代里也无法成立。大部分公众都对 FDA 的工作感到满意；而在那些不满意的人当中，大多数人认为 FDA 的监管措施应该更严格一些。反监管的情绪一直都局限于右翼阵营，这些人的数量也从来没有超过被调查人数的四分之一。因此，政府对 FDA 的打击和公众的态度没有必然联系。但对于国会里的新右翼来说，民意调查的结果是可以曲解的。对他们来说，这个问题已经由他们的道德观先入为主，与选民的意见无关，与历史无关，也与公共健康的数据无关。

1994 年总统选举之后，右翼人士立刻开始攻击 FDA，为首的是纽特·金格里奇。金格里奇在大选之前就猛烈攻击 FDA，声称 FDA 是美国的"头号工作杀手"（这种说法非常缺乏事实依据）。他指责 FDA 压制创新，使有利可图的产品不能上市销售。金格里奇还攻击 FDA 局长本人，他把大卫·凯斯勒称作"流氓和暴徒"。使用这么低俗的称谓实在让人吃惊。美国的政治斗争虽然残酷，但这种措辞还是非常不入流，何况被辱骂的人也没有冒犯过金格里奇。

保守派的目标是解散 FDA，废除 1962 年法律所制定的科学标准，把对药品的"审批"交给由制药商雇用的私人企业。大部分药品信息都掌握在药品制造商和销售商手里；现在，保守派要求把药品的安全和有效的审批工作也交给制药商。里根竞选成功后成立的一大批机构的势力仍然强大，而且它们在反监管和反 FDA 的战役中也学会了统一口径。这些机构的资金来源一般有两个：其中一个是六七个极右翼基金会，这些基金会每年给这些机构提供几百万美元的经费[164]；另外，共和党的新领袖们明确表示，商业机构不能像过去那样，同时给两个党派捐款。金格里奇很直白地说，商业应该选好自己的政治盟友，不要随意转换立场，因为他和国会的新领袖将惩罚那些给他们的政敌捐款的人。共和党在公共场合做了如上表态后，随即到 FDA 的传统敌人那里去搜寻政治捐款。他们轻松地从烟草公司筹集了几百万美元。制药公司虽然清楚，FDA 被新右翼伤害也会进而影响药品的信誉，但他们还是觉得，有必要给未来几年国会的当权派捐献几百万美元。

有了这些钱，新右翼步伐一致地开始攻击 FDA。华盛顿法律基金会（Washington Legal Foundation，WLF）在媒体（包括《纽约时报》和《华尔街日报》）上做了一系列广告，广告图片是墓地里的墓碑。广告词是，"如果一个谋杀犯杀了你，那是故意杀人罪。如果一个喝醉的司机杀了你，那是过失杀人罪。如果 FDA 杀了你，那是 FDA 在谨慎行事。"广告词接着说，"我们联邦政府下属的官僚主义严重、而且明显不负责任的 FDA"在阻止药品上市，而美国人"在痛苦地死于其他国家在多年前就有药品治疗的疾病"。作为证据，广告举了 6 个例子。这 6 个例子随后被其他组织、国会议员、保守派分子反复引用。这 6 个例子都是在歪曲事实。

白介素-2（Interleukin-2）：癌症用药。早期的实验结果使它在 20 世纪 80 年代中期就获得了极大的关注。但最终，研究人员在医学杂志上发表文章，指出这种乐观态度是不成熟的。由于这种药品治疗的是致命的癌症，FDA 在 1987 年就允许病人使用这种药品。这时，白介素-2 的支持者尚未向病人推荐使用这种药品，而且厂商也是在 1 年之后才提交药品申请。尽管如此，WLF 在 1995 年的广告里宣称，"FDA 花了 3 年半时间审批白介素-2。在这段时间内，有 2 500 名肾癌患者死去。而 9 个欧洲国家早已批准了这种药品。"

事实证明，FDA 提前把药品给那些即使冒风险也要尝试新药的患者，但在正式批准药品和药品标签之前严格审批药品，这种方法是正确的。白介素-2 的毒性很高，而且只对少数病人有效。最乐观的数字是，白介素-2 对大约 15% 的癌症患者有帮助，即能延缓病情恶化，而且这种延缓一般都是临时性的。从长远来看，可以说白介素-2（及其实验）的主要价值在于开辟了治疗肾癌的一个新领域。也就是说，白介素-2 只有在与其他疗法结合时，才可能产生更好的治疗效果。但 WLF 没有提到这一点。（而且，实现对白介素-2 的有效使用需要多年的研究，而不是把药品匆忙上市。）

心脏泵（Cardio Pump）：吸取装置。外观像个抽水马桶用的手压皮碗泵。由安布公司（Ambu）生产，用于提高紧急心肺复苏（cardiopulmonary resuscitation，CPR）的效果。用手做 CPR 的成功率不高。心脏泵的目的是取代双手，因为它的功能相当于急诊人员在心脏病突发患者到达急诊室之前做的工作。在最基本的实验结束之前，WLF 的广告已经做出了结论。广告写道，"FDA 在心脏泵的审批过程中耽搁了 2 年时间。在这 2 年里，有 14 000 名原本可以被心脏泵拯救的病人过世了。"

山姆·卡茨曼是竞争企业研究会的自由市场法律项目的负责人。他在纽特·金格里奇的电视节目上谈了谈心脏泵的问题。金格里奇说："在需要 CPR 的病人到达医院后，心脏泵能把这些人生存的机会提高 54%……这种产品已经

261

在 11 个国家使用，能够减少脑损伤，提高病人康复的速度，还能省钱。"我们不清楚金格里奇的数据来自何处，但很可能来自心脏泵发明者在少数病人身上做的一个不完整的实验。

病人出院后的健康记录被公开后，安布公司在听证会上承认，心脏泵并未提高病人的幸存率。使用和不使用这种仪器的病人幸存率是相同的。安布公司的实验显示，有极少数病人在使用心脏泵后能多活一个小时，但很难确定这是心脏泵在起作用。而且，心脏泵被安装后，有 18% 的病人很快就会脱落下来，白白浪费了宝贵的时间。另外，早期实验显示，心脏泵会损害病人的胸部。

心脏泵投入生产的时候，美国法律规定，医疗实验必须征得病人或者病人家属的同意。保守派称这种知情同意权是"愚蠢的"。安布公司也忽略了这些要求。在外界要求加强人体实验的伦理学管理的压力下，FDA 在 1995 年对病人的自动弃权问题做了新规定，规定在紧急情况下进行的医疗实验可以视为病人放弃知情同意权。

这种弃权并没有帮助安布公司。1998 年，即在保守派为心脏泵辩护了 3 年之后，安布公司仍然不能用实验证明心脏泵在单独使用的情况下对病人有任何帮助。（在巴黎，急救人员确实使用心脏泵有效救助过一些病人，但他们同时也使用了其他医疗手段。）另外，有 7 项研究表明，传统 CPR 和机械 CPR 的效果没有什么不同。

他克林（tacrine，商品名 Cognex）：阿尔茨海默病和癌症、艾滋病一样，患者很多。患者的家属四处寻找有希望也有风险的治疗方法。到了 1993 年，FDA 一般都允许病人提前使用治疗阿尔茨海默病的药品，尽管严格的实验常常发现这些药品没有什么效用。他克林就是一例。他克林对大量病人的肝脏有损害作用，对阿尔茨海默病本身没有任何疗效，也很少能够缓解症状。生产商华纳兰博特公司的实验显示，一些病人服用他克林后，在一些测试中，如记忆单词能获得略微好一些的成绩。但这种效果在几个月后就消失了，而且病情恶化的速度没有减慢。1991 年，审批他克林的医学专家们踌躇不定，但最终决定建议 FDA 不批准这种药品。有人认为，任何对患者有帮助的药品都是好的，即使药品会导致肝脏受损。反对者则声称，这种药品只是为了从已经深受打击的患者家属的口袋中榨取几十亿美元。FDA 首先批准在紧急状况下可以使用他克林。1993 年，FDA 在获取了更多实验数据后（有些病人在服用他克林后，认知能力出现了临时的而且非常微弱的提高），批准他克林上市销售。在密切监督病人的情况下，他克林可以被病人安全使用。

同样，保守派再次忽略事实。WLF 的广告声称，"FDA 审批他克林用了 7 年时间。在这 7 年时间里，成千上万的阿尔茨海默病患者逐渐失忆。没有人知道有多少患者去世。"实际情况是，他克林不能阻止任何患者的死亡，也不能阻止病情的恶化。美国是第一个批准他克林的国家，其他很多国家都没有批准。

除颤器（defibrillator）：WLF 的广告说，"美国心脏协会估计，在政府拖延对除颤器审批的同时，至少有 1 000 人丧生。为什么会有这种拖延？因为 FDA 以文件有缺陷为理由，拒绝批准这种器械上市。"

美国心脏协会立即谴责了这个广告，表示他们没有做过上述声明，而且广告中的数字也不可信。心脏协会写道："WLF 在 1 月 12 日的广告上使用了美国心脏协会的名字，我们对此深感遗憾。WLF 的广告声称，FDA 通过拖延药品和医疗器械的审批杀死了数以千计的美国人。这种把 FDA 与谋杀犯、醉酒的司机相比的做法是不负责任的，也是不正确的。"[165]

1 000 人这个死亡数字最早出现在电视节目上。数字的来源不是美国心脏协会，而是一位医生。这位医生接受了生产商的贿赂，在一桩诉讼中作证时使用了这个数字。广告中说的"公文"问题实际上是一场与安全问题有关的官司。生产商最终被判败诉。

传感器垫：妇女自我检查乳房肿块时使用。它是一个含有硅树脂的塑料垫，使用时覆盖在乳房上，同时妇女用手捏乳房组织，检查是否有不正常的肿块。自我检查能有效地提前发现乳腺癌。医生通常也建议妇女定期作自我检查，检查时可以用带香皂的水（如淋浴时）作润滑剂。生产这个装置的是一对兄弟，格兰特·莱特和厄尔·莱特。他们认为销售传感器垫不需要事先获得批准，也不需要用实验检测它的实际效果。他们的公司，伊利诺伊州英万迪公司（Inventive Products of Illinois），声称硅树脂的液体感"提高"了妇女检查肿块的能力。FDA 先命令产品撤市，随后要求公司用数据证明产品确实有效。FDA 指出，妇女在使用传感器垫做自我检查时，可能由于传感器垫的干扰，错过一些肿块。这样，显而易见，传感器垫对患者是有害的。公司提交的数据是让妇女们检查塑胶乳房上的肿块后得出的数据，这一点毫无意义。

但保守派还是喜欢这个设备。WLF 的广告写道，"尽管有《华尔街日报》和 ABC 的 '20/20' 节目的批评，尽管每年有 96 000 人死于乳腺癌，FDA 在长达 9 年的时间里一直没有批准传感器垫——一种帮助妇女检查乳房肿块的器械。在加拿大，这种产品在不到 60 天内就获准上市了。"

医疗器械在加拿大销售时通常不需要政府的批准。但这一次，加拿大政府专门规定，在厂商能够拿出证据证明传感器垫确实有效之前，禁止该产品在加拿大销售。公司向 FDA 提交的数据显示，这种传感器垫实际上降低了妇女对肿块的敏感度。FDA 坚持自己的立场。公司最终同意进行实验，并将结果提交给 FDA。实验结果显示，传感器垫不能提高妇女发现肿块的能力，它的实际效果和直接用手检查的效果相同，但能有利于一些妇女的心理状况。FDA 随即批准了这种仪器。

组织纤维蛋白溶酶原激活剂（tissue plasminogen activator，tPA）：tPA 由基因技术公司（Genentech）生产，用于溶解血液中的凝结物。公司把它作为一种非常昂贵的生物技术新产品推介，大力宣传产品对心脏病突发病人的救命功效。血栓常常阻碍血液流入心肌，导致心脏病突发。因此，用 tPA 溶解这些凝结物可以有效地治疗心脏病。市场上已经有一个溶解血液凝结物的药品——溶栓酶，但只有将溶栓酶直接注入被堵塞的心脏动脉血管后才能起作用。这要求使用者掌握医疗技术，而且在用药时间上也不能有延误。实验对比了 tPA 和溶栓酶的功效，结果发现，如果迅速给病人用静脉注射溶栓酶，溶栓酶可以溶解 40% 的血栓，而 tPA 在相同的时间内发挥作用的速度更快，而且能溶解 65% 的血栓。

但这个结果是一种误导。真正的问题不是溶解血栓的能力，而是心脏病发作的病人的生存率有没有提高。《纽约时报》的金融版写道，tPA，商品名为 Activase，"能非常有效地溶解血栓，每年能够拯救数千名心脏病患者的生命。一些分析家估计，tPA 每年可以为基因技术公司带来 10 亿美元的收入。tPA 也是基因拼接技术创造的第一个重要药品。几乎每一个人都预计 tPA 将在今年下半年获得政府批准。"这条报道是准确的,其中还提到了 tPA 具有危险的副作用。由于药品有严重问题,尽管人们认为 tPA 可以拯救心脏病发作病人的生命,FDA 并没有批准这种药物。

1987 年 4 月和 5 月,媒体纷纷对 tPA 做了报道,美其名曰"奇迹药品"。5 月 29 日,FDA 的一个顾问委员会,其中包括来自全国的医生和医疗研究人员,开会研究 tPA 和溶栓酶的实验数据,并向 FDA 提出建议。溶栓酶的生产商现在已经有数据证明,口服溶栓酶,而不是注射进被堵塞的心脏动脉,也能够有效拯救心脏病发作的病人的生命。这意味着溶栓酶的生产商在与处于霸主地位而且非常受欢迎的基因技术公司争夺市场。顾问委员会的开会时间是迄今为止最长的,他们的决定也是最艰难的。根据实验数据,委员会可以很容易地做出结论,但 tPA 的强势公关给委员会带来了巨大的压力。委员会认为,厂商建议的 tPA 使用剂量看起来有错误,这个剂量的 tPA 能够溶解血栓,但也会导致出血。颅内出血可能会致命。每 100 个病人中,有 1 到 2 个病人会发生颅内出血,这个比率是不可接受的。委员会还注意到,基因技术公司的数据可以证明药品能溶解血栓,但不能证明药品可以救命。因此,晚上 10 点钟后,顾问委员会一致同意,批准在心脏病发作后立刻用静脉注射的方法使用溶栓酶;委员会还以 10 比 1 的投票,反对推荐 tPA 用于同种用途。

当时的 FDA 局长,弗兰克·杨,不得不向白宫解释这个决定。美联社的报道说,顾问委员会的投票结果是要求 FDA 不批准"一种据称能拯救心脏患者生命的药品"。报道没有提到 tPA 的问题,没有提到委员中大多数投反对票人们的看法,甚至没有提到溶栓酶已经被批准的消息。

《华尔街日报》的社论对事件的报道最极端。社论认为,毫无疑问,顾问委员会的这个决定"使美国的医疗研究陷进了一场深刻的危机"。

社论承认,还没有数据能证明 tPA 可以"为心脏病人提供帮助"。但有 11 712 名病人参加的良好对照的实验数据表明,溶栓酶确实能降低病人死亡人数。这一点,社论认为,尤其让人不能接受的是溶栓酶的效果比 tPA 的效果差得多,而且基因技术公司肯定会在数月内给 FDA 提交非常有说服力的数据。

社论说:"顾问委员决定批准通过静脉注射使用溶栓酶,却没有批准效果更好的 tPA。这简直是荒谬。原本能长寿的病人现在只能白白死去。"社论还攻击了 FDA 负责药品审批的罗伯特·坦普医生，而坦普根本没有参与这两种药的决策，虽然人们都知道他坚持提倡以科学证据作为决策的基础。相比之下，《华尔街日报》更愿意相信尚在初期、不完整的数据，尽管这些数据还不能证明药品的价值。社论的逻辑是，商业正在受损，让事实见鬼去吧！社论还写道："难道美国医生应该为了满足 FDA 的卡方检验（一种统计方法），眼睁睁看着他们的病人死掉吗？迂腐的官僚们正在杀死越来越多的人。"

《华尔街日报》的社论遭到了医生和记者们的一致反对。大批过去在 FDA 工作过的官员给《华尔街日报》写信，指出该社论是"被误导了"，其中包括 8 位前任局长和代局长。他们解释说，对药品的最终决定不是来自 FDA，而是来自非 FDA 的专家。他们指出，获取外部专家的意见行之有效。这些局长们写道："顾问委员会富有争议的建议是开放的政府和科学界同行评估二者作用下的必然结果。"

基因科技公司后来提交的数据证明，委员会的决议是正确的。公司在实验中使用的剂量过高，而且 tPA 确实能导致无谓的死亡。不到两年，新闻界已经有人表示，《华尔街日报》当初对 tPA 的判断是完全错误的。新的研究结果表明，在拯救心脏病突发病人的生命方面，tPA 和溶栓酶的效果大致相同，尽管 tPA 的价格要高得多。医院要为每剂量 tPA 支付 2 250 美元，而每单位的溶栓酶只需 80 美元。《纽约时报》写道："一种被大力宣传、价格奇高的药品与另一种价格只有它几十分之一的药品其疗效并无二致。"再后来的研究显示，如果 tPA 与另一种药品同时使用，可以取得比溶栓酶更好的效果。

这个例子充分说明，在药品实验的数据尚未完成、药品尚未通过审批时就妄下结论的后果将会怎样。尽管如此，厂商还是能通过公关给 FDA 施加压力。而如果 FDA 在压力下屈服，tPA 的错误剂量就会被批准，而能使 tPA 真正有效的第二种药品也许就不会被发现。

但 WLF 并没有让事实干预它的主导思想。1995 年，WLF 声称："如果 FDA 没有在审批 tPA 时拖延一年半的时间，100 000 多心脏病患者可能就不会无辜死去。"

WLF 的广告与新右翼辩论的风格完全一致。在同一时期，竞争企业研究会做了一则广播广告：

（声音）：救命！有人落水了！

第 1 个人：坚持住，我拿到绳子了！

第 2 个人：等等！你在干什么？

第 1 个人：你这是什么意思？我不给他绳子，他会淹死的！

第 2 个人：绳子？让我看看相关文件。

第 1 个人：文件？但他都要淹死了！

第 2 个人：我不管他怎么样。只要我认为绳子不安全，他就不能使用这根绳子。把文件给我。

第 1 个人：好吧，先生。不过……

第 2 个人：把拉力计放在绳子上，看看它能承受多少重量。一定要确保安全，免得后悔。

暂停

第 2 个人：……甚至还有些轻微磨损。行，现在可以了。喂——！我给你扔过去的这根绳子符合所有的联邦标准。喂？有人吗？

画外音：在审批新的药品和医疗器械时，联邦政府的过分谨慎意味着病人的死亡。想一想：如果政府批准一种药品从明天开始拯救病人的生命，那么昨天有多少人已经在徒劳的等待中命归西天？

广告的最后一句清楚地表明，严格的科学检验并不重要。这和 14 世纪保守派哲学家的观点没有什么不同。我们也知道，把产品的安全和有效性用问题交给厂商后，会产生怎样的后果。事实很简单，FDA 是我们的最佳选择，至少现在是。由于问题的复杂，FDA 在工作中难免会出错，速度偶尔也会比厂商期望的慢，但绝不能因此而因噎废食。在实验之前，我们的任何猜想和臆断都不算数。

在上述广播广告和其他反对 FDA 的行动进行了 3 年之后，竞争企业研究会的山姆·卡茨曼对保守派没有获得艾滋病群体的支持感到惊讶。艾滋病活动者们批评过 FDA 行动过慢，也促成了一些改革。他们为什么不和其他保守组织一起呼吁取消药品实验，使他们能更自由地获取所有药品？他的猜想是，艾滋病活动者在与 FDA 官员的短暂斗争中和 FDA 建立了友善的关系，不想让这种关系受损。实际上，艾滋病活动者对药品审批的态度很明显，而且这种态度与他们和 FDA 的关系也没有联系。

纽约市艾滋病治疗行动组织（AIDS Treatment Action Group）的创始人马克•哈林顿表示："我们犯过错误，也学到了很多东西。但即使是在（1988 年）FDA 总部游行时，虽然有各种口号，但我们并不反对 FDA，也不反对政府监管。我想我们那时候是希望他们在药品研发和审批过程中能更加灵活一些。"[166]

有的保守派建议让 FDA 药品安全审批最小化。对这个建议，纽约市"积极行动联盟"的吉姆•艾克的回应是："我们不反对药品监管。我们不希望自己或者朋友死于不安全的药品。右翼人士要求全面放松监管，取消所有药品有效实验，让市场上充斥大量安全但是无效的艾滋病药品。我们不同意。"

很多起初反对 FDA 的艾滋病活动者逐渐都认同了 FDA 对良好科学数据的要求。AZT 充分证明，解决艾滋病问题的关键不在于把大量未经实验证明的药品放到市场上，而在于科学研究正确的剂量是多少？两种药品能不能混合使用？能不能减少药品的副作用？用药时间是立即使用，还是等到症状恶化？当新右派开始攻击 FDA 的时候，艾滋病活动组织已经和各个医学研究机构一样成熟。他们了解问题的细节，知道科学实验的必要性。

艾滋病活动者和新右翼对 FDA 的攻击也有明显的区别。艾滋病活动者关心真正有效的治疗方法，关心如何拯救生命，他们对政治理念本身不感兴趣，因此他们学得很快，最终也赞同 FDA 维护高科学标准的立场。他们也是 100 年来支持严格科学实验和公共健康监管最积极的人群。他们聪明，关心的问题事关切身利益，他们没有其他动机——他们是最好的批评家和活动家。

而保守派反对 FDA 的理由是他们不喜欢政府，不喜欢政府提供公共服务，而且也不喜欢政府阻碍商业利润。而食品和药品实验恰恰是受大众欢迎的公共服务。保守派一直沉迷于商业第一、商业能有效自律、商业能对社会做贡献等早已过时的简单化观点。

如果一个公司表示药品能治病，而且已经做好销售的准备，为什么不让它立刻上市销售？在保守派眼里，科学实验是障碍，而不是必不可少的服务。他们有时甚至公开宣扬这种观点。杰弗里•高德伯格在《纽约时报杂志》（*New York Times Magazine*）上写道：

对（犹他州参议员）奥林·哈奇等反对 FDA 的人来说，病人死亡是由于大卫·凯斯勒拒绝尽快批准药品——他们相信这一点跟相信《圣经》一样[167]，但这些人都不能举出具体药品的例子。格雷曾经做过布什政府的顾问，现在是"良好经济协会"（Citizens for a Sound Economy）的主席。他的组织经常抨击 FDA 审批药品过慢，但他却说不出任何一种审批过慢的药品名称。

也许格雷仅仅是担心犯错误。几个月前，在共和党控制众议院后不久，共和党的领袖要求把 FDA "私有化"。格雷在众议院拨款委员会的一个下属委员会面前作证。他说，FDA 损害商业利润；私有化 FDA 是个不错的解决方案。他建议废除对药品有效性实验的要求。他引用了过去几十年的错误数据，声称这些数据证明 FDA 审批药品的速度很慢。他说："这种拖沓的审批速度在谋杀美国公民。"他举了一些例子，包括白介素-2，并说由于 FDA 对该药品的审批过慢，有 3 500 人无辜丧命。碰巧，听证会上的一位民主党议员，伊利诺伊州的理查德·德宾在这个问题上比格雷了解更多。德宾列举了一系列最新数据，证明 FDA 的审批速度其实很快。他还指出，有关白介素-2 的最新数据显示，使用该药品的病人中仅有 4%的病人病情有所好转（包括临时性的），同时有 4%的病人在用药后立即死亡。德宾问格雷："白介素-2 的成功率和死亡率相同。难道你不认为 FDA 应该花时间深入研究这个现象吗？"格雷有些不知所措，他说："我想这种说法可以用在所有药品上。是的，这种现象值得研究，但研究的速度为什么不能加快？是实验得出数据的速度不够快吗？"这等于承认他不了解 FDA 和制药公司的运作过程。德宾又谈到格雷引用过的另一个例子——硝基安定，它是一种苯二氮镇定剂。除了硝基安定外，其他几种苯二氮镇定剂已经在美国广泛使用。格雷称硝基安定在美国的审批被"延误"了。实际上，硝基安定在英国销售了 14 年之后生产商才开始向 FDA 递交在美国上市的申请。尽管如此，格雷表示，如果 FDA 能"提前"批准硝基安定，那么"3 700 多位美国人的生命就会被挽救"。挽救？这种药品只是镇静剂。

高德伯格在《纽约时报杂志》的文章中还提到了山姆·卡茨曼。在列举 FDA 延误了哪些重要药品的审批过程时，卡茨曼也犯了错误。他举的例子是治疗慢性膀胱疾病的艾米隆（Elmiron），但 FDA 已经批准了艾米隆。甚至制药商也指出，他们和 FDA 在药品长达数年的实验阶段就一直合作，以保证药品尽快上市。卡茨曼给《纽约时报杂志》的编辑写了一封信，表示自己的说法没有错误（"这根本就是胡说"），但在这封信中又犯了一个错误。他以溶栓酶、tPA、米索前列醇和白介素-2 为例，并称 FDA 的审批迟缓至少导致 50 000 人死亡。《纽约时报杂志》在登载这封信件时，没有谈到这些细节。但卡茨曼在接受采访时说，问题不在于 FDA 速度过慢，而在于所有的审批过程中都有病人因为没有得到药物治疗而死亡。他又提到了山姆·贝茨曼的建议，即没有必要了解药品是否有效：为了鼓励企业"创新"，为了追求商业利润，类似反应停的药品灾难也是可以接受的。

新右翼声称，即使有用药风险，人们也会及时发现。（对商业来讲，确实"及时"。）劣质产品会被竞争淘汰掉。但事关健康和生死，这种商业价值并不适用。不能在明明知情的情况下，为了企业的利润而使病人受伤或死亡。山姆·贝茨曼和华盛顿的几位新右翼一直在重复贝茨曼 1995 年在美国企业研究会举办的一个会议上讲的话（即使在他引发"药品审批滞后"的争议 20 年后，他仍然固执己见）。他说："不做复杂的成本—收益分析也能明白，一个几乎过滤掉所有危害的风险管理体系已经走得太远。"

在药品研发方面，这种想法令人匪夷所思。药品的错误意味着人的伤亡。贝茨曼认为目前的 FDA 系统过分谨慎，但即便如此，每年被 FDA 批准的药品在美国仍造成大约 10 万人死亡，100 万人严重受伤。很明显，这个系统没有过滤掉所有风险。药品是造成人身伤害的头号杀手，其他原因都难望其项背。（乔治·华盛顿大学的托马斯·摩尔把导致人在一生中住院治疗的各个因素的发生几率排列出来：处方药导致的严重伤害，是 26%；汽车车祸，2%；谋杀，1%；商用飞机坠毁，三万五千分之一。）大部分死亡事件并不是由于人们明知道有风险还去主动冒险，而是由于人们并不知情。我们接受这种高风险，因为我们有更高的目标——拯救生命、预防或者减少疾病。FDA 本身不是一个过分谨慎的机构。

药品和扫帚比起来，前者的生产和销售系统一定要比后者的生产和销售系统更安全。"让客户自己决定"或者"让自由市场自由运作"也许对扫帚行之有效，但对处方药来说却行不通。有时，我们必须坚持健康第一、商业第二。很明显，纽特·金格里奇不明白这一点。

The FDA, Business,

and One Hundred Years of Regulation

第二十章 辩论的激化

时至 1995 年年底，新右翼已经做了大量反对 FDA 的广告、论坛、新闻发布会和报告。他们下一步将把"改革"FDA 的建议写进法案，并提交给众议院审议。由于众议院由共和党把持，法案将很快获得通过。在保守派共和党人看来，这场斗争是金钱和政治为道德观念服务。

制药公司、烟草公司以及很多极右翼的组织花了数百万美元向国会游说，声称 FDA 的工作速度太慢。保守派引用格雷、金格里奇、贝茨曼和卡茨曼的话，呼吁必须对 FDA 进行重大改革。一个保守派团体专门成立了一个民意调查公司，并在调查问卷中使用带有偏见的问题，最终得出结论：一些医生和大量小团体都认为 FDA 的工作速度太慢。贝茨曼说，FDA 的表现"完全是一个进行中的全国性灾难"。保守的共和党领袖表示，他们要通过法律来改变这种状况。

1996 年春天，由制药公司出钱，新右翼又一次发动了攻击 FDA 的广告战。代表美国各个大型制药公司的美国药品研究和制造商协会（Pharmaceutical Research and Manufacturers of America，PHARMA）用飞机把大约 140 位"真正的患者"运到华盛顿，让他们作为活生生的证据现身说法，证明对 FDA 的改革势在必行。这些患者和患者家属表示，FDA 阻挠重要疗法上市。不过，这场真人秀却出了纰漏。《华盛顿邮报》负责报道 FDA 改革的记者约翰·施瓦茨决定采访几位空降华盛顿的病人[168]。《华盛顿邮报》的报道写道："PHARMA 给本报提供了一些飞到华盛顿游说国会的病人名单。被采访的人都表示，她们在给自己或者给家属寻找治疗方法时遇到了困难。但似乎，改革 FDA 的建议并不能解决这些困难。"

这些病人包括：

● 朱莉·福-罗贝茨，来自伊利诺伊州，患有多发性硬化。多发性硬化是慢性疾病，患者逐渐失去对肌肉的控制。福-罗贝茨表示，一种叫贝塔塞龙（Betaseron）的药品救了她的命。贝塔塞龙是新药，首先在美国获得批准。这种说法并不是在反对 FDA。

● 斯蒂芬妮·哈德森，来自圣路易市。她的孩子患有镰状细胞贫血病。孩子服用的药品是羟基脲。羟基脲在 20 世纪 60 年代就在美国上市。哈德森的抱怨是，羟基脲被批准用于另外一种用途，因此保险公司拒绝支付孩子的治疗费用。保险公司表示，他们只为通过审批的、用于主要用途的药品支付费用。制药商布里斯托—梅尔斯公司从来没有向 FDA 申请羟基脲的其他用途。按照法律，FDA 不能审批或批准没有提交申请的药品。

● 珍妮特·麦克德蒙，来自马萨诸塞州马斯菲尔德市。她的女儿患有严重癫痫，有时一天要发作 100 次。女孩每天分 4 次服用 21 片药，但珍妮特希望女儿能服用赦癫易（Sabril）。赦癫易是新药，制造商赫斯特公司（Hoechst Marion Roussel）还没有在美国提交药品申请。但珍妮特还是希望能像癌症和艾滋病患者一样，在"同情使用"的基础上获得这种药品。只要她女儿的医生给 FDA 写一封信，这也并非难事。但赫斯特公司拒绝同情使用。《华盛顿邮报》报道说，赫斯特公司表示，同情使用"将转移正在进行的大型临床实验的资源，从而'延缓药品的审批速度，使大批需要这种药品的患者不能及时获得药品的救助'"。

有人抱怨 FDA 在拖延帕金森综合症药品的审批，实际上这种药品还不存在。有人抱怨，他妻子患有阿尔茨海默病，而政府削减预算后会降低家庭护理的服务质量；实际上，FDA 和家庭护理没有关系，而且对阿尔茨海默病哪怕只有轻微作用的药品也已经获得了 FDA 的批准。

这些人把他们的故事讲给国会议员听，仿佛 FDA 是罪魁祸首。人们并不知道，《华盛顿邮报》的报道对纠正这些误解起了多大作用。一些严肃的病人团体也在研究这些问题，并尽力向国会表达自己的意见。他们没钱让成员坐飞机到华盛顿游说。但至少有 75 个社团，包括阿尔茨海默病协会（Alzheimer's Association）、关节炎基金会（Arthritis Foundation）、帕金森症联合基金会（United Parkinson Foundation）、威尔森氏病协会（Wilson's Disease Association）等，联合结成病人同盟（Patient Coalition），积极支持 FDA。尤其积极维护 FDA 的是全国罕见疾病协会（National Organization for Rare Disorders），其中包括艾滋病团体和很多其他病人组织。这些团体的领导人都与 FDA 和国会直接打过交道。他们表示，FDA 的监管工作基本上令人满意，而且 FDA 也没有阻止所谓的"神奇药品"上市。

报纸和药品行业的出版物也开始报道说，制药行业的高级管理者并不相信保守派的捏造，也不喜欢"改革"FDA 的建议。PHARMA 作为制药行业在华盛顿的主要游说团体，处境比较尴尬。一方面，大的制药公司的经营状况不错，而且利润率也越来越高，FDA 的审批速度也从来没有像现在这么快。另一方面，这些公司不希望冒犯新的共和党领袖。在攻击 FDA 的战役刚开始的时候，一些制药公司的管理者认为，他们可以公开讨论 FDA 改革的问题，因为这么做在损害 FDA 公众形象的同时，会把制药公司描绘成发明神奇药品的英雄。但随着对 FDA 攻击的升级，制药公司的内部人士开始担心，保守派可能给 FDA 带来极大的伤害。

其中一些人（大部分都匿名）向媒体澄清了制药公司的立场。一家大型制药公司的事务监管负责人表示，制药公司暂时还会跟着金格里奇走，但是，"我认识制定这些改革建议的人。他们不了解 FDA，只是别人的枪手而已。我担心的是他们对 FDA 的攻击太过刻薄。"他担心，这些攻击越恶毒，改革就越难产生良好的效果。默克公司主管监管事务的伊芙·施雷特医生公开表示，FDA 的药品审批功能非常重要，不应该被削弱。她说："我们都遵从 FDA 执行的标准。这些标准不能动摇。"金格里奇的支持者、佐治亚州的共和党人布朗曾经做过美国心脏协会的主席。他给金格里奇写信说，他和美国心脏协会对"一些特殊利益集团企图迅速拆散 FDA 的做法"感到担忧。他说，保守派的建议"将使公共健康向黑暗时代倒退"。

著名民意调查公司，如哈里斯（Harris）、盖勒普（Gallup）等的调查结果显示，三分之二的美国人都不赞同"改革"FDA。

保守派原计划解散 FDA。但他们在 1996 年 2 月出版的正式建议书上认为没有必要取消 FDA，而企业可以绕过它的监管。在药品上市前，制药商可以雇用商业公司来"审批"他们的药品。这些商业审批没有独立性，可以讨价还价，也可以被制药公司炒鱿鱼。

建议书的名称是《促进医疗创新：21 世纪的健康、安全、政府角色》[169]，出版商是华盛顿金格里奇的进步和自由基金会。报告的开头是："美国在药品、生物制品和医疗器械的研发方面世界领先。这些产品使美国人更健康、更长寿。但是，这些产品的研发和审批过程正在变得越来越漫长、昂贵和复杂……美国的监管流程是发达国家中最缓慢、最昂贵的一个。"这种说法以 10 年到 30 年前的数据为基础，因此十分不准确。在建议书出版的时候，即使按制药行业自己的标准，FDA 也是世界上最快、最安全的药品审批机构。

根据 20 世纪 90 年代的统计数据，报告也承认 FDA 已经大大改善了药品审批流程。"但是，在最关键的两个问题上，即药品研发的总时间和消费者可使用的药品量上，FDA 没有显著提高。（最新的数据显示，FDA 批准药品的速度略微有所加快，但药品研发的总时间和总成本没有变化。）"药品研发时间和药品数量是惟一重要的因素吗？安全不重要吗？药品疗效不重要吗？成本不重要吗？笔者怀疑，建议书的作者并非故意使用这么直白的语言。但建议书的语气，明显体现出保守派对商业的迷信和对公共健康及患者的冷漠，而保守派的经济学家就擅长把这些重要问题当作"外部因素"忽略不计。

保守派向众议院提交了三个法案：食品法案、药品法案和医疗器械法案。国会立法的第一阶段是在各个委员会内部的讨论，这也是最重要的一个阶段。委员会拥有国会需要的专业知识，委员会的成员研究过、关注过要处理的问题，有的成员甚至起草过相关法律。在委员会里，民主党和共和党讨论问题的关键，确定双方妥协的基础。委员会使用法律语言，不使用一般性的陈词滥调。委员会听取游说人士的意见，包括对法律条文措辞的意见。委员会还经常咨询消费者团体和公益团体的意见，但有时委员会也故意不采纳这些人的意见。

1996 年 5 月 1 日，众议院召开了关于解散 FDA 的听证会。听证会的地点在众议院商务委员会，主持听证会的是弗吉尼亚州的众议员托马斯·布利雷。

商务委员会在金格里奇的关注下，正处于共和党政治变革的中心。而这场听证会又是共和党最重要的一场战役。极右翼的评论家詹姆斯·布罗瓦德写道："凯斯勒带领下的FDA大大扩展了政府无端干预的范围……凯斯勒的FDA官僚作风严重，对企业施加致命的粗暴干涉。用'狂热'一词形容他们的作为亦不为过。"他说，"对FDA未来的斗争将显示由共和党控制的国会能否有效削减过分庞大的政府。"

听证会的第一天，大卫·凯斯勒从华盛顿市中心的一个FDA分部出发，步行走过3个街区，到国会出席听证会。当天，《华盛顿邮报》的一条标题新闻是"听证会已经召开，FDA改革势头强劲"。保守派对FDA的攻击已经旷日持久，如果算上里根和布什政府对FDA的敌视态度，时间就更长。凯斯勒将在这个时刻公开辩护FDA。一位记者看到凯斯勒表情凝重。他对记者说："我们面临的局面很严重。一个世纪以来的食品药品法规都面临威胁。美国人使用药品的安全性也濒临危险。"他沿着车水马龙的大街，过了一个上坡，走进一座白色大理石建筑——众议院的瑞本办公楼。

《纽约时报》的记者杰弗里·高德伯格注意到，凯斯勒面对国会议员就座的主席台，在证人席上坐下。"他的周围都是敌人——前面是国会议员，其中一些人赞同在公共服务领域采取自由主义的自我监管政策；身后的听众席里坐着各个行业的代表，他们西装革履，为数众多，代表药品和医疗器械行业、食品添加剂行业、食品补充剂生产商、烟草巨头和百货商店。"高德伯格还写道，凯斯勒对周围的一切好像有很强的免疫力，即使面对最恶毒的攻击时也不感情用事。

随着听证会的开始，对FDA的攻击也开始了[170]。布利雷请宾夕法尼亚州的众议员詹姆斯·格林伍德负责FDA的改革工作，工作内容包括收集信息并起草法案等。听证会上，格林伍德的讲话先从极右翼的角度出发，他没有提到大多数病人团体都反对他的"改革"计划，而是谈到被制药公司用飞机运到华盛顿的病人和病人家属，以及由制药公司赞助的、反对FDA的"病人团体"。（到20世纪90年代中期，这种"被行业追捧的草根组织"在华盛顿已经遍地开花。真正的公共利益组织和消费者权益团体占有道德上的优势，但这些虚假的草根组织也经常能够蒙混过关。）他说，这些"病人"已经给国会发出了信息，"他们的信息真挚有力。美国人正死于官僚主义。"

他又把攻击 FDA 的谎言重复了一遍，即制药行业在努力把灵丹妙药带到市场上，但魔鬼 FDA 偏要从中作梗。他说，必须把有效和安全的产品"及时提供给那些需要这些产品的人……但这在目前的情况下是不可能的，因为一种新药从实验室到患者手中，中间要经历 12 年，耗费 3.5 亿美金； FDA 在过去 5 年中批准的药品中，有三分之二都先是在国外获得了批准，而且有 21%在国外的销售时间比美国早 6 年。"

不管格林伍德对这些数字了解多少，他的结论是错误的，即便是提供这些数字的制药行业分析师也知道格林伍德的结论是错误的。按照他的说法，FDA 审批一种药品要花 12 年的时间；这当然不正确。我们知道，FDA 审批药品的时间大体上为 2 年。人体实验不受 FDA 的控制，尽管 FDA 必须说明药品安全和有效的标准是什么。而且，行业分析师们也承认，制药公司除了按照 FDA 的要求做实验之外，也做很多其他实验。这些额外实验的目的，是为了公司内部的规划，或者满足其他国家的要求等。

直到药品研发的最后阶段才是 FDA 的审批。格林伍德使用的数据至少过时了 5 年。而且，共和党从来没有提到，制药商本身的原因也会导致药品审批的速度放慢。但一些行业分析师提到了这一点。《药品行业执行官》杂志（*Pharmaceutical Executive*）公布了一项在 FDA 调查员中做的问卷调查。调查显示，FDA 的审批人员认为，在制药公司提交的新药申请中，质量优秀的占 7%；质量好的占 30%；质量一般的占 42%；质量差的占 21%。在格林伍德谈到的时间段里，大约四分之一到三分之一药品的申请质量都极其糟糕，简直无法阅读，根本不可能获得批准。国会的总会计办公室也指出，制药公司实验数据的质量对 FDA 审批时间的长短有很大影响。在提交药品申请方面"经验缺乏"和"经验丰富"的制药公司，其产品通过审批所需的时间有 20%乃至更大的差距。

制药公司的管理者们有时对 FDA 提出抱怨，如 FDA 的审批人员常常不明确说明对制药公司的要求是什么；等待审批的药品申请数量在逐渐增多（至少在过去几年是如此）；FDA 的审批人员有时过分苛刻等——所有这些都延缓药品审批的速度。但事实上很难把药品审批速度的变缓全部归咎于 FDA。

格林伍德并不了解问题的关键，而且他过分依赖掺有行业偏见的数据。例如，听证会依赖的一个主要数据来源是塔夫茨药品开发研究中心（Tufts Center for the Study of Drug Development），这是个由制药公司出钱赞助的机构。塔夫茨中心发表了大量有关药品审批滞后的研究报告，但其中没有一篇解释有多少药品审批滞后是由制药公司造成的。按照塔夫茨中心的一贯定义，FDA 对药品的"监管"阶段起于药品首次开始人体实验，止于药品获得 FDA 批准。这种说法完全是在混淆视听，对掌握情况不多的国会议员来说尤其如此。

如果仔细分析数字，就会发现，FDA 在药品审批上的"延误"只有几个月的时间。而且，与其他国家相比，美国的情况是最好的。在格林伍德讲话的时候，美国在新药审批方面比其他国家做得都好。1994 年，美国批准了 28 种新药，其中有 10 种是首先在美国获得申请。在新药审批排名第二的英国，首先获得批准的药品只有 3 种。格林伍德却没有提到这些数据。

共和党非常需要在听证会上取得胜利。他们刚刚在废除大量环保法规方面遭遇惨败，因此必须不惜一切代价赢得这场斗争。来自北卡罗来纳州、刚刚担任国会议员的理查德·玻尔警告凯斯勒："如果你今天在这里说，FDA 不愿意或者不能让美国人在获取挽救生命的药品方面做到世界第一，那你就不要再浪费我们的时间了。"

轮到凯斯勒发言时，他没有用道歉的语气，也没有采用在国会面前作证时的通行做法；尽管他不同意建议书的某些部分，但还是愿意与委员会合作。而且，他直接谈到了公共健康的问题：

> 主席先生，美国人有权期待政府在最佳的科学和医学的基础上制定公共健康政策。改革的目标应该是提高公众的健康水平，而不应该拿公众的健康和安全作赌注。你们今天考虑的众议院法案没有达到这个标准。

至于有人引用多年前的陈旧数据，批评 FDA 工作过慢的说法，他已经听过、读过无数遍。他在听证会上列举了新数据。虽然这些数据可能说服不了他的敌人，但还是有必要把事实说清楚：

> 今天的 FDA 在药品审批的质量和速度方面，均处于世界领先地位。这是个无可争议的事实。最近，英国的医学研究中心（Center for

Medicine Research）——一个由企业资助的非营利研究机构，对国际药品审批数据做了分析，结果也再次证实了这一点。FDA 的新药平均审批时间在 1994 年和 1995 年与英国持平，超过法国、西班牙、德国、澳大利亚、日本、意大利和加拿大……这个成绩是国会、企业和 FDA 经过共同努力，在 1992 年通过《审批处方药付费法案》的结果。那个法案是真正的改革。

在书面陈述中，凯斯勒又补充道：

> 不幸的是，太多批评我们工作的人都以 FDA 在 20 世纪 80 年代甚至更早的数据为依据，认为 FDA 需要"改革"。他们没有注意到 FDA 那些具有高度敬业精神的医生、护士、工程师、化学家、微生物学家、生物统计学家、营养学家以及其他人在过去几年中取得的进步。他们要我们忽略在提高药品审批速度的过程中学到的教训。那些不了解 FDA 工作和成就的人将损害我们已经取得的进步。

"让我来解释一下我们都做了什么。"凯斯勒指出，尽管众议院认为 FDA 存在"药品审批滞后"的问题，但三个最新研究的结果表明，这个问题已经不复存在。他谈到了国会总会计办公室的一个新报告。报告中写道："人们总喜欢以英国的监管系统为榜样，认为他们的速度更快、结果更好。但截至 1994 年，FDA 的审批速度已经超过了英国。"FDA 本身也做了一个调查。虽然调查结果的公正性难免让人生疑，但调查报告通过了严格的同行审评，并在学术期刊上发表。调查的对象是真正有效的新药品，而不是其他药品的仿制品。从 1990 年到 1994 年，这些"新分子实体"（New Molecular Entities）中有 58 种在美国和英国获得批准，其中 30 种首先在美国获得批准，28 种首先在英国获得批准。如果在美国和德国之间做同样的比较，两国批准的"新分子药品"有 44 种，其中 31 种首先在美国获得批准，13 种首先在德国获得批准。将美国与日本比较，结果也基本相同。调查还指出，一些重要药品在美国有售，但在其他国家却没有；而在其他国家销售的重要药品在美国都直接有售，或者有其仿制品。

凯斯勒说："这三个研究的结果证明，如果你是一位美国病人，你会比其他任何国家的病人都能提前获得安全、有效，并且有重要治疗意义的新药。"他指出，在各种最重要的药品的审批方面，美国都处于领先地位。"从全世界范围来看，在8种治疗艾滋病的新药中，FDA率先批准了7种。除了艾滋病药品之外，美国率先批准的药品还包括：治疗卵巢癌的紫杉酚（Taxol）、治疗白血病的氟达拉滨（Fludarabine）、治疗囊肿性纤维化的阿法链道酶（Pulmozyme）、治疗多发性硬化的重组干扰素β-1b（Betaseron）、治疗鲁盖瑞氏症的利鲁唑（Riluzole），还有治疗阿兹海默病作用尚不敢肯定的他克林。"

在医疗器械审批的问题上，凯斯勒遇到了一些困难。为了加快审批速度，原本用于药品审批的"使用者费用"也将被用在医疗器械上。厂商起初同意按这个计划支付费用，使FDA能雇用更多的医疗器械审批人员。但随着新右翼势力的上升，厂商改变了主意。因为他们认为由共和党控制的国会可能解散FDA，或者降低审批的难度。这样，由于人力短缺，等待审批的医疗器械申请开始积压，而厂商对此纷纷抱怨。但即使没有增加额外的资源，到了召开听证会的时候，这些积压的任务也已经完成了。医疗器械的审批时间也大幅度缩短（例如，有一类器械的平均审批时间从一年前的182天下降到目前的138天；凯斯勒说，这个时间还将进一步缩短到90天）。新的、有潜在危险性的器械需要进行全面的安全和有效审批，其平均审批时间为20个月。"这个时间仍然太长，"凯斯勒说，"但我们已经开始把它缩短。"他最后要求把"使用者费用"计划应用在医疗器械上。

在介绍完FDA靠自己的力量提高审批速度后，凯斯勒转而谈到国会正在考虑的改革法案。法案一开始就为FDA提出了一个全新的使命。新使命除了提到FDA传统上的"保护公共健康和安全"的职责之外，还增加了为商业服务的内容，即FDA"审批产品的临床研究申请和上市申请时应该迅速、及时，不妨碍产品创新和及时上市"。

法案中最受关注的内容是取消FDA对产品的完全审批和批准的权力。法案给FDA保留了"否决权"，但这条规定是非常荒谬的。法案规定，如果FDA要使用否决权，必须在60天内提出，而且FDA只能拿到一些经过处理的、不含任何负面数据的总结报告，不能获得具体的产品信息。依据这些单薄的总结报告，FDA 不能只是质疑产品的安全或有效性不足，而必须证明产品存在安全缺陷。那么，FDA 从哪里获得信息？药品和所有的数据都掌握在制药公司手中；另外，厂商将控制审批过程中的提问。FDA 的人员经过一个世纪的努力工作，知道控制产品安全的惟一方法就是提出正确的问题，并要求厂商做出回答。如果审批人员不提出要求，厂商就不会提供有关产品缺陷的数据。剥夺 FDA 的审批权后，难道厂商会主动提供这些数据吗？

在药品审批方面，保守派在法案中给 FDA 保留的任何角色都只是虚饰而已，目的是让法案显得不太激进。他们声称，FDA 将继续检查产品的安全和有效。实际上，新法案在药品审批标准中取消了 1962 年制定的"完善和有良好对照的实验"这一条。至于治疗严重的、危及生命的疾病的药品，法案表示，如果"专家在公平、合理的基础上，认为'药品可能对大量病人有效'"，这些药品就可以获得批准。而且，一旦药品的一种用途获得了批准，药品的任何其他用途也可以获得批准，而且审批的标准更低，只要"证明药品的新用途在有经验的临床医生当中是普遍的，而且得到了临床实践的确认"即可。然而，仅这一条就会导致药品灾难。

法案禁止审批人员在审批药品时将两种商业药品做比较，或者以此为基础判断是否批准新药品。事实上，在一些情况下，这种比较对公共健康来说是必不可缺的。例如，目前治疗淋病的药品能杀死95%以上的淋球菌。新药品如果做不到这一点，就会对患者构成危险，因为使用它的病人可能还有传染能力，还有可能把病传染给更多的人。对不愿意在产品疗效上竞争的制药公司来说，这条规定是个好消息，但它的长期效果只能是公共健康水平的下降。

按照新法案，制药公司在更改药品生产流程时，不需要通知 FDA 或者药品审批人员。实际上，由于生产过程中的微小变化而导致的药品灾难可以编成一大本书，包括最早的"万能磺胺"和最近的卡特实验室（Cutter Laboratories）的脊髓灰质炎疫苗。起草这些法案的人不清楚这些历史，但他们知道厂商现在反对的是什么。

新法案将使 FDA 陷入无权调查或者无权终止危险人体试验的境地。至于在实验中伤害病人的是药品还是其他因素，将完全由制药公司和他们雇用的审批机构决定。

The FDA, Business,
and One Hundred Years of Regulation

新法案没有要求被制药公司雇用的审批人员公开他们的利益冲突或者相关的财务关系，而 FDA 已经为其员工和顾问设置了这些要求。

凯斯勒在证词中还指出，FDA 长期与药品打交道积累下来的经验本身具有很高的价值。他说，机构的记忆力是很重要的。FDA 的审批人员通过研究各个公司的产品，学习了大量知识。他们研究所有的心瓣膜、所有的关节炎药品，掌握了在职业医生培训中学不到的重要知识。如果由商业机构审批药品——这些机构很可能不会审批同一领域的两种药品，这些知识都会消失。凯斯勒还指出，如果新法案获得通过，FDA 审批人员掌握的各种单一药品的知识也会永久消失。他们对药品的跟踪从研发、审批，一直持续到药品上市很多年之后。相比之下，商业审批机构对药品的监控如昙花一现。

凯斯勒指出，新法案给 FDA 规定的新使命谈到了快速审批食品。但是法案的作者完全忽略了 FDA 在保证食品安全、诚实标签、保护消费者不受欺诈等方面的重要职责。新法案还将大大削弱最近实行的食品标签法的效果，使大量未经审批的产品功效和其他片面信息出现在食品标签上。按照新法案，无论食品公司如何捏造、夸大产品效果，FDA 都无权采取行动。

在医疗器械方面，凯斯勒指出，新法案完全取消了对产品安全和有效性的检查，只是要求审批人员核实机械质量即可，FDA 也将无权调查医疗器械是否真的有效。

凯斯勒用 30 多页的篇幅详细列举了新法案造成的风险。其中影响最大的一条是，对于 FDA 在"新药临床研究申请的任何方面做出的任何书面决定，或者在与药品上市有关的申请、请求或通知的任何方面做出的任何书面决定"，厂商都可以要求并获得司法审查的机会。这样，厂商就可以利用这个权利公开挑战 FDA 的任何决定，小到内部文件中一个小小的批评，大到药品撤市的决定。

凯斯勒最后说道，新法案将"使我们背弃以科学证据为基础的原则，而这一点恰恰是我们体系中最伟大的一点。"

保守派想用几段文字就把过去 100 年中来之不易的科学实验标准一笔勾销。他们想重新树立起医生和商业至高无上的地位；个人意见将取代科学。按照新法案，取代 FDA 的将是一个破碎、分散、信息匮乏的系统，其工作速度很可能低于FDA，而且一定会导致药品灾难。法案反映了保守派对科学和统计学的敌视态度。或者，如一些批评家所说，法案的核心内容只有一个：贪婪。

凯斯勒发言后，双方斗争的框架已经十分清楚。在随后两天内，共和党人询问了一个又一个证人，极力寻找 FDA 阻止重要药品上市的罪证。福克斯—蔡斯癌症中心（Fox Chase Cancer Center）的罗伯特·杨医生说，FDA 需要改革。他认为，有太多应该治疗癌症的药品都被用于癌症之外的其他疾病。这意味着，如果癌症患者使用这些药品，保险公司不会为患者支付医疗费用。他希望 FDA 能解决保险问题。但是，当共和党人问道，FDA 是不是使一些患者不能获得他们需要的药品时，他说，根据他的经验，事实并非如此。国家精神健康研究院（National Institute of Mental Health）的前院长，弗莱德里克·古德温谈到了丙咪嗪的问题。丙咪嗪原本用于治疗抑郁症，但对恐慌综合症有很好的疗效。但这种用途没有获得 FDA 的批准，因此当医生用它治疗病人的恐慌综合症时，保险公司不会付费。一位共和党人问道，你的意思是不是由于 FDA 没有批准这种用途，导致病人无法使用这种药品？古德温迎合国会议员的意思回答道："是的，可以这么说。"其实他这样讲毫无道理——根据法律，FDA 不能批准制药商尚未申请的药品用途。而且，病人实际上可以使用这种药品，只不过他们得自己付费。制药行业协会的代表、阿姆根公司（Amgen Corporation）的董事会主席高登·宾德尽力支持共和党的立场，但最终他也被问道目前的法律有哪些缺陷？

"阿姆根公司和 FDA 的合作很密切。"宾德说，"我们首批的两种有效药品都在大约 15 个月内获得批准，这个速度在当时来说是相当快的……我们只是希望 FDA 的速度能更快一些。我认为 FDA 目前的速度还是相当不错的。"

还有一位证人是患有艾滋病的年轻妇女。她的健康状况非常可怜。她自己决定停止使用最新最好的艾滋病药品，转而服用一些没有经过实验检验的药品。她自己也承认，这些药品缺乏实验数据的支持。她说这些药品是从法国弄到的。共和党人连忙问道，这种药品在美国是否可以买到，FDA 是不是在阻止这种药品的上市？她的回答是，在美国买不到这种药品。她的购买途径是当地的一个消费者俱乐部。不过实际情况是，在艾滋病活动者和 FDA 的共同努力下，这种从国外购买艾滋病药品的途径早在 10 多年前就开通了。

共和党人全权负责挑选证人，并尽力盘问他们。很多证人都表示，改革 FDA 是个好主意，但没有一个人的证词能有力地证明 FDA 工作速度缓慢、监管不力。保守派的"改革"建议完全是空穴来风。

其中一位证人是公民协会的西德尼·沃尔夫医生。他一开始就承认，他在过去 25 年中一直是 FDA 最强烈的反对者。但是，他希望谈谈快速审批和削弱 FDA 带来的危险。他研究了 1970 年到 1992 年之间，在美国、英国、法国和德国获得批准、随即由于药品不良反应而被撤市的药品的数量共有 56 个。那些审批速度越快的国家，被撤市的药品数量也越多：法国有 31 种，德国有 30 种，英国有 23 种。在美国被撤市的只有 9 种，而且如果制药公司在 FDA 审批过程中不撒谎，也不隐瞒对药品不利的数据，这 9 种药品中还有 3 种不会获得批准。生产这 3 种药品的公司负责人后来都被起诉并定罪。

沃尔夫还指出，美国执行 1962 年的标准之前，在美国和欧洲被撤市的不良药品的数量是相同的。执行 1962 年的标准之后，两者之间才有了差距。因此，他说，没有理由放弃这些更高的标准，尤其是 FDA 现在已经大大提高了审批速度。

面对冗长的国会听证会，有经验的人都知道，会上的大部分发言在一段时间后都会被人们淡忘，但最终留在人们记忆里往往是一个人的发言，因为相比之下，他或她的发言更能抓住问题的核心，表达得也更好。

在 1996 年 5 月的听证会上，这个人是乔治华盛顿大学的教师，托马斯·摩尔。摩尔对药品风险和公共健康问题做过长期的研究，并出版了多本相关书籍。他说，他家附近的超市出售一种致命的老鼠药，而超市隔壁的药店里出售同样物质的药品，作用是预防中风。老鼠药能预防疾病，理由是一系列"昂贵、漫长、精心设计的临床实验证明，如果把老鼠药用于专门的医学用途，老鼠药给病人带来的益处将大大超过风险。"药品的剂量是问题关键。错误的剂量会导致可怕的婴儿畸形、出血和坏疽。他又列举了一些看起来性质温和，但实质上会致残或致死的药品。"不存在什么安全的药品，"他说，"我们的药品对具体的医学用途来说，益处远远大于风险。这个基本观念是目前法律的核心。……这个委员会正在考虑的新法案将极大地损害这个观念。……新法案将取消大部分强制性实验，而这些实验在过去 34 年中一直在保护消费者方面起着核心作用。"

药品安全的首要原则是，药品的真实性质只能来自有良好对照的科学实验，其他种类的信息都不够可靠。历史上一次次重演的悲剧事件告诉人们，病人的证词、医生的临床经验、专家的意见都是靠不住的，不能作为药品有效和安全的指导。

摩尔在听证会上举例说："在临床经验的基础上，医生使用药品 DES 来防止孕妇流产，结果却使 1 000 多名婴儿患上了癌症。"

他举例说，专家们一致认为，降糖灵对血糖的轻微升高有疗效，结果使几千人死于乳酸中毒，降糖灵最终也不得不撤市。一个专家小组建议血友病患者服用提高血液凝结能力的药品，尽管他们后来知道这些药品可能带有 HIV 病毒。结果约有 7 000 血友病患者死于艾滋病。专家们认为，抗心律不齐的药品对患者有益。结果是，约有 50 000 名心脏病患者死于这些药品导致的心跳骤停。

摩尔说：

> 1962 年的《食品、药品和化妆品法》很明智地要求专家们用有良好对照的科学实验来证明他们的观点。国会正在考虑的这个新法案将摧毁这些核心的科学标准。按照新法案，药品如果获得豁免权，就可以在不做任何有良好对照的科学实验的情况下获得批准；治疗严重疾病的新药品可以在专家意见的基础上获得批准；在权威的临床经验的基础上，药品可以不经过严格实验，就被批准用于新的医疗用途……如果国会取消所有这些对药品实验的重要规定，整个系统将出现重大漏洞，用以判断药品益处和风险的机制将不复存在。众议院在 1992 年通过的《审批处方药付费法案》展示了如何在坚持安全和有效标准的同时，加快药品审批的速度。但是，药品安全原则是该法案的基础。如果国会放弃这个原则，造成的药品灾难将不堪设想。

摩尔结束了发言。最后一批证人也离开了主席台前的长桌。几分钟后，众议员格林伍德对听证会做了总结。他的话听起来就像他一句证词也没听见一样，这个总结大概在听证会开始前就写好了。他说："FDA 改革听证会的第二天到此结束。我们听取了 30 多位证人的发言。我相信，这些发言很明显地说明，我们需要对 FDA 进行改革。"他许诺继续推进 FDA 改革，同时会考虑"少数派的意见"。

第二十一章　陈腐的政治

听证会结束后，商务委员会的主席可以召集委员们投票（当然，占多数的共和党会获胜），然后要求众议院的领袖把问题提交整个众议院讨论。由于保守派在国会里占大多数，改革似乎会进行。然而事实并非如此。

听证会结束后，委员会的成员民主党和共和党，开会讨论下一步的行动[171]。委员中有一位共和党员霍华德·科恩，他是保守派，长期在委员会任职。他头发乌黑卷曲，说话断断续续，常常使用断句。过去他反对过民主党的很多政策。但是，他也不赞同目前的国会在金格里奇的把持下，呈现出新的狭隘态度。在他眼里，法律的制定需要融合不同的人格和哲学，富有戏剧性和冒险的乐趣。当然，问题的细节和法律术语可能会很枯燥。但是，科恩喜欢做政府工作：你可能为几条有用、重要的法律奋斗几个星期、几个月，甚至几年；但如果你真的关心这些问题，就会从这些为数不多的成功中获得满足感和成就感。

科恩和其他人都表示，不论占国会多数席位的是民主党，还是（在 1995 年之后）共和党，众议院的商务委员会一直都在关注 FDA 的工作。大多数情况下，改革 FDA 的建议也由商务委员会起草。在民主党占国会多数席位的 15 年里，商务委员会主席约翰·丁基尔和健康和环境下属委员会主席亨瑞·维克斯曼，用大量时间处理 FDA 的问题。但即使民主党可以凭借席位的优势，在商务委员会和整个众议院里通过他们想要的法案，大部分情况下他们并没有这么做。解决问题时，两党的共识最重要。

例如，当对烟草公司的调查成为热点问题时，担任健康和环境下属委员会主席的维克斯曼举行了一个又一个听证会，用文件和证人证明了烟草公司管理者对公共健康的蔑视和彻头彻尾的欺诈。但是，在对惩罚烟草公司的法案投票时，维克斯曼没有单方面行动。相反，下属委员会里的共和党和民主党交涉多次，力图达成共识。当他们就如何监管烟草公司达成共识的时候已经为时过晚

——他们的成果可以作为未来监管条例的基础。众议院的控制权转到了极右翼共和党手里。纽特·金格里奇不顾布雷利的反对，阻止了健康和环境下属委员会对烟草公司采取下一步行动。

在把改革 FDA 的新法案提交给整个众议院讨论之前，商务委员会内部就几个有争议的问题达成了共识，并制定了相关法律。这些法律中有《孤儿药品法案》(*Orphan Drug Act*)。很多疾病的患者人数都比较少，只有一两万人或十万人。民主党希望制药公司研发治疗这些疾病的药品。起初，制药公司认为，这些疾病的市场太小，与其在投入几亿美元的研发资金后看不见利润，还不如把资金用在高利润率的市场上。为了解决这个问题，商务委员会的民主党和共和党共同制定了《孤儿药品法案》，保证给研发这些罕见病药品的公司减免税率，并延长药品的专利年限。这个法案总体上获得了成功。在短短 10 年内，制药公司研制并销售了 40 种治疗这些"孤儿"疾病的药品。两党合作的成果还包括重要的《审批处方药付费法案》和另一个用利润与专利鼓励研发仿制药的法案（该法案促成了几十种新通用名药的问世）。

1994 年选举后，国会的控制权转到了共和党手里，商务委员会及其下属委员会的控制权也随之易手。但商务委员会的两党成员都承认，两党合作解决问题的原则没有变化。布雷利担任商务委员会的主席，佛罗里达州的迈克尔·比利拉吉斯担任下属健康和环境委员会的主席。各个委员会的内部保留了政治上的相互尊重和从实际出发的作风。"人们都以为商务委员会里的布雷利和维克斯曼两人水火不容，"科恩说，"但实际并不是这样。委员会的基本理念是：相互了解，达成共识，为国会制定法案。"

当然，金格里奇领导的极右翼人士力图摧毁这种私下的尊重和合作（在公共场合，两党人士大可以持不同意见）。但是，当资深共和党员、举足轻重的委员会主席布雷利表示法案尚未准备好的时候，极右翼很难提出反对意见。而且，即使法案获得国会通过，也会被克林顿总统否决。

科恩说，商务委员会一致认为，FDA "是一个公共健康机构，代表着政府的公共健康法规。对这种机构采取行动时，两党必须达成共识。单纯的共和党法案或者单纯的民主党法案都是行不通的，必须采取折中政策。对 FDA 的这个政策必须能让共和党接受，而且在丁基尔和维克斯曼签字后，让民主党也能接受。然后，还要在参议院里获得肯尼迪的支持"。

关于 FDA 在保护公共健康方面起到的作用，以及它的药品审批流程，科恩说："这些问题的技术性很强……但迟早你要考虑谁会受影响……想象她们可能是你的爱人、你的孩子，或者你的母亲。你会想，如果受影响的是我的母亲，结果会怎么样……我必须加倍小心，但我也不想一直耽误这件事。你必须避开意识形态，看看常识是怎么说的。这就是我们的指导思想。"

商务委员会在连续几个星期里定期开会讨论如何削弱 FDA 的方案。他们与 FDA 的官员、厂商和其他团体会面。委员会中有一位关键的民主党人士凯·霍尔科姆。她说话语速很快，在政府里工作了 24 年，曾经任职的机构包括国家健康研究院、公共健康服务部、参议员哈奇的办公室以及 FDA。她是个闲不住的人，而且即使在谈到严肃话题时，也总是带有一丝幽默感。

霍尔科姆和科恩一样，都感到国会对监管问题的态度发生了变化。霍尔科姆说："从 1994 年开始，人们开始声称，监管机构应该停止干涉商业的运作。而过去人们的看法是，监管机构应该保护公众不受商业的侵害。"1994 年之前，有关药品审批滞后的讨论大部分都局限在学术圈内。对立双方之间虽然有紧张气氛，但远远不能和极右翼保守派控制国会后的状态相比。霍尔科姆说，在极右翼上台之前，"没有人认为必须通过炸掉 FDA 来解决问题。但现在情况已经变了。保守派的攻击变得越来越夸张，完全偏离了制定良好政策的标准。"她记得塔夫茨中心（Tufts Center）有一个人说过，美国的监管政策必须改变，因为其他国家已经给美国做出了榜样。"他说，在国外，差不多从飞机上直接掉到地面的时间，这样短暂的时间过后马上就可以给人打针吃药。他说相比之下，美国被甩在了后面，而且我们的很多人才都被吸引到国外工作。我当时不相信这种说法。但从那时候起，我的疑心很重。"

在 1996 年商务委员会的会议上，科恩和霍尔科姆耐心地听取委员们对各条建议发表意见。他们两人在谈判桌上一直都是敌人，很清楚对方在想什么。

"霍华德只要看看我的脸就知道我心里想的是什么，"霍尔科姆说，"有些建议需要好好修饰。最终公众会问，为什么我们要把未经任何人检验的药品放到市场上，这样做会伤害他们的孩子。保守派根本无法回答这种指责。"

对科恩来说，很难为这些建议找出理由。很多建议都非常极端。"法案简直就是在描述保守派的理想国，"他回忆道，"法案的各个部分之间也没有共同的纲领，它们的内容太分散了。"他有时候会想像，《纽约时报》和《华盛顿邮报》的头版新闻将如何报道新法案给药品安全留下的巨大隐患。

科恩说："最初几个星期，我只想看看能不能在这些问题上达成妥协。"到了夏天，科恩找到布雷利，"我对他说，'布雷利先生，双方在这件事上都不会妥协。要知道，如果我们硬要通过这个法案，他们会把我们的脑袋拧下来。考虑到我们已经做了这么多努力，我们要尽量避免这种情况。所以我们从来没有给法案定稿，也没有投票。"

在公共场合，众议员格林伍德仍然宣称新法案会最终定稿，并提交给众议院。在商务委员会的活动没有见诸媒体的时候，新右翼继续叫嚣，但最终也没有结果。金格里奇和他的支持者们犯了所有政治上幼稚的人都会犯的错误：他们过于自信，攻击性太强，结果使双方在各个问题上都无法达成妥协。

参议院里没有像众议院委员会内部那样的复杂关系。因此，参议院劳工和人力资源委员会（Senate Labor and Human Resources Committee）通过了一个非常激进的法案。委员会主席、参议员南希·凯斯鲍姆，希望该法案能获得国会的批准，正式成为法律。但是，"她遭到了迎头痛击。"参议员爱德华·肯尼迪，作为凯斯鲍姆委员会的高级民主党党员，对整个参议院发表了演讲，反对这个法案，媒体对这个演讲基本上没有报道：

> 总统先生，今天，当美国人早晨起床刷牙的时候，他们不用担心牙膏是否安全。当他们吃早饭的时候，他们不用担心食品是否安全。当他们吃药治病的时候，他们不用担心药品是否安全，也不需担心药品的有效性。美国人对所有这些产品有信心，因为他们对独立工作的 FDA 满怀信心。

昨天，参议院劳工和人力资源委员会通过了一项 FDA 改革法案，号码是 S.1477。这份法案将摧毁公众对 FDA 的信心，也将摧毁 FDA，把它的很多功能转给私营企业。

食品药品法规与历史上的悲剧息息相关。20 世纪 50 年代，美国很幸运地避免了反应停灾难。但是，在 20 世纪 50 和 60 年代，我们没能避免己烯雌酚

（DES）的灾难。孕妇服用己烯雌酚后，她们的女儿患上了癌症。

20 世纪 70 年代，我们没能避免达尔康盾（Dalkon Shield）的灾难。达尔康盾使几千名妇女失去了生育能力。最近几年，我们没能避免席力牌心脏瓣膜（Shiley Heart Valve）的灾难。这些瓣膜破裂后，造成很多人死亡。

反应停悲剧发生后，我们在 1962 年加强了药品法规；达康盾悲剧发生后，我们在 1976 年加强了医疗器械法规；席力牌心脏瓣膜的悲剧发生后，我们在 1990 年再次加强了医疗器械法规。

最近，我们通过《审批处方药付费法案》，缩短了处方药的审批时间。结果，我们现在审批药品的速度已经超过了英国。我们已经解决了药品审批滞后的问题。实际上，在审批重要的新药方面，美国的速度已经领先其他任何国家。

同样重要的是，在拒绝审批危险或者无效的药品方面，美国的纪录是最好的。如果这些药品被批准，将造成病人死亡或受伤，然后不得不撤市。

劳工和人力资源委员会提交的法案误导了我们。他们完全忘记了历史教训，完全忘记了反应停、达康盾和 DES 的悲剧。他们的法案将使美国公众遭受无穷无尽的新的药品和器械悲剧。委员会提交的法案的主题是私有化。它说，"让我们回到过去，让制药公司决定什么是安全的、什么是有效的。"它说，"让医疗器械生产商雇用私营企业来判断他们的心瓣膜和起搏器是否安全。让我们废除 FDA 的科学家，因为他们只关心公众的利益。"如果这份法案被国会通过，正式成为法律，FDA 将不再审批食品安全，不再审批药品和医疗器械的安全和有效。这些责任将由私营公司承担。

医疗器械的制造商将自己出钱雇用公司评估他们的产品是否安全有效。收费做评估的公司为了赢得未来的生意，不可能做出客观的结论。而且，评估的费用将由医疗器械的制造商决定。这其中的利益冲突众所周知。

你知道这是什么意思吗？这就是说，医疗器械公司将决定由谁来评估他们的产品，并决定评估的费用是多少。

如果你是一位评估人员，为了保住工作，你认为自己能长时间做出对这些公司不利的评估结论吗？这是一个根本性的利益冲突问题。拿这种情形与 FDA

做比较，FDA 的审批人员只以科学作为决策基础，而且在做决定的时候，丝毫没有金钱上的顾虑。这就是我们目前使用的方法⋯⋯

国外一致认为 FDA 是监管机构的最高标准。而就在英国的疯牛病爆发仅仅几天，我们的委员会就通过了法案，要求解散 FDA。难道这不具有讽刺意义吗？FDA 是美国抵御这种危机的最佳武器。我们的食品和医学商品是世界上最安全的，我们决不能用任何手段损害美国公众对食品和医学产品的信心。然而，这个法案将极大地削弱我们目前的保护系统。

到了 1996 年秋天，对 FDA 的攻击全面溃败了。挫败这些攻击的是富有经验的政府领导，而且起主导作用的是温和派的共和党人。一年之后，保守派卷土重来，但攻击的狂热大不如前，力度也有所减弱。甚至赞成 FDA 改革的评论家指出，对保守派打击最大的，恰恰是他们自己的狂热和罗列的一系列莫须有罪状。保守派的组织被挫败后，很快发现自己被排除在严肃的公共健康政策的讨论之外。他们愤愤不平地提出了一些抗议。例如，极右翼杂志《监管》（Regulation）发表了一篇题为"失败的 FDA 改革"的文章，作者亨瑞·米勒曾经为金格里奇起草过改革 FDA 的法案，但最终法案没有被国会通过。米勒写道："第 104 届国会没有对 FDA 做任何改革⋯⋯这意味着药品研发的时间和成本将继续增加，新药品的数量将不断减少，市场竞争会被削弱，病人支付的药价将一路上涨。最终受害的将是广大患者。"

新法案的风波结束后，FDA 的历史也度过了一个轮回。1997 年，即使保守派极力鼓吹自由市场，而且保守派的议员也在国会中占大多数，政府监管的原则仍旧稳若磐石。

大卫·凯斯勒在 1997 年离开 FDA。他的任期已经超过了 6 年，是自 20 世纪 50 年代拉里克之后任期最长的局长。他说自己离职的原因是由于妻子鲍莱特感到再也受不了了。他说这话的时候，并不完全是在开玩笑。

媒体对他的政绩评价不一。《时代》杂志说："在大卫·凯斯勒担任局长的 6 年中，FDA 经历了很多磨难。但是凯斯勒的成就让人惊讶，他提高了公共健康的质量。"《华盛顿邮报》回顾了凯斯勒刚上任时 FDA 的局面，认为他"扭转了 FDA 的窘境，也改变了美国的公共健康政策"。国家科学院给他颁发了最高奖项——公共福利奖章（Public Welfare Medal），以奖励他在面对强大的特殊利益集团的攻击时，坚持执行公共健康的使命。另一方面，保守派的报纸称他是大政府的工具，是个叛徒，因为他的最初任命得益于共和党。《华盛顿时报》（*Washington Times*）称他是擅长"背后中伤"的人。（在党派关系上，凯斯勒和哈维·韦利、西奥多·罗斯福一样，最初都是共和党，但最终却都因为特殊利益集团对政府的干预而与共和党疏远。）奥林·哈奇不太高兴，因为保守派指责他促成了凯斯勒在华盛顿的成功。哈奇好像不理解凯斯勒的行为，他认为凯斯勒的动机不是公共健康问题，而是个人膨胀。考文顿和柏灵公司（Covington & Burling）的彼得·哈特声称，凯斯勒是 FDA 历史上最糟糕的局长。

共和党和民主党花了 1 年多时间才在 FDA 新局长的人选问题上达成一致。接替凯斯勒的是珍妮·汉尼医生，汉尼是一位肿瘤学家，在国家癌症研究院工作过很长时间。她做过凯斯勒的副手，参与的重要工作包括"审批处方药付费法案"和提高药品审批速度[172]。

凯斯勒离职后，保守派在长期反对 FDA 的过程中种下的恶果才显露出来。1997 年，有 2 种药品由于造成大量患者伤亡而被撤市。1998 年，有 3 种药品由于安全原因被撤市。1999 年，有 2 种药品被撤市。2000 年的情况更糟糕，被撤市的药品数量高达 4 种。药品安全的错误率之高让人震惊。FDA 还从未在 4 年时间里把 11 种药品撤市。现在，媒体开始宣称由于审批药品速度过快，FDA 把不安全的药品放到了市场上。

这些报道中，影响力最大的是《洛杉矶时报》从 1998 年到 2000 年的系列报道，该系列报道获得了普利策奖。报道描述了在厂商的压力和一些 FDA 高级官员的默许下，一些危险的药品是如何上市销售的。《洛杉矶时报》认为，这些药品原本不应该获得批准[173]。

例如，其中一种药品是治疗糖尿病的曲格列酮片（Rezulin）[174]。生产商声称这种药品每日服用一粒能降低病人的血糖。成年后患上糖尿病的病人体内有胰岛素，但这些胰岛素不能有效工作（年轻时就患有糖尿病的病人必须注射胰岛素，否则就会死亡）。在这种情况下，病人有两种方法降低血糖，一种是控制糖的摄入量，一种是用药品刺激人体产生更多的胰岛素。瑞素灵上市时，市场上已经有 8 种刺激胰岛素增多的药品。瑞素灵看起来前景大好,因为它的使用方法简单,而且能使人体更有效地利用胰岛素。人们希望,长期使用瑞素灵能改善病人的健康状况。

但是,治疗糖尿病的药品有时会损害肝脏。1977 年,降糖灵就是由于这个原因被撤市。因此,FDA 的审批人员从一开始就注意瑞素灵是否有这种副作用。负责审批瑞素灵的是约翰·格里恩医生。1996 年下半年,格里恩做出结论,认为瑞素灵并不比其他药品具有更好的疗效,而且严重损害肝脏:一些病人服用瑞素灵后,肝脏酶的数量急剧上升。鉴于这种强毒性,格里恩建议不批准瑞素灵上市销售。生产商华纳—兰伯特(Warnev—Lambert)公司当然不喜欢这个结论,随即向 FDA 的高级官员抱怨格里恩的工作。他们说,格里恩有一次在厂商面前称瑞素灵为"狗屎"。不久,格里恩被调离了这项工作。

随后,瑞素灵被转给 FDA 的外部专家委员会审批委员会没有拿到格里恩的审批结果。华纳—兰伯特公司对委员会说,服用安慰剂和服用瑞素灵的糖尿病患者都出现了同样的肝损伤。(FDA 的官员后来才知道,这种说法是不真实的;服用瑞素灵会使肝脏损害的几率增加一倍以上。)委员会投票建议批准瑞素灵。不到一个月,该药品就上市销售。

这时,FDA 只有少量实验数据证明瑞素灵可能对病人有危险。药品上市不到 8 个月,FDA 接到了一些报告,显示瑞素灵会使肝脏彻底衰竭。1997 年 10 月,瑞素灵已经造成 4 人死亡。到了 12 月,死亡人数上升到 6 人。英国的药品监管中心(British Medicines Control Agency)对瑞素灵颁发了禁令。

FDA 表示,瑞素灵导致的肝脏损害数量还很少,也许是可以避免的。因此,FDA 没有把药品撤市,而是按照华纳—兰伯特公司的建议,只是在标签上增加了新的警告内容,即建议医生在病人服用瑞素灵的第一年内,定期给病人做肝脏检查。FDA 希望这样能提前发现问题,避免对病人造成伤害。但很快就有报告显示,肝脏检查也不能保护病人。国家健康研究院的一份研究报告也显示,即使对服用瑞素灵的病人做密切观察,致命的肝脏损害还是在用药后两周内就发生,而且事先没有任何征兆。

FDA 逐渐对瑞素灵失去了信心,华纳—兰伯特公司的许诺也慢慢开始站不住脚。FDA 连续发布了四次关于瑞素灵的警告,一次比一次严重,要求医生对病人进行更严格的观察。在 FDA 内部，随着死亡人数的增多，越来越多的审批人员和高级官员对继续使用该药品投反对票。1999 年 6 月，死亡人数上升到 20 人。FDA 采取了比警告更进一步的措施——降低瑞素灵的优先级别。FDA 表示，医生不应该把瑞素灵当成降低血糖的首选或者惟一药品，而应该只把它当成备选药品。

但这一步也无济于事。2000 年 3 月，确认的死亡人数已经上升到 58 人。珍妮·汉尼召开了一系列紧急会议，停止了瑞素灵的销售。FDA 的最终统计结果是，瑞素灵造成 94 人肝脏完全衰竭，66 人死亡。

最终，FDA 药品评价中心的负责人，珍妮特·伍德考克医生承认，FDA 在瑞素灵的问题上出现重大失误。她原本希望，FDA 的警告信息会使医生在用药时更加谨慎，或者定期做肝脏检查能使病人免受伤害。但这两个措施都失败了。医生没有理会 FDA 的警告，而且大多数情况下，也没有为病人做定期肝脏检查。（当然，在 FDA 发布这些警告的同时，华纳兰伯特公司继续为瑞素灵大做广告，并以直接给医生付费的方式，鼓励他们使用瑞素灵。因此，警告的落空也许属预料之中。）

伍德考克说，"我们从这件事上学到了一些东西。"标签和警告不能解决药品安全问题。当病人的安全受到威胁时，FDA 有时必须果断采取措施，而不是把希望寄托在医生或者制药公司身上。

很多人都认为，1997 年是 FDA 的"噩梦之年"。这一年的药品灾难数量是 FDA 历史上最多的，瑞素灵只是其中之一。有 5 种药品由于对病人造成伤亡而不得不撤市，另外还有 2 种药品的标签需要添加黑框警告（特络凡，Trovan，一种抗生素；达那肝素钠，Organan，一种抗凝血剂），还有一种危险药品是西布曲明（Meridia）。FDA 的审批人员和专家咨询委员会都不同意批准麦瑞迪亚，但直到现在，该药品依然在市场上销售。

当然，这一年是反对 FDA 声浪最高的一年，也是国会通过 FDA "改革" 法案的一年。一位制药公司的官员把 FDA 面临的政治压力描述得很清楚。1998 年，FDA 的审批人员拒绝批准治疗流感的药品瑞兰扎（Relenza）。该药品的生产商是葛兰素—威尔康姆公司（Glaxo Wellcome）。公司负责医疗、监管和产品技术的詹姆斯·帕尔默医生给 FDA 官员写信说，FDA 审批人员对瑞兰扎的反对意见 "完全违反了国会对快速、安全地研发和审批药品的要求" [175]。[毫不奇怪，这家借用"国会的要求"的公司也是最近几年药品安全纪录最糟糕的公司。除了瑞兰扎之外,葛兰素—威尔康姆公司在过去 4 年中有 3 种药品被撤市:雷格沙星(Raxar)、罗肠欣(Lotronex)和息斯敏(Hismanal)。葛兰素—威尔康姆公司的另一种通过拜尔(Bayer)公司销售的药品贝克尔(Baycol)也被撤市。]

实际上,瑞兰扎最多只能在一天时间内缓解流感症状。审批人员怀疑它的实际功效,但是认为制药公司在控制流感病毒方面的研究精神可嘉,于是批准了瑞兰扎上市销售。

很快,一些服用瑞兰扎的病人就出现了严重的呼吸困难,还有一些患有哮喘等呼吸道疾病的病人在服用该药品后死亡。这些情况迫使 FDA 警告医生,瑞兰扎的实际效用非常有限。截至 2000 年,可能由瑞兰扎导致的死亡人数已经上升到 22 人。

随后,媒体对 FDA 的报道使用了诸如"FDA 在匆忙审批药品,后果严重","隐藏的风险,致命的真相"(《洛杉矶时报》),"质疑:FDA 能否保护公众健康"(《纽约时报》)等标题。人们不再批评 FDA "慢腾腾的官僚主义",而是担心 FDA 审批药品的速度过快。评论家们很快就指出,来自保守派和制药行业的巨大压力最终使 FDA 出现了失误。

1992 年,《审批处方药付费法案》通过的时候,几乎没有引起媒体的注意,而现在突然成了新闻报道的焦点。记者们注意到,该法案为药品审批人员制定了严格的时间表。不论药品的安全问题有多复杂,审批人员必须按时做出结论。新闻报道写道,FDA 的工作气氛已经变得紧张起来。甚至珍妮特·伍德考克也承认,审批时间表使 FDA 感觉像个"血汗工厂"。

FDA 的内部调查显示,三分之一的医疗审批人员觉得,他们的工作压力已经变得不堪重负,有时不得不放弃谨慎的态度以委曲求全。调查报告表示,"大约三分之一的审批人员认为,他们不能完全自由地表达自己的审批意见。"一些审批人员还告诉调查人员:"审批的结果应该更多地以科学为基础,而不是顺从制药公司的意见。"

当然,有些时候,做出审批的决定并不容易。1996 和 1997 年还有另外一个特点,即药品申请的数量骤然大增。因此,按照百分比,被批准和被撤市的药品的数量也会增加。但即使考虑到这些因素,1997 年的劣质药品还是异常地多。

《洛杉矶时报》列举了 FDA 在这段时间内可能犯的错误，其中包括 7 种药品。

但不论如何计算，FDA 又一次面临历史上出现过的情况：报纸、杂志、脱口秀、因特网都在谈论 FDA 审批速度过快的问题。

公众在要求 FDA 提高药品审批的质量。很快，"雷同"药品的申请数量再次下降，一些竭力讨好制药公司的 FDA 官员离职了。到了 2002 年，批评家们谨慎地认为，经历了保守派的风暴之后，FDA 的监管工作基本上恢复了正常。

2003 年，布什总统任命白宫经济顾问团的一员——马克·麦克利兰医生，担任 FDA 局长。在此之前近两年的时间内，政府为这个职位三易其主。麦克利兰是位经济学家，也是第一位担任 FDA 局长的经济学家，同时还是位医学博士。人们认为他是自由市场的提倡者，思想也比较独立。如果历史可以作为借鉴的话，FDA 对他的影响将可能等于或者大于他对 FDA 的影响，FDA 局长在上任之前的政治倾向不能预示他（或她）在上任后的举动，因此，麦克利兰上任时，自由派和保守派都表示对新局长寄以厚望。

在 20 世纪最后 20 年里，政府监管变成了政治和社会领域里一个最富争议性甚至最富煽动性的问题之一。保守派曾经声称，任何类型、任何作用的政府监管都是在浪费社会的金钱，约束人们的自由。现在，保守派的这些喧嚣已是过眼烟云。FDA 的整个历史清楚地表明，对公众和企业来说，政府监管已经变成了社会生活的重要部分。政府监管引发了各方的辩论，提高了科学标准；政府监管使药品更加安全可靠，从而增加了人们的自由；政府监管帮助建立了一个研发更新更好的药品的基础，使药品研发遵循医学和科学原则，而不是依靠欺诈和虚假广告。FDA 一百年的历史中充斥着商业与政府机构的较量。我们从中学到的，既不是商业可以偶尔欺诈公众，牟取暴利，也不是政府机构有时会犯错误；而是政府和商业同属社会进步法则的一部分。推进社会进步的科学事实不是单单来自商业、大学或政府，而是来自这些机构的总和。

FDA 最初是一个保护消费者不受欺诈的组织，现在它已经演变成了为社会进步制定科学标准的机构。FDA 并不是十全十美，它的领导层曾经出现过问题，有时也缺少国会的支持；它现在还不能有效监管草药和食品补充剂；它也没有坚持要求建立起一个独立、可靠的药品信息和药品副作用信息的数据库。尽管如此，FDA 还是卓有成效地执行了其越来越复杂的角色中的大部分工作。它奠定了医学实验的基础，在谋求私利的反对者面前坚持了公共健康的标准。它及时、详细地记录自己的决策和行动，并公之于众。它在决策过程中定期咨询外部专家的意见，在美国目前的保守气氛下，尽量保持了包容和公开的作风。

不论 FDA 在其监管的商业面前是否一直做到了独立自主，但它工作的力度、热情和目的始终不变。今天，FDA 的员工和 1906 年的员工一样，在工作时仍然明确自己是在为公众提供一项有意义的服务。而且在大多数情况下，他们的服务也卓有成效。

尾声　贪婪和善良

在回顾食品药品法规的历史以及在进步年代建立的 FDA 本身时，有一个药品帕纳巴（Panalba）的故事如今仍使我记忆犹新。

帕纳巴从 1957 年到 1970 年在市场上销售，制药商是普强公司（Vpjohn Company）。帕纳巴是多种抗生素的混合物。与同时期、同种用途的药品相比，它的疗效较差。病人服用帕纳巴后，有的病情没有好转，有的还受到严重伤害，甚至死亡。FDA 和国家科学院都表示，帕纳巴在现代药品中不应有立足之地。

但是帕纳巴是普强公司的一种畅销产品，销售额占公司总收入的 12%。公司的销售人员宣称，多种抗生素混合使用的效果比单一抗生素的效果更好，并以此为由，说服医生使用这种药品。尽管帕纳巴药效不佳的医学证据确凿，尽管药品明显给一些病人带来伤害，尽管 FDA 在试图禁止帕纳巴的上市，普强公司仍然继续销售这种药品。实际上，普强公司很早就知道帕纳巴的问题，但一直不把事实公之于众。帕纳巴被撤市的时间每拖延一个月，普强公司就多赚 100 万美元。美国医学会的领导们承认帕纳巴无甚益处，但表示，应该把决定病人健康的权力交给医生，而不是政府监管机构。只要医生愿意，他们可以给病人开任何药品，哪怕是有害的药品也不例外。

矛盾的双方很有代表性：一方是以确凿的科学数据为依据的公共政策，另一方是两个强大的特殊利益集团。普强公司通过政治手段阻拦 FDA 的任何行动，双方僵持不下。面对科学证据和科学家的反对意见，普强公司召开了一个特别董事会。董事会不仅决定继续销售帕纳巴，而且决定积极采取法律手段，来尽量延长药品的销售时间[176]。

在宾夕法尼亚大学沃顿商学院（Wharton School）教授管理的阿姆斯特朗教授读到了莫顿·敏茨在《科学》（Science）杂志上对这件事的报道，他对普强公司领导者在面临危机时的做法深感不解。学生们将来都是商业精英或者企业理论的教师，他在课上指导他们学习如何进行有效管理企业的思考。读完敏茨的文章后，他说："我不相信我的学生们在这种情况下会像普强公司的管理者们那么做。我确实不相信这一点。"他问他的学生们是否听说过这件事，学生们回答没有。于是他决定做一个小小的实验，看看他对学生们的信心有没有错[177]。

首先，他挑选了 71 位学生和商人，描述了案例，告诉他们普强公司决定继续销售帕纳巴，而且要通过法律和幕后游说的手段打败 FDA。他的问题是，普强公司的这种做法对社会是否负责？所有人都不认为普强公司在承担自己的社会责任。其中 97% 的人认为这种做法不负责任，3% 的人弃权。

看来，普强公司的商业行为确实出格了。接着，阿姆斯特朗邀请另外一组学生用角色扮演的方法回答这个问题。共有 7 个角色，每个学生都扮演普强公司的一位董事。每位"董事"都被告知，FDA 要把帕纳巴这个危险品撤市，理由是，经过长达 20 年的科学实验，一个不带偏见的医学专家委员会一致认为，应该把帕纳巴撤市。"董事会"还了解了帕纳巴的销售额和利润率，然后要在 45 分钟内从以下五种决定中选出一种：（1）立即召回并销毁帕纳巴；（2）立即停止生产帕纳巴，但继续销售已经生产出来的帕纳巴；（3）停止所有帕纳巴的广告和促销活动，但如果医生要求使用该药品，公司予以提供；（4）尽全力继续销售帕纳巴，直到药品被禁；（5）尽全力继续销售帕纳巴，同时采取法律、政治以及其他必要手段，阻止政府的禁令。

结果，有 79% 的"董事会"成员一致选择第（5）种决定。阿姆斯特朗又试了一次。他选择了另外一组学生，并明确告诉他们，帕纳巴每年都杀死一定数量的病人，而且与市场上已有的更安全的产品相比，它的治疗效果并不突出。但这条信息没有任何作用，仍有 75% 的学生选择尽可能延长药品的销售时间，以便每年多赚 1 900 万美元。

"我被惊呆了，"阿姆斯特朗说，"我的学生们明知药品在杀死病人，但他们的选择却与普强公司管理者完全相同。不论我多么强调药品的害处，几乎没有人愿意把药品撤市。有一次，我甚至让一个人闯进'董事会'会议说，'我是帕纳巴的研发负责人。我们自己的研究结果过去一直密不公开，现在我可以告诉你们，研究表明，批评帕纳巴的人是对的。这种药品确实在杀人。'即使这样，学生们也无动于衷。"

当参加实验的学生了解到，实验不仅仅是考察在危机中如何决策，而且是考察公司应当如何承担社会责任时，他们也对自己的决定感到羞愧。

阿姆斯特朗把这个实验又重复做了很多年，每次的结果都出人意料地大同小异。难道真正的管理者都会这么做，都不承担社会责任吗？他请其他研究人员在国内和国外重复做这个实验版本，参加实验的人有各种各样的年龄和背景，但结果丝毫不差。

阿姆斯特朗认为，问题的关键在于，"董事会"成员如何定位自己的角色。美国和（最近）其他国家的企业管理者们的标准观点是，管理者的目的是实现利润最大化。至于由此造成的社会问题，都交给市场解决。商业大亨们把这种观点表达得最清楚。有人问威廉姆·凡德毕尔特，他关闭一条铁路线后，公众会受到怎样的伤害。他说："让公众见鬼去吧！我只为股东工作！"商学院和强调"自由市场"的企业虽然使用比较温和的字眼，但也是强力支持此种观点的。很多公司明确表示，这是他们的准则。民意测验的结果显示，大多数商人也持这种观点。实际上，人们常说，商业管理者应该只对股东负责。按照这种说法，管理者不必考虑到整个社会的利益。而且，自从 20 世纪 20 年代以来，法庭的判决也一直支持这个观点。换句话说，如阿姆斯特朗所注意到的，只要空气污染不影响利润最大化，商人也会置之不理。只有在消费者抵制造成空气污染的公司后，公司的管理者才会注意此事。

后来的实验中，阿姆斯特朗要求"董事会"扮演者在考虑股东利益的同时，也考虑一些直接受他们的决策影响的团体的利益。他们不必考虑整个社会的利益，但是要比较他们的决定对股东的影响和对公司员工、客户、零售商、公司所在地的社区等"利益相关人"的影响。但选择结果也没有太大的变化。仍有 76% 的人选择最不负责的行为，而且没有人选择把帕纳巴撤市。

阿姆斯特朗又使用了另外一种方法。他借鉴了一些瑞典公司的做法，在"普强公司董事会"里加入了一位公众代表、一位股东代表和一位供应商代表。他们指出了"董事会"的决定将会带来的具体后果，终于大大改变了"董事会"的投票决定。只有 22% 的人选择最不负责的行动；50% 的人选择中间道路，如在 FDA 禁令生效之前，继续采取市场和推销策略；只有 29% 的人选择最负责任的做法，把药品撤市。

这个实验在 10 个国家重复了 91 次，有 2 000 人和 23 位实验人员参加。如果"董事会"的成员不包括公司外部成员，而且不告诉"董事会"成员药品给患者带来的具体伤害，那么在北美和欧洲，结果是 76%的"董事会"成员选择最不负责的做法，没有人选择最负责任的做法。

比阿姆斯特朗的实验早十几年，斯坦福大学的斯坦利·米尔戈兰用实验观察人们在权威的要求下，愿意对其他公民造成多大伤害。他设计了一个简单的小测验，实验中有一个被试充当"学生"，其角色是回答问题；另一个充当"教师"，其角色是提出问题。"学生"每答错一个问题，"教师"就给"学生"施加电流。电流起初比较微弱，但随着"学生"错误次数的增多，电流的强度也增强。"教师"并不知道自己是实验的惟一被试。"学生"是按照主持实验的心理学家的指示，有计划地给出错误的答案。

米尔戈兰预想，参加实验的"教师"都不会真的给"学生"施加最危险的电流，而是会在电流达到一定强度后，主动向旁边的心理学家要求退出实验。但这种情况并没有发生，"教师"们几乎毫不犹豫地把电流一直加到最大。

米尔戈兰和阿姆斯特朗一样，对自己的实验结果感到震惊。他观察到的人类行为是目前的心理学无法想像的。善良的人在履行自己职责的时候，也会做出邪恶的举动。

我们不必探寻米尔戈兰和阿姆斯特朗实验的最坏意义，就能了解它们对政府监管的启示。从人类历史上不难看出，制定决策的人们与被决策影响的人之间的距离越远，决策制定者就越容易失去对自己行为的道德判断和个人准则。用米尔戈兰的话说，"做本职工作的普通人，虽然本身没有任何恶意，却能够成为可怕的有害事件的一部分。而且，即使当他们工作的危害变得十分明显的时候……也很少有人掌握反对权威的必要资源。"

这就是政府监管的原因。我们必须了解企业管理者扮演的角色，并设置一个扮演相反角色的组织来抵消他们的负面作用。商业以利润为首要目标，相应地，我们必须设置一些以安全为首要目标的机构。这一点是常识。几十年前，辉瑞公司的高级公关经理沃伦·吉弗在国会上作证，并给《周六评论》（*Saturolay Review*）写信说："根据我对制药行业的经验，大多数管理者在大多数情况下都是诚实的。但他们是商人，而在美国传统中，商人历来把公司的利益放在首位。公共利益是

FDA 的工作内容。"他说，"向公众负责的应该是监管机构的官员。"

　　FDA 缺少资源，但具有献身精神和公开透明的工作制度。相比之下，美国的大部分公司的组织进化非常缓慢。它们大体上和从前一样，有戒律森严的等级制度，在做出关键决定的时候很少吸取公众或者利益相关人的意见。一些管理专家已经开始要求公司更开放，要求在公司的董事会中增加一些工人、供应商或者公司所在地的社区代表。但大体上，19 世纪公司信奉的"利润至上"原则至今仍是公司的主导信条。因此，FDA 的工作虽然困难重重，却又如此必不可少。

参考书目

Abraham, John. *Science, Politics, and the Pharmaceutical Industry: Controversy and Bias in Drug Regulation.* New York: St. Martin's Press, 1995.

Ackerknecht, Ervin H. *A Short History of Medicine.* Baltimore: John Hopkins University Press, 1982.

Anderson, Oscar E., Jr. *The Health of a Nation: Harvey Wiley and the Fight for Pure Food.* Chicago: University of Chicago Press, 1958.

Armstrong, J. Scott. *Principles of Forecasting: A Handbook for Researchers and Practitioners.* Norwell, Mass.: Kluwer, 2001.

Arno, Peter S., and Karyn L. Feiden. *Against the Odds: The Story of AIDS Drug Development, Politics and Profits.* New York: HarperCollins, 1992.

Barrett, Stephen, and Victor Herbert. *The Vitamin Pushers: How the "Health Food" Industry Is Selling America a Bill of Goods.* Amherst, N.Y.: Prometheus, 1994.

Blake, John B., ed. *Safeguarding the Public: Historical Aspects of Medicinal Drug Control.* Baltimore: Johns Hopkins University Press, 1970.

Blochman, Lawrence. *Doctor Squibb: The Life and Times of a Rugged Idealist.* New York: Simon & Schuster, 1958.

Burkholz, Herbert. *The FDA Follies: An Alarming Look at Our Food and Drugs in the 1980s.* New York: Basic Books, 1994.

Cannon, Lou. *President Reagan: The Role of a Lifetime.* New York: PublicAffairs, 2000.

Cashman, Sean Dennis. *America in the Gilded Age: From the Death of Lincoln to the Rise of Theodore Roosevelt.* New York: New York University Press, 1993.

Chalmers, David Mark. *The Muckrake Years.* Huntington, N Y.: Krieger, 1980.

———, *The Social and Political Ideas of the Muckrakers.* Salem, N. H.: Ayer, 1984.

Chandler, Alfred D., Jr. *The Visible Hand: The Managerial Revolution in American Business.* Cambridge, Mass.: Belknap, 1977.

Chase, Stuart and F. J. Schlink. *Your Money's Worth.* New York: Macmillian, 1936.

Chetley, Andrew. *Problem Drugs.* London: Zed Books, 1995.

Diner, Steven J. *A Very Different Age: Americans of the Progressive Era.* New York: Hill and Wang, 1998.

Dowling, Harry F. *Medicines for Man: The Development, Regulation, and Use of Prescription Drugs.* New York: Knopf, 1971.

Duffy, John. *From Humors to Medical Science: A History of American Medicine.* Urbana and Chicago: University of Illinois Press, 1993.

Eberle, Irmengarde. *Modern Medical Discoveries.* New York: Crowell, 1968.

Edelstein Ludwig. *Ancient Medicine: Selected Papers of Ludwig Edelstein.* Baltimore: Johns Hopkins University Press, 1967.

Eden, Robert, ed. *The New Deal and Its Legacy: Critique and Reappraisal.* New York: Greenwood, 1989.

Edwards, Lee, *The Conservative Revolution: The Movement That Remade America.* New York: Free Press, 199.

Fine, Ralph Adam. *The Great Drug Deception: The Shocking Story of MER/29 and the Folks Who GaveYou Thalidomide.* New York: Stein and Day, 1972.

Fried, Stephen. *Bitter Pills.* New York: Bantam, 1998.

Galbraith, John Kenneth. *The Good Society: The Humane Agenda.* Boston: Houghton Mifflin, 1996.

Goldman, Eric F. *Rendezvous with Destiniy: A History of Modern American Reform.* New York: Vintage, 1961.

Goldsmith, Margaret. *The Road to Penicillin: A History of Chemotherapy.* London: Drummond, 1946.

Goodwin, Lorine Swainston. *The Pure Food, Drink, and Drug Crusaders, 1879—1914.* Jefferson, N.C.: McFarland, 1999.

Groopman, Jerome. *The Measure of Our Days: New Beginnings at Life's End.* New York: Viking, 1997.

Harris, Neil. *Humbug: The Art of P. T. Barnum.* Boston: Little, Brown, 1973.

Harris, Richard. *The Real Voice: The First Fully Documented Account of Congress at Work: Senator Estes Kefauver's Investigation of the Drug Industry and the Battle over a New Law to Protect the Neglected American Consumer.* New York: Macmillan, 1964.

——. *A Sacred Trust: The Story of America's Most Powerful Lobby—Organized Medicine—and Its Forty-Five-year Multi-Million-Dollar Fight Against Public Health Legistlation.* New York: New American Library, 1966.

Harris, Seymour E. *The Economics of American Medicine.* New York: Macmillian, 1964.

Higby, Gregory J., and Elaine C. Stroud, eds. *The Inside Story of Medicine: A Symposium.* Madison, Wis.: American Institute of the History of Pharmacy, 197.

Hobby, Gladys L. *Penicillin: Meeting the Challenge.* New Haven, Conn.: Yale University Press, 1985.

Hofstadter, Richard, *The Age of Reform.* New York: Vintage, 1955.

Jackson, Charles O. *Food and Drug Legislation in the New Deal.* Princeton, N. J.: Princeton University Press, 1970.

Jeffers, H. Paul. *Commissioner Roosevelt: The Story of Theodore Roosevelt and the New York City Police, 1895—1897.* New York: Wiley, 1994.

Kallet, Arthur, and F. J. Schlink. *100 000 000 Guinea Pigs: Dangers in Everyday Foods,*

Drugs and Cosmetics. New York: Vanguard, 1933.

Kessler, David. *A Question of Intent: A Great American Battle with a Deadly Industry.* New York: PublicAffairs, 2001.

King, Lester S. *Transformations in American Medicine: From Benjamin Rush to William Osler.* Baltimore: Johns Hopkins University Press, 1991.

Korten, David C. *When Corporations Rule the World.* West Hartford, Conn.: Kumarian Press; San Francisco: Berrett-Koehler, 1995.

Kuttner, Robert. *Everything for Sale: The Virtues and Limits of Markets.* New York: Knopf, 1997.

Lamb, Ruth deForest. *American Chamber of Horrors: The Truth About Food and Durgs.* New York: Farrar & Rinehart, 1936.

Lasagna, Louis. *The Doctors' Dilemmas.* New York: Harper & Bros., 1962.

Levy, Stuart B. *The Antibiotic Paradox: How Miracle Durgs Are Destorying the Miracle.* New York: Plenum, 1992.

Liebenau, Jonathan. *Medical Science and Meidcal Industry: The Formation of the American Pharmaceutical Industry.* Baltimore: Johns Hopkins University Press, 1987.

MacHarg, Wiliam. "Speaking of Dr. Wiley", in Donald Elder, ed., *The Good Housekeeping Treasury.* New York: Simon & Schuster, 1960.

Maeder, Thomas. *Adverse Reactions.* New York: Morrow, 1994.

Mahoney, Tom. *The Merchants of Life: An Account of the American Pharmaceutical industry.* New York: Harper & Bros., 1959.

Mann, Charles C., and Mark Plummer. *The Aspirin Wars: Money, Medicine and 100 Years of Rampant Competition.* New York: Knopf, 1991.

McElvaine, Robert S. *The Great Depression: America, 1929—1941.* New York: Times Books, 1984.

Milgram, Stanley. *Obedience to Authority: An Experimental View.* New York: Harper Colophon, 1957.

Miller, Henry I. *To America's Health: A Proposal to Reform the Food and Drug Administration.* Stanford, Calif.: Hoover Institution Press, 2000.

Miller, Nathan, *Theodore Roosevelt: A Life.* New York: Morrow, 1992.

Mintz, Morton. *By Prescription Only: A Report on the Roles of the United States Food and Drug Administration, the American Medical Association, Pharmaceutical Manufacturers and Others in Connection with the Irrational and Massive Use of Prescription Drugs That May Be Worthless, Injurious, or Even Lethal,* originally published as *The Therapeutic Nightmare.* Boston: Beacon, 1967.

Moore, Thomas J. *Deadly Drug Disaster.* New York: Simon & Schuster, 1995.

Morison, Samuel Eliot. *The Oxford History of the American People,* vol. 3, *1869 Through the Death of John F. Kennedy, 1963.* New York: Meridian, 1994.

Morris, Edmund. *The Rise of Theodore Roosevelt.* New York: coward, McCann & Geohegan,

1979.

Namorato, Michael V. *Rexford G. Tugwell: A Biography.* New York: Praeger, 1988.

——, ed. *The Diary of Rexford G. Tugwell: The New Deal, 1932—1935.* New York: Greenwood, 1992.

Natenberg, Maurice. *The Legacy of Doctor Wiley and the Administration of His Food and Drug Act.* Chicago: Regent House, 1957.

Noble, David F. *America by Design: Science, Technology and the Rise of Corporate Capitalism.* Oxford, Eng.: Oxford University Press, 1977.

Okun, Mitchell. *Fair Play in the Marektplace: The First Battle for Pure Food and Drugs.* Dekalb: Northern Illinois University Press, 1986.

Parascandola, John. *The Development of American Pharmacology: John J. Abel and the Shaping of a Discipline.* Baltimore: Johns Hopkins University Press, 1992.

Parrish, Michael E. *Anxious Decades: America in Prosperity and Depression, 1920—1941.* New York: Norton, 1992.

Pendergrast, Mark. *For God, Country & Coca-Cola: The Definitive History of the Great American Soft Drink and the Company That Makes It.* New York: Basic Books, 1993.

Porter, Roy. *The Greatest Benefit to Mankind: A Medical History of Humanity.* New York: Norton, 1998.

——, ed. *Cambridge Illustrated History of Medicine.* Cambridge, Eng.: Cambridge University Press, 1996.

Ricci, David M. *The Transformation of American Politics: The New Washington and the Rise of Think Tanks.* New Haven, Conn.: Yale University Press, 1993.

Roosevelt, Theodore. *An Autobiography.* 1913; reprint, New York: Da Capo Press, 1985.

Ross, Walter S. *The Life/Death Ratio: Benefits and Risks in Modern Medicines.* New York: Reader's Digest Press, 1977.

Sanders, Elizabeth. *Roots of Reform: Farmers, Workers and the American State, 1877—1917.* Chicago: Univeristy of Chicago Press, 1999.

Schaaf, Barbara, ed. *Mr. Dooley: Wise and Funny—We Need Him Now.* Springfield, Ill.: LIncold Herndon Press, 1988.

Schlesinger, Arthur M. Jr. *The Age of Jackson.* Boston: Little, Brown, 1945.

——. *The Coming of the New Deal.* Boston: Houghton Mifflin, 1988.

Schlink, F. J. *Eat, Drink and Be Wary.* New York: Grosset and Dunlap, 1935.

Sellers, Charles. *The Market Revolution: Jacksonian America, 1815—1846.* New York: Oxford University Press, 1991.

Shapin, Steven. *A Social History of Truth: Civility and Science in Seventeenth-Century England.* Chicago: University of Chicago Press, 1994.

Shryock, Richard Harrison. *Medicine and Society in America, 1660—1860.* Ithaca N. Y.: Cornell University Press, 1972.

Sims, Laura S. *The Politics of Fat: Food and Nutrition Policy in America.* Armonk, N. Y.:

Sharpe, 1999.

Sinclair, Upton. *American Outpost: A Book of Reminiscences.* New York: Farrar & Rinehart, 1932.

——. *My Lifetime in Letters.* Columbia: University of Missouri Press, 1960.

Smith, James Allen. *The Idea Brokers: Think Tanks and the Rise of the New Policy Elite.* New York: Free Press, 1991.

Sonnedecker, Glenn, ed. *The Early Years of Federal Food and Drug Control.* Madison, Wis.: American Institute of the History of Pharmacy, 1982.

Starr, Paul. *The Social Trasnformation of American Medicine: The Rise of a Sovereign Profession and the Making of a Vast Industry.* New York: Basic Books, 1982.

Sternsher, Bernard. *Rexford Tugwell and the New Deal.* New Brunswick, N. J.: Rutgers University Press, 1964.

Sullivan, Mark. *Our Times: The United States, 1900—1925,* vol. 2, *America Finding Herself.* New York: Scribner's, 1927.

Sunday Times of London Insight Team. *Suffer the Children: The Story of Thalidomide.* London: Deutsch, 1979.

Swann, John P. *Academic Scientists and the Pharmaceutical Industry: Cooperative Research in Twentieth-Century America.* Baltimore: John Hopkins University Press, 1988.

Talalay, Pual, ed. *Drugs in Our Society.* Baltimore: Johns Hopkins University Press, 1964.

Temin, Peter. *Taking Your Medicine: Drug Regulation in the United States.* Cambridge: Harvard University Press, 1980.

Tolchine, Susan J., and Martin Tolchin. *Dismantling America: The Rush to Deregulate.* Boston: Houghton Mifflin, 1983.

Troetel, Barbara R. "Three-Part Disharmony: The Transformation of the Food and Drug Administration in the 1970s." Ph. D. diss., City University of New York, 1996.

Urquhart, John, and Klaus Heilmann. *Risk Watch: The Odds of Life.* New York: Facts on File, 1984.

Wardell, William M., ed. *Controlling the Use of Therapeutic Drugs: An Iniernational Comparison,* Washington, D. C.: American Enterprise Institute, 1978.

Wardell, William M., and Louis Lasagna. *Regulation and Drug Development.* Washington D. C.: American Enterprise Institute, 1975.

Weatherall, M. *In Search of a Cure: A History of Pharmaceutical Discovery.* Oxford, Eng.: Oxford University Press, 1990.

Weinberg, Arthur, and Lila Weinberg, eds. *The Muckrakers: The Era in Journalism That Moved America to Reform——the Most Significant Magazine Articles of 1902—1912.* New York: Putnam's, 1964.

White, Suzanne Rebecca. "Chemistry and Controversy: Regulating the Use of Chemicals in Food, 1883—1959." Ph. D. diss., Emory University, 1994.

Wiley, Harvey W. *Harvey W. Wiley: An Autobiography.* Indianapolis: BobbsMerrill, 1930.

——. *The History of a Crime Against the Food Law: The Amazing Story of the National Food and Drug Law Intended to Protect the Health of the People—Perverted to Protect Adulteration of Food and Drugs.* Washington, D. C.: Harvey Wiley, 1929.

Williams, Trevor I. *Howard Florey: Penicillin and After.* Oxford, Eng.: Oxford University Press, 1984.

Wilson, James Q., ed. *The Politics of Regulation.* New York: Basic Books, 1980.

Wolfe, Sidney M., Larry D. Sasich, and Rose-Ellen Hope, *Worst Pills, Best Pills: A Consumer's Guide to Avoiding Drug-Induced Death or Illness.* New York: Pocket Books, 1999.

Wood, Gordon S. *The Radicalism of the American Revolution.* New York: Vintage, 1993.

Young, James Harvey. *Amercian Health Quackery.* Princeton, N. J.: Princeton University Press, 1992.

——. *American Self-Dosage Medicines: An Historical Perspective.* Lawrence, Kans.: Goronado, 1974.

——. *The Medical Messiahs: A Social History of Health Quackery in Twentieth-Century America.* Princeton, N. J.: Princeton University Press, 1992.

——. *The Toadstol Millionaires: A Social History of Patent Medicines in America Before Federal Regulation.* Princeton, N. J.: Princeton University Press, 1961.

致　谢

　　感谢 Alicia Patterson Foundation 和 Kaiser Family Foundation 在创作过程中对我这本书的支持。

　　我还要感谢那些在书籍创作和出版过程中给我重要帮助的人：FDA 的两位历史学家苏珊·朱诺和约翰·斯万，波士顿大学的道格·斯塔尔和艾伦·塞尔，爱默瑞大学的名誉历史学家詹姆斯·杨。我还要感谢"文字通讯"（Writeup Communications）的路易斯·高登，艾利斯秘书服务公司的罗莎里·普洛瑟，以及特洛伊·基奇（Troy Kitch）和麦克·瓦塔拉罗。

　　我的经纪人格劳瑞亚·卢米斯给我提供了重要的建议和支持。我的编辑乔纳森·西盖尔提供了宏观建议和具体、深刻的逐行批评。

注　释

本书的内容包括对 200 多人的访谈，其中有对所有在世的 FDA 前局长、大量 FDA 官员、制药公司官员、国会助手和大学教师的访谈。对本书尤其有帮助的包括 FDA 前官员的口述历史，这些历史都保存在马里兰州贝斯达市（Bethesda）国家健康研究院的国家医学图书馆（National Library of Medicine）里，以及华盛顿特区的食品药品法律协会（Food and Drug Law Institute）提供的《食品、药品和化妆品法律杂志》（*Food Drug and Cosmetic Law Journal*）的过刊中。

简介　政府监管的开始

[1] Nathan Miller, *Theodore Roosevelt.*

[2] Theodore Roosevlet, *An Autobiography.*

[3] 对 FDA 的简介和具体工作举例来自卓斯华·申克的文章（Joshua Wolf Shenk, "Warning: Cutting the FDA Could BE Hazardous to Your Health", Washington Monthly, January 1996）。

引子　挑战

[4] 这部分的内容来自对斯蒂芬·弗里德和戴安·艾尔斯的访谈；细节请参见斯蒂芬·弗里德的书《苦药》（Bitter Pills）。

[5] 基于对迈克·希尔和杰罗姆·格鲁珀曼医生的访谈。

[6] 基于对詹妮佛·贝尔泽和博克哈德的访谈以及大量与潘尼罗亚有关的手册和书籍。这些文献的大部分都没有提到它十分危险的副作用。博克哈德的书评，"The Secret Garden", *The Sciences*, January/February 1998, pp. 38～43。被博克哈德评论的书籍是 John M. Riddle, *Eve's Herb: A History of Contraception and Abortion in the West*（Cambridge: Harvard University Press，1997）。

第一章　韦利医生的时代

[7] 这部分传记描写主要来自：Harvey W. Wiley, *Harvey W. Wiley: An Autobiography*，Oscar E. Anderson，Jr.，*The Health of a Nation*；James Harvey Young, *Pure Food*; Maurice Natenberg, *The Legacy of Doctor Wiley and the Administration of His Food and Drug Act*; William MacHarg, "Speaking of Dr. Wiley……, in Donald Elder, ed., *The Good Housekeeping Treasury*, pp. 118～41. FDA 文件中的一些回忆和报告，以及《食品、药品和化妆品法律杂志》也有帮助。

有关哈维·韦利和 FDA 起源的最新图书是 Clayton A. Coppin and Jack High, The Politics of Purity: Harvey Washington Wiley and the Origins of Federal Food Policy（Ann Arbor: University of Michigan Press, 1999）。这本书完全是党派宣传，出版资金来自极右翼的科赫基金会（Koch Foundation）。该书出版时，罗伯特·科赫和其他极右翼组织正在大力、恶毒地攻击 FDA。书的主要内容是，韦利的工作动机不是他对纯净食品或者公共利益的关心，而是为了建立一个官僚主义的帝国和他自己的名誉。这本书和极右翼的其他出版物一样，里面有很多纯粹的党派宣传，逻辑错乱，引用的证据也损害作者的主题。不过，由于作者在书中错误百出，而且把自己的偏见暴露得非常明显，所以也有很多让读者发笑和吃惊的地方。

[8]当时对这些大公司的称呼是"合并组织"（combinations）：背景见 Alfred D. Chandler, Jr., The Visible Hand, introduction and Chap. 9; Charles sellers, The Market Revolution; and Dvid F. Noble, America by Design.

[9] Richard Hofstadter, The Age of Reform, and Eric F. Goldman, Rendezvous with Destiny.

[10] MacHarg, "Speaking of Dr. Wiley"; Wiley, Autobiography; Mark Sullivan, Our Times: The United States, 1900—1925, vol. 2, America Finding Herself; and Young, Pure Food.

[11] Sellers, The Market Revolution, Chap. 1, "Land and Market", Hofstadter, The Age of Reform, pp. 23~26.

[12] Sean Dennnis Cashman, America in the Gilded Age. Cashman 还提到了克莱蒙苏（Clemenceau）的名言，即，美国在从殖民地快速变成一个工业强国的过程中，"从野蛮状态一下子跳到腐朽状态，中间没有实现任何文明。" p.3.

[13] Hofstadter, The Age of Reform, chap. 1.

[14] Cashman, America in the Gilded Age, p. 259. Also Arthur M. Schlesinger, Jr., The Age of Jackson, p. 46. 杰克逊总统对国会说，"现在，只有有钱人才能当官，政府成了促进个人利益的工具。"

[15] Anderson, The Health of a Nation, pp. 1~9.

[16] Mitchell Okun, Fair Play in the Marketplace, and Lorine Swainston Goodwin, The Pure Food，Drink and Drug Crusaders, 1879—1914.

第二章　商业至高无上的时代

[17] Harvey W. Wiley, Harvey W. Wiley: An Autobiography, p. 102.

[18]在土地上，农民合作耕种，农民之间的地位没有什么差异。但在市场上，财富迅速积累，人与人的地位有巨大的差距，合作也被竞争取代。欺骗在商业竞争中可以带来财富。"市场鼓励个人主义，鼓励通过买卖追求财富。人们衣食无忧后，开始关注家庭责任，社区合作，和子女的培养。" Charles Sellers, The Market Revolution, chap. 1, "Land and Market"; and Richard Hofstadter, The Age of Reform, pp. 23~36.

[19] Gordon S. Wood, The Radicalsm of the American Revolutions; discussion continues over pp. 325~340.

[20] Wood, The Radicalism of the American Revolution, p. 326. Wood 认为，商业和政府中有

头脑的领袖开始担心，整个国家会在自私的狂欢中崩溃，或者转向社会主义，pp. 325～340。

[21] Lincoln quoted in David C. Korten, *When Corporations Rule the World*, p. 58. 最初，新时代的设计师，从托马斯·杰弗逊到亚当·斯密斯，都认为美国将成为一个农业社会，主导社会的将是大地主和受过教育的精英。

1800 年左右，人们极力反对政府用不公平的方式把公司执照发给一些受偏袒的人。人们认为，"共和党的革命"应该"把公共权力机构与私人利益分开"。（Wood, *The Radicalism of the American Revolution*, pp. 319～320）。

但商业的发展非常迅速。独立前，整个殖民地只有六七家公司有执照。而从 1800 到 1817 年，单单在马萨诸塞州就成立了 1 800 家各种各样的公司，如银行、建筑、各种制造公司等等。反对公司执照的人也换了借口：政府不应该只颁发少量的公司执照，而应该多多益善，使各个公司相互竞争。这样，如果人人都能开公司，公司执照也不再是个特权。

匹兹堡大学的威廉姆·弗里德里克在《华尔街日报》（1999 年 1 月 11 日）上尖锐地指出，人们自古以来一直通过民事或者宗教权力限制商业。"但是在 19 世纪，不受限制的资本主义主宰了经济和社会形式。随之也带来了大量社会问题。"

[22] Charles Sellers 指出，为了生存而耕种土地和为了销售而生产商品两者截然不同，也加大了人与人之间的差别。人们开始忽略合作，强调竞争。

到了 19 世纪下半期，富有冒险精神的资本主义已经开始打破空间和长途旅行的障碍。过去彼此分离的农民们现在被联结起来。农民和小城镇的人随之把更多的资源交给销售人员和城市。政府开始给商人提供法律和财务上的支持，包括开放公路和水路，以及货币政策。Charles Sellers, *The Market Revolution*.

[23] James Harvey Young, *Pure Food*; Wiley, *Autobiography*; Mitchell Okun, *Fair Play in the Marketplace*; and Lorine Swainston Goodwin, *The Pure Food, Drink, and Drug Crusaders, 1879—1914*.

[24] 本章对产品掺假、纯净食品运动和专利药品的讨论主要来自 James Harvey Young, *TheToadstool Millionaires* and *Pure Food;* Oscar E. Anderson, Jr., *The Health of a Nation*; Okun, *Fair Play in the Marketplace*; Goodwin, *The Pure Food, Drink, and Drug Crusaders*; and Wiley, *Autobiography*.

[25] 对假药现象的最佳描述见 Young: *Toadstool Millionaires*, pp. 38～43, chap. 8 以及该书的其他地方。

[26] John Duffy, *From Humors to Medical Science*, pp. 92～93.

[27] Young, *The Toadstool Millionaires*, p. 102.

[28] Ibid., p. 101.

[29] Ibid., pp. 112～113.

[30] Okun 的 *Fair Play in the Marketplace* 以及 Young 的 *Pure Food* 描述了贝利医生的调查结果。

[31] Young, *Pure Foood*, p. 12.

[32] Okun, *Fair Play in the Marketplace*, p. 14.

[33] 医生和专利药品销售者之间的斗争见 Okun, *Fair Play in the Marketplace*, pp. 26～31. 以及 Lawrence Blochman, *Doctor Squibb*.

[34] 有关药剂师和虚假药品的斗争，见 Okun, *Fair Play in the Marketplace* 以及 Jonathan

Liebenau et al., eds., *Pill Peddlers: Essays on the History of the Pharmaceutical Industry* （Madison，Wis.：American Institute of the History of Pharmacy, 1990）中的两篇文章：John Parascandola, pp. 29～48; John P. Swann, pp. 73～90. 另见：Parascandola, *The Development of American Pharmacology*, chap. 5, and Swann, *Academic Scientists and the Pharmaceutical Industry*, pp. 23～35.

[35] Goodwin, *The Pure Food, Drink, and Drug Crusaders*, p. 48.

[36] Samuel Eliot Morison, *The Oxford History of the American People*, vol. 3, *1869 Throught the Death of John F. Kennedy, 1963*, p. 132.

第三章　进步时代

[37] Oscar E. Anderson, Jr., *The Health of a Nation*, p. 106.

[38] Edmund Morris, *The Rise of Theodore Roosevelt*. Cf. H. Paul Jeffers, *Commissioner Roosevelt*, pp. 109～110.

[39] James Harvey Young, *Pure Food*, p. 136.

[40] "缉毒队"的工作进行了大约 7 年时间。实验数据见 US. Department of Agriculture, Bureau of Chemistry, bulletin no. 84（1902—1908）。

实验进行的时候，人们写了不少有关"缉毒队"的打油诗和歌曲。其中一首的歌词如下。它是韦利最喜欢的一首，作者是 S.W. Sullivan：

...We are the Pizen Squad.
On prussic acid we break our fast; we lunch on morphine stew;
We dine with a matchhead consommé, drink carbolic acid brew;
Corrosive sublimate tones us up, like laudanum ketchup rare,
While tyro-toxin condiments are wholesome as mountain air.
Thus all the "deadlies" we double-dare to put us beneath the sod;
We're death-immunes and we're proud as proud——
Hooray for the Pizen Squad!
...
If you ever should visit the Smithsonian Institute,
Look out that Professor Wiley doesn't make you a recruit.
He's got a lot of fellows there that tell him how they feel,
They take a batch of poison every time they eat a meal...

CHORUS
...They may get over it, but they'll never look the same.
That kind of bill of fare would drive most men insane.
Next week he'll give them moth balls, à la Newburgh, or else plain.

保护公众健康
美国食品药品百年监管历程

The FDA, Business,
and One Hundred Years of Regulation

They may get over it, but they'll never look the same.

译文：
　　我们是缉毒队。
　　我们早晨喝氰酸，中午吃吗啡；
　　晚上再喝一份石碳酸。

　　我们吃腐蚀性的升华物，用鸦片酊做酱，
　　品尝鲜美的酪毒素。
　　所有"致命"的东西都不在话下；
　　我们对死亡有免疫功能，并以此为傲——
　　"缉毒队"万岁！
　　……

　　如果你参观史密森氏纪念馆，
　　小心别让韦利教授把你抓走。
　　他让小伙子们每顿饭都吃毒药，
　　然后讲讲他们的感受……

　　（合唱）
　　……他们可能死不了，但一定会发生变化。
　　这些毒药会让人发疯。
　　下周他让他们直接吃蛾茧，或者加点配料。
　　他们可能死不了，但一定会发生变化。

[41] Lester S. King, *Transformations in American Medicine;* Guenter Risse, "The Road to Twentieth-Century Therapeutics: Shifting Perspectives and Approaches," in Gregory J. HIgby and Elaine C. Stroud, eds., *The Inside Story of Medicines.*

[42] James Harvey Young, "The Science and Morals of Metabolism: Catsup and Benzoate of Soda," *Journal of the History of Medicine* 23:1（1968）.

[43] 一些公司确实赞成立法。这些公司主要是大公司，有研发能力，能达到清洁的标准，如 H. K. Mulford Company 和 Smith, Kline。见 Jonathan Liebenau, *Medical Science and Medical Industry,* 从第 3 页的评论开始。

[44] 引自 1906 年 2 月 13 日他在众议院跨州商务委员会（Committee on Interstate Commerce）前的证词。

[45] James Harvey Young, "The Social History of American Drug Legislation," in Paul Talalay, ed., *Drugs in Our Society.*

[46] 除了《女士家庭杂志》的文章之外，萨利文在他的多卷回忆录 *Our Times* 中也描述了当时的情况。

[47] 美国医学会也开始出版关于伪劣药品的著作: *Nostrums and Quackery,* vols. 1 and 2 (Chicago: American Medical Association Press, 1912 and 1921)。

[48] 对扒粪文学和辛克莱尔作品的讨论来自 Sinclair, *American Outpost* and *My Lifetime in Letters,* as well as David Mark Chalmers, *The Muckrake Years* and *The Social and Political Ideas of the Muckrakers,* 以及由 Arthur Weinberg 和 Lila Weinberg 编辑的扒粪文学的最佳文集 *The Muckrakers.* 另见 James Harvey Young, "The Pig That Fell into the Privy: Upton Sinclair's *The Jungle* and the Meat Inspection Amendments of 1906," *Bulletin of the Historyof Medicine* 59 (1985) 467~480.

[49] 引自 Barbara Schaaf 的文集 *Mr. Dooley,* 但我对这段话做了修饰, 使它更易读, 更风趣。这么做肯定会让我父亲, Edward L. Hilts, 非常生气。他是芬利·彼得·邓恩的侄子, 非常热衷于维护马丁·杜利的名声。

[50] Young, *Pure Food,* p. 172.

[51] Wiley, *Autobiography,* p. 224.

[52] 参见第四章。这个法案具有里程碑意义。它要求白喉抗毒素的生产商接受政府监管, 并在销售产品之前, 把产品交给政府检查。这种"上市前检查"的模式没有被 1906 年的法律沿用。

[53] Young, *Pure Food,* p. 147.

第四章　法律的胜利和失败

[54] 这些新闻报道引自 James Harvey Young, *Pure Food,* pp. 269~72.

[55] 见 50 页的小册子 "Paul B. Dunbar Shares Memories of Early Days of Federal Food and Drug Law Enforcement," in the *Food Drug and Cosmetic Law Journal,* February 1959. 小册子里的 108~109 页讲到了番茄酱和牡蛎的故事。

[56] 见 James Harvey Young, *The Medical Messiahs*。

[57] James Harvey Young, *American Health Quackery,* pp. 94~96, and *The Medical Messiahs.*

[58] Oscar E. Anderson, Jr., *The Health of a Nation,* p. 206.

[59] Ibid., pp. 213~214

[60] Harvey W. Wiley, *The History of a Crime Against the Food Law,* p. 157.

[61] 对此事最完整的描述见 Andrew F. Smith, *Pure Ketchup: A History of America's National Condiment* (with recipes) (Washington, D.C.: Smithsonian Institution Press, May 2001), 其中有当时一些小型调查的统计数字, 很能说明问题。1898 年, 安息香酸盐防腐剂非常受欢迎。但调查显示, 在加利福尼亚州, 55 种防腐剂和番茄酱中有 48 种含有危险物质。其他数据显示, 大部分厂商都使用安息香酸盐遮盖烂西红柿的味道, 但也有厂商一直在保证产品质量的同时拒绝使用安息香酸盐。到了 1915 年, 一些地方的统计数字已经发生了变化。例如, 在宾夕法尼亚州, 138 份抽样产品中只有不到 2% 的产品含有伪劣或者非法物质。

[62] 韦利之后, 担任 FDA 局长的是卡尔·阿尔斯伯格, 任期从 1912 年到 1921 年。阿尔

斯伯格倾向于与厂商和解，而不是严格执法。1946 年 9 月，Aaron Ihde 在 *Food Controls Under the 1906 Act, Food Drug and Cosmetic Law Quarterly* 写道，"阿尔斯伯格希望通过说服、合作来平息争议。"在他的 9 年任期内，杀虫剂（包括砒霜）被用得越来越多。FDA 面临的问题也越来越多。FDA 有时会查禁蒙有厚厚砒霜的水果，但并不向公众公布。沃尔特·坎贝尔上任后，再次公开限制杀虫剂的使用。

63 1902 年的《生物制品控制法》简单，有效，保证了白喉抗毒素的安全使用。见 Ramunus A. Kondratas, "The Biologics Controal Act of 1902"。收录于 Glenn Sonnedecker, ed., *The Early Years of Federal Food and Drug Control.*

64 Kinyoun letter cited in Kondratas, "The Biologics Control Act of 1902".

65 相比之下，厂商对 1906 年的法律从最初的反对转向赞美。例如，General Foods Corporation 的董事长 Clarence Francis 对该法律的评论是，"[法案获得通过之前，]证词中一次又一次出现下面这句话——大多数厂商真诚希望能合法经营，也积极阻止过破坏整个行业形象的个别害群之马。"（"Its Basic Value to the Food Industry," pp. 379～400, *Food Drug and Cosmetic Law Quarterly,* September 1946）他说，FDA 为取缔最恶劣的商业行为提供了一个杠杆。"当然，我们不能把食品行业在过去 40 年[1906—1946]取得的全部辉煌成绩都归功于一部监管法律……不过，我坚信，我们应该充分认识到《食品和药品法》在为行业发展奠定基础方面起到的巨大作用[斜体强调是原文加的]……40 年前，一位商人到华盛顿，发现这部法律将给社会带来很大益处。今天，我愿意重复他的话。他说，这部法律将是一个'了不起的好事'"。

第五章　资本主义深陷危机

66 Robert S. Lynd and Helen Merrell Lynd, *Middletown, A Study in Contemporary American Culture*（New York: Harcourt, Brace and Company, 1929）.

67 1920 年的橄榄恐慌事件是食品安全的一个重要事件。美国的罐装食品行业在长期落后于其他国家，1906 年的法律通过后，各个公司开始在研发上投资。行业的领导者们尽管在立法前后的立场总是不统一，但都觉得为了避免未来的法律纠纷，有必要了解产品细节。1913 年，他们成立了一个全行业的研究委员会。委员会雇佣了很多技术专家——包括韦利在食品部的前任上司，维拉德·比格洛来指导研究工作。1916 年，整个行业开始主动检查工厂的清洁程度。

但清洁只是安全的一个方面。1919 年之前，出现了一些零碎的、与橄榄有关的患病事件。1919 年快速暴发了 3 个食用橄榄导致的死亡事件。在俄亥俄州坎农市，一家乡村俱乐部为了向一位战争英雄表示尊重，举办了一次宴会。宴会上使用了橄榄。很多客人在用餐后生病，其中有 6 人死亡——其中包括战争英雄。几周后，底特律的一个私人宴会上也使用了橄榄，结果有 5 位客人死亡。导致这些死亡事件的都是源于波特淋菌中毒。波特淋菌中毒在医学中还是个新事物，但波特淋菌的毒性是所有物质中毒性最强的一个。

俄亥俄州的中毒事件发生后，FDA 立即展开调查，获取了一些生物样本。底特律的死亡事件发生时，FDA 发现两个事件的橄榄都来自加利福尼亚州的一个工厂生产的同一批产品。不久，孟菲斯市暴发了另一起死亡事件，其中的橄榄也来自同一工厂的同一批产品。

315

FDA 有权把这批产品撤市，但不能命令全面召回产品。因此，FDA 最多也只能发布警告信，提醒公众谨慎使用瓶装和罐装的熟橄榄。

1 月上旬，纽约市的一个意大利人家在吃过丰盛的食物后，妻子突然生病。她呕吐多次，呼吸出现严重困难，视觉也模糊不清，于第二天早晨去世。

医生把死因归结为肾脏问题。3 天后，家人为了纪念死去的亲人再次聚餐。在场的有丈夫和他的两个兄弟，他的一个女儿，还有三个儿子中的两个。他们吃的是通心面、马铃薯酱，还有沙拉。沙拉里有油、醋、辣椒、凤尾鱼和橄榄。

其中一个儿子多米尼卡首先生病。第二天一早，多米尼卡被送到医院，一小时后死亡。同一天，父亲，父亲的一个兄弟，还有另一个儿子感觉不适。第二天，父亲的另一个兄弟也生病了。这些人的症状都相同。第三天，四个人都死于波特淋菌中毒。

罐装食品行业对此束手无策。加利福尼亚州健康部把这些厂商召集起来，给他们提供了由 FDA 在美国西部的负责人，希尔茨编制的新数据。看起来，罐装橄榄时的温度不够高，没能杀死病菌。希尔茨指出，尤其是在装瓶阶段，厂商发现玻璃瓶不能经受长时间的加热，因此降低了温度。在会议上，他建议厂商暂停使用玻璃瓶盛装橄榄，但厂商不为所动。希尔茨在给华盛顿的报告中写道，这些厂商"无动于衷"。于是，死亡事件继续发生。很快，罐装和瓶装橄榄行业中 95% 的企业都消失了。到了 1922 年，当所有的科学和商业问题都弄清楚后，已经发生了 83 起死亡事件，死亡人数高达 185 人。

厂商最终同意把加工橄榄的温度提高到华氏 240°，并在这个温度下加热 40 分钟。这个温度能解决大部分问题。厂商随即决定在全国范围内做广告，宣布再也不会发生由橄榄造成的死亡事件。新的生产工艺"使熟橄榄变得绝对安全"。但 FDA 指出，实验显示，即使在这个温度下，一些瓶子仍然会感染病菌。新发生的一批死亡事件证明了 FDA 的观点。生产技术问题最终也得到了解决。波特淋菌的独特之处在于，它在食品内部没有氧气的情况下长得最好。因此，加强容器密封不能杀死病菌。化学实验证明，只有采取尽早加工并用高温加热的方法，才能杀死波特淋菌。

很明显，普通公司甚至整个行业，都无法解决现代食品药品的技术难题。行业之外的科学研究至关重要。但是，在当时，维护食品安全的联邦机构还没有能力预防或制止长期的、造成多人死亡的不良事件。

[68] Michael Namorato, ed., *The Diary of Rexford G. Tugwell*, p. 85.

[69] 有关 1933 到 1938 年之间围绕新的 FDA 法律的斗争，最全面的描述见 Charles O. Jackson，*Food and Drug Legislation in the New Deal*。另外，FDA 人员留下了很多关于 20 世纪 30 年代的回忆，其中包括 Dunbar 的文章。

[70] 见 Jackson, *Food and Drug Legislation in the New Deal,* pp. 30～35,以及 Ruth deForest Lamb, *American Chamber of Horrors* 的第 11 章和附录。信件的措辞来自 Lamb。

[71] Jackson, *Food and Drug Legislation in the New Deal*；Ruth deForest Lamb, *American Chamber of Horrors.*

[72] Jackson, *Food and Drug Legislation in the New Deal*，pp. 6～8.

[73] 尽管二硝基酚导致的药品灾难没有完备的记录，但医学文献显示，至少有 9 人死亡，几百人受伤。Maurice Hardgrove 和 Nancy Stern（"Dinitrophenol: A Review of the Literature"，

Industrial Medicine 7, no. 1. January 1938）集中描述了症状，但没有把各种公开文件中的死亡数字加起来。其他很多报告的质量都不可靠，因为作者大都是曾经提倡使用二硝基酚减肥的医生，他们的报告当然要尽量减少他们的责任。但是，众多文件中的信息显示，二硝基酚的危害非常大。更令人担忧的是，现在有人——主要是在互联网上——把这种极其危险的药品当成减肥药和健美药来销售，而且只字不提该药品的历史。

74 FDA 局长杰里·高洋在描写"万能磺胺"事件的时候，引用了一封写给罗斯福总统的信。他说这封信"充分反映了医学的失败带来的社会后果"。写信的是一位母亲，她的孩子在服用"万能磺胺"后死亡：

尊敬的先生：

两个月前，我是一位开心的母亲，有工作，照料着我的两个小女孩——6 岁的琼和 9 岁的简。在大萧条中，我们常常安慰自己说，我们身体健康，而且拥有彼此。琼认为她母亲在任何事情上都是正确的。去年 11 月，她在广播上听到你重新当选的消息后大跳大叫。如果你当时看到她的样子，听到她的声音，你一定会很开心。

今晚，罗斯福先生，那个小小的声音永远安静下去了。这是我第一次请医生到家里来给孩子看病。琼服用的是"万能磺胺"。今晚，我们的小屋里只有凄凉和绝望。我们所能做的，只是打扫她小小的坟墓。我们对她的回忆里也有悲伤，因为我们仍然能看见她在床上疼得翻来覆去，听到她幼小的声音一声声痛苦的尖叫，这一幕简直让我发疯……今晚，罗斯福先生，在你和你的孙子们开开心心在一起的时候，我请求你制止这类危险药品的销售。因为它们只能带走幼小的生命，留下深深的痛苦和对未来的绝望，就像我今晚感受到的一样……我们应该用法律禁止医生使用这些危险的药品……

第六章　现代制药行业的诞生

75 《食品、药品和化妆品法》在 1938 年夏天通过。建立处方药系统的杜拉姆—汉弗雷法案（Durham-Humphrey Amendment）在 1951 年通过。在这期间，诞生了以研发、专利申请和销售为特色的现代制药行业。

76 Jonathan Liebenau, *Medical Science and Medical Industry*, and John P. Swann, *Academic Scientists and Pharmaceutical Industry.*

77 Irmengarde Eberle, *Modern Medical Discoveries,* and M. Weatherall, *In Search of a Cure.*

78 有关盘尼西林的发明和销售过程的最佳叙述，见 Trevor I. Williams, *Howard Florey*，and Gladys L. Hobby, *Penicillin.*有关美国的部分见 Williams 的第四章和 Hobby 的第四、五章。

79 Harry F. Dowling, *Medicines for Man,* pp. 42～43 也这样认为：

大学、政府、制药行业中，谁对这些新药的出现贡献最大？……他们之间的合作是密不可分的……盘尼西林在一个大学实验室里被发现。发现过程中得到一个私人基金会的赞助。实验工艺在另一个大学里得到完善。战争爆发后，在美国政府的赞助下，22 家公司联合生产盘尼西林。不久，农业部的一个实验室发现，玉米浆可以把盘尼西林的产量增加 100

倍，而且其中一类盘尼西林的效果比以前用过的盘尼西林的效果要好。这样说来，谁对盘尼西林的贡献最大？

80 保守派的评论家，尤其有代表性的是 Peter Temin 和他非常缺乏研究水准的书籍，常常错误地以为，是 FDA 发明了处方药系统，理由是 1938 年的法律为此提供了法律依据。实际上，最先启动这个项目的是制药公司，并很快得到了药剂师的支持。谈判历经了几年时间，最终在 1951 年被写进法律。对这些事件的描述见两篇文章：Harry M. Marks, "Revisiting 'The Origins of Compulsory Drug Prescriptions,'" *American Journal of Public Health* 85, no. 1（January 1995）; and John P. Swann, "FDA and the Practice of Pharmacy: Prescription Drug Regulation Before the Durham-Humphrey Amendment of 1951," *Pharmacy in History* 36, no. 2（1994）.

第七章　新药，新问题

81 见 Thomas Maeder 的佳作，*Adverse Reactions*。另见 Morton Mintz 的报道，Harry F. Dowling, *Medicines for Man* 以及个人访谈。

82 Maeder, *Adverse Reactions*.

83 氯霉素从 1950 年开始销售，每年的销量约为 2 500 万克（用药次数约为 100 万到 200 万）。1960 年的销量是 5 500 万克。公司在 1960 年表示，大约有 4 000 万人使用过氯霉素；按照保守的估计，这意味着其中 97.2% 的人都不应该服用这种药品。这之后，销量有波动。但即使是在 20 世纪 60 年代中期，每年的销量也在 3 000 万克到 5 000 万克之间。

第八章　制药行业的发展

84 明特纳在确认拉里克会当上 FDA 局长后不久，开始从事食品和药品律师业务。他的客户包括制药公司，如在药品监管上出问题的 E. Fougera and Company 和 Richardson-Merrell 等。

85 Oral history interview with Winton Rankin, in the National Library of Medicine.

86 专利是促生现代制药行业的另外一个重要因素。如果制药公司能拿到一种新的有效药品的专利，利润将非常可观。这个专利体制也经过了长期的发展。

首先，专利的目的不是让公司垄断市场。美国的专利概念在制定宪法的时候就有，而且比较新奇。宪法规定，只有发明家本人才能申请并持有专利，其目的是鼓励个人创新，并使发明者在一段时间内独自从自己的发明中获利。这也是为了鼓励个人主义和个人经济独立。亚伯拉罕·林肯表示，宪法对专利的规定"给天才的力量增加了利益的火焰"。除了这种情况，美国不允许垄断。

专利系统发展很快。但逐渐壮大的美国公司开始从发明家手里购买并持有专利。1885 年，公司持有 20% 的专利。1950 年，75% 多的专利都由公司持有。尽管宪法中专利条款的目的已经失去意义，但形式依然不变——专利只能以个人的名义持有。因此，各个公司都要求他们雇佣的科学家和工程师把在职期间的发明转让公司拥有。发明者为了保住工作，或者得到别人的认可，往往同意公司的要求，在没有报酬的情况下把专利权转给公司。这样公司开始大量为产品、生产流程申请专利。由于垄断在名义上是非法的，公司就尽量把各个专利权捆在一起。1906 年，机械工程师和专利律师 Edwin J. Prindle 对这一点说得很清楚："专利是有效控制竞争的最佳武器。"专利"有时使一个公司可以绝对控制市场，可以任意制定价格……专利是实现绝对垄断的惟一武器。"

    对这段专利历史的详细描述见 David F. Noble, *America by Design.*

[87] Morton Mintz, *By Prescription Only,* pp. 170~71.

[88] Pierre Garai in Paul Talalay, ed., *Drugs in Our Society.* P. 191.

[89] Seymour E. Harris, *The Economics of American Medicine.* P. 86.

[90] Morton Mintz, *By Prescription Only,* p. 50.

[91] Harry F. Dowling, *Medicines for Man*, chap. 8.

[92] Stuart B. Levy, *The Antibiotic Paradox.*

第九章　药品价格听证

[93] 这部分内容主要来自 Seymour E. Harris, *The Economics of American Medicine.* 另外，我采访了几位记者，以及参与此事的 FDA 和国会工作人员。另外还参照了科沃夫听证会的大量证词，包括 *Part 1: AMA and Medical Authorities, Hearings Before the Subcommittee on Antitrust and Monopoly of the Committee on the Judiciary,* United States Senate, 87th Cong. （Washington, D. C.: U.S. Government Printing Office, 1961）.相关的法案是 Drug Industry Anti-Trust Act, S. 1552.

[94] 这些物质采用自然方法，在微小的肾上腺中微量生产。引发对这些药品的兴趣是一份虚假的间谍情报。1941 年，阿根廷的一个间谍向美国军方报告说，德国军方正在从阿根廷的屠宰场大量购买肾上腺。从这些肾上腺中提取的药品可以增强德国空军对高空飞行的承受能力。

    负责盘尼西林工作的科学研发办公室（Office of Scientific Research and Development）把美国的顶级化学家召集在一起，开始对肾上腺中的胆固醇做实验。后来发现，间谍的报告提供了虚假信息。默克公司很快就看到其中的商业机会。不久，他们获知，研究人员 E. C. Kendall 发明的第五种化合物对关节炎有疗效。服用该药品的是一位年轻女士。她患有严重关节炎，不能动弹，十分疼痛，而且即将死亡。第三次服用药品后，她在五年中第一次能够无痛苦地下床。又经过一周的治疗后，她就走着出院了。

[95] Louis Lasagna, in John B. Blake, ed., *Safeguarding the Public*, pp. 171~72.

[96] 根据专栏作家 Drew Pearson 的报道，Olin Mathison 公司（Squibb 是其全资下属子公司）的 Spencer Olin 要求国会中的共和党强烈抵制科沃夫的法案。Olin 不仅为参议员 Everett Dirksen 提供了大笔政治捐款，而且当过数年的共和党全国委员会（Republican National Committee）的主席。白宫读了 Pearson 的文章后，发觉自己和共和党的极右翼站在一起。科沃夫的法案被委员会扼杀后的第二天，肯尼迪总统给詹姆斯·伊斯特兰写信，建议国会通过科沃夫的法案，但为时已晚。

[97] 肯尼迪给伊斯特兰写信后的第二天，《纽约时报》登载了一条短新闻，报告欧洲的新

生畸形儿正在增多。文章引述约翰霍普金斯大学的 Helen B. Taussig 医生的话，声称一种被鼓吹成安全的镇静剂的药品在欧洲导致了 3 000 到 5 000 名新生儿畸形。Taussig 说，FDA 还没有批准这种药品。这条消息没有引起人们的注意。但科沃夫办公室的职员 Jo Anne Youngblood 把它转给办公室的其他人员看。John Blair 决定好好利用这条消息。当 Taussig 到华盛顿出席听证会并做证时，有人报道说，Blair 要求听证会委员会不向媒体透露 Taussig 的消息。这样，Blair 就可以自己决定在何时何地发布这条消息。

第十章 反应停事件

[98] 对反应停事件的最佳叙述，按重要程度递减排列，依次为：*Sunday Times* of Londaon Insight Team, *Suffer the Children;* Richard E. McFadyen, "Thalidomide in America: A Brush with Tragedy," *Clio Medica* II, no. 2（1976）：79～93; John D. Archer, "Suffer the Children: The Story of Thalidomide," *Forum on Medicine,* February 1979; Frances O. Kelsey, "Thalidomide Update: Regulatory Aspects," *Teratology* 38（1988）：21～226; and Morton Mintz, *By Prescription Only.*

[99] 维克化学公司在 20 世纪 30 年代收购了制药公司 William S. Merrell Company。之后 Merrell 公司一直保留自己的名字。1960 年，Merrell 公司与维克公司下属的另一个公司合并，公司的名称也改为 Richard-Merrell, Inc.。

[100] 默克公司（Merck & Company）对降低胆固醇的药品也很感兴趣。他们拿 MER-29 和自己的一些潜在产品做比较实验，发现很多狗在服用 MER-29 之后出现白内障，老鼠服用 MER-29 后会失明。默克很快把这些信息通告给梅瑞公司。但梅瑞公司不愿就此罢手。根据伦敦《星期日泰晤士报》的报道，梅瑞公司继续宣称，没有证据显示 MER-29 对动物有毒；MER-29 对人体也很安全。

[101] 在随后的起诉中，公司的管理人员和科学家接受了法庭对他们的指控。公司交了 8 万美元的罚款。公司官员被判处 6 个月的缓刑。公司后来估计，有 42 万人服用 MER-29，其中有 4,200 人有不良反应，主要为白内障、严重皮疹和脱发。

[102] 在随后的起诉中，公司的管理人员和科学家接受了法庭对他们的指控。公司交了 8 万美元的罚款。公司官员被判处 6 个月的缓刑。公司后来估计，有 42 万人服用 MER-29，其中有 4,200 人有不良反应，主要为白内障、严重皮疹和脱发。

[103] 通常的做法是，在实验最初给动物服用大剂量药品，找出能杀死 50% 的动物的药品剂量（这个剂量被称作 LD-50）。而这些人的做法是，把有镇静效果的药品剂量增加到 50 倍，在这个过程中没有发现不良副作用。至少公开的数据是这样显示的。

[104] 根据《星期日泰晤士报》的调查，最终，与医生进行日常接触的销售人员开始警觉起来。他们向上级报告说，他们收到的不良反应报告越来越多，已经到了不能忽略的地步。尤其有很多报告显示，药品对儿童的末梢神经有损害。公司负责临床调查的人员在备忘录中写道，"反应停造成的不良反应迟早会被公开。我们也没有办法阻止。因此，我们必须尽量搜集正面的证据。"这意味着让医生在报告里鼓吹反应停的效果，然后交给科学杂志发表。公司的一位官员给公司在葡萄牙的经销商写信说，"具体来说，我们要尽快，比如在 3 个月内，发表一份有关反应停的正面报告，其中引述药品对 15 到 20 人的良好效果。这比一个

大规模的动作更重要。"

　　[105] 梅瑞公司告诉纳尔森和其他参加公司"实验"的医生，无论他们向不向公司提交报告，公司都将在 1961 年 3 月 6 日把反应停推向市场。

　　[106] 反应停没有在美国上市，但在加拿大上市了。并且在英国和德国把反应停撤市后，继续在加拿大销售了 3 个月。反应停在加拿大导致了 100 例畸形婴儿。据估计，造成的胎儿死亡数量也在 100 例左右。

　　[107] 这是因为，制药行业一直都在生产两种截然不同的药品。一种是模仿市场上已有产品的仿制品，一种是真正有治疗意义的新化学分子。1962 年被批准的"新"药大约有 250 种，其中只有 10 种是新化学分子。这 10 种当中又只有 1 种真正代表了医学进步。厂商担心 249 种无用的药品经不起实验的检验。对于真正有效的药品，他们并不担心。但是如果提高药品标准，仿制药品的利润可能下降，进而导致他们在药品研发方面的投资下降，发明重要药品的几率也下降。因此，制药公司的结论是，提高药品审批的标准会延缓重要药品的研发。但这种情况并没有发生。每年通过审批的真正重要的药品数量基本保持不变。

第十一章　当科学遭遇政治

　　[108] Morton Mintz, *By Prescription Only,* p. 95.

　　[109] James Goddard, 个人访谈。

　　[110] James Goddard, 个人访谈。

　　[111] Goddard.演讲稿来自 FDA 图书馆。

　　[112] James Goddard, 个人访谈。

　　[113] National Research Council, Division of Medical Sciences, "Drug Efficacy Study, Final Report to the Commissioner of Food and Drugs, Food and Drug Administration"（Washington, D.C.: National Academy of Sciences, 1969）.

　　最终报告虽然很长，但只是一个更大的研究项目的开始。在国家科学院和 FDA 提出他们对药品的评估后，各个公司开始为他们的药品辩护。由于他们的目的是尽量拖延药品被撤市的时间，因此不论他们有没有实验数据，都提交了正面的药品报告，并要求 FDA 召开正式的听证会。

　　对 FDA 来说，现在还要决定是不是给每个药品召开听证会的机会。为了避免那些可以拖延几十年，意义无关轻重的药品听证会，FDA 制定了药品的最低标准。在科学院和 FDA 判定药品应该撤市后，制药公司提供的新证据必须达到最低标准，然后才有可能被重新审评。罗伯特·坎普医生说，制定这些最低标准由一个很好的副作用——FDA 第一次具体说明了什么是"充足和有良好控制"的医学实验。这些标准的第一版公布于 1970 年。如果药品达不到这些标准，就不能获得召开听证会的机会。

　　这个工作的整个过程，包括听证会，持续了 22 年时间。这还不包括一些特殊案例和对处方药的评估。到了 1984 年，被充分评估的药品有 3 500 种；有 1 000 多种无用的药品（它们的包装和制剂有 7 000 多种）被撤市。（参见 Irvin Molotsky,"U.S. Review of Prescription Drugs Ends,"*New York Times,*Sept. 15,1984, p. 52）

第十二章　党派政治

[114] 本章内容的一个重要来源是 "Report of the Review Panel on Drug Regulation, Investigation of Allegations Relating to the Bureau of Drug, Food and Drug Administration" （Washington, D.C.: Department of Health, Education and Welfare, April 1977）。这份报告也被称为 "The Dorsen Report"。Dorsen 即 Norman Dorsen，他是调查委员会的主席，也是纽约大学法学院的教师。调查团对 FDA 的违规行为调查了两年。

另外，我也访问了一些当时在 FDA 工作的人员。

[115] The Hearings were *Joint Hearings before the Subcommitte on Health of the Committee of Labor and Public Welfare and the Subcommittee on Administrative Practice and Procedure of the Committee on the Judiciary, United States sEnate, 93rd Cong., First and Second Sessions, on S. 3441 and S. 966, Legislation Amending the Public Health Service Act and the Federal Food, Drug, and Cosmetic Act,* August 15 and 16, 1974 （Washington, D.C.: Government Printing Office）; and *Joint Hearings before the Subcommittee on Health of the Committee on Labor and Public Welfare and the Subcommittee on Adminstrative Practice and Procedure of the Committee on the Judiciary, United States Senate, 93rd Congress, Second Session, on Examination of New Drug Research and Development by the Food and Drug Administration,* September 25 and 27, 1974 （Washington, D.C.: Government Printing Office）.

[116] W. M. Wardell, "Introduction of New Therapeutic Drugs in the United States and Great Britain: An International Comparison", *Clinical Pharmacology and Therapeutics* 14 （1973）: 773～790.

[117] 与 "药品审批滞后" 有关的内容见第十八章的第二个注解。

[118] Sam Peltzman, "An Evaluation of Consumer Protection Legislation: The 1962 Drug Amendments", *Journal of Political Economy,* September/October 1973, pp. 1049～91. 本书这部内容大量引自 "The Benefits and Costs of New Drug Regulatioin," *Proceedings of the Conference on Regulation of New Pharmaceuticals* （Chicago: University of Chicago Press, 1974）.

[119] Harry F. Dowling, *Medicines for Man*, pp. 97～101.

[120] 关于 FDA 对外公开信息的情况，见 Barbara R. Troetel, "Three-Part Disharmony".

第十三章　政策的局限

[121] Barbara R. Troetel, "Three-Part Disharmony", chap. 1.

[122] American Enterprise Institute for Public Policy Research, Center for Health Policy Research, *The Saccharin Ban: Risks vs. Benefits* （Washington, D.C., 1977）. 历史背景见 James Harvey Young, *Saccharin: A Bitter Regulatory Controversy, Research in the Administration of Public Policy* （Washington, D.C.: Howard University Press, 1975）.

The FDA, Business,

and One Hundred Years of Regulation

第十四章　政府管制的放松

[123] James Allen Smith, *The Idea Brokers*, p. 170.

[124] 与厂商不同，保守派与 FDA 的矛盾不止于监管细节。他们反对科学本身，也反对把科学作为政府政策的依据。

[125] *Mandate for Leadership; Policy Management in a Conservative Administration,* ed. Charles L. Heatherly, forword by Edwin J. Feulner（Washington, D.C.: Heritage Foundation, 1980）.

[126] Susan J. Tolchin and Martin Tolchin, *Dismantling America*.

[127] Lou Cannon, *President Reagan,* pp. 736～750.

[128] Morton Mintz, *By Prescription Only,* pp. 72～77. Mintz 的"test of time"指的是：被人们长期使用的药品一定是安全有效的，否则人们早就不用它了——这种观点历史悠久，但根本不合理。科学证明，很多应用了几百年的药品和疗法对人体都有害处。20 世纪 50 年代和 60 年代，美国医学院的两位官员，Hugh Hussey 和 Joseph Stetler 大力倡导这个理论，因此 Mintz 以他们俩人的名字为这个理论命名。

[129] Arthur Hull Hayes, Jr., 个人访谈。

[130] Joe Levitt, 个人访谈。

[131] 《华尔街日报》首先报道了这个公共健康决策受到的政治干扰。后续的报道见 Larry Doyle, "A Reye's History", *United Press International*, May 12, 1987; David Segal, "Lemon Laws", *Washington Monthly*, January 1993.

第十五章　FDA 的医学官员

[132] 根据 FDA 文件和对 FDA 人员的访谈。

[133] 个人访谈，以及 Thomas J. Moore, *Deadly Medicine,* pp. 103～104.

[134] Robert Temple and Gordon W. Pledger, "The FDA's Critique of the Anturane Reinfarction Trial", and Arnold S. Relman, "Sulfinpyrazone after Myocardial Infarction：No Decision Yet", *New England Journal of Medicine* 303（December 1980）: 1488～92, 1476～1477.

[135] 1980 年，沃尔夫的健康研究会（Health Research Group）在 FDA 人员当中进行了调查。在愿意发表评论的人当中，很多人表示有些获得批准的药品本来不应该被批准。其中有四分之一的人表示，上级给他们施加过压力，要求他们批准药品。见 Peter Lurie and Sidney M. Wolfe, "FDA Medical Officers Report Lower Standards Permit Dangerous Approvals".（Washington, D.C.: Public Citizen's Health Research Group, December 1998）.

[136] D. S. Echt et al. and the CAST Investigators, "Mortality and Morbidity in Patients Receiving Encainide, Flecainide, or Placebo: The Cardiac Arrhythmia Suppression Trial," *New England Journal of Medicine* 324（1991）: 781～88; and The Cardicac Arrhythmia Suppression Trial II Investigators, "Effet of the Anti-arrhythmic Agent Moricizine on Surivival after Myocardial Infarction", *New England Journal of Medicine* 327,（1992）: 227～233.

137 主要来自 David William 的报道，以及《洛杉矶时报》的系列报道，题目是 "The New FDA: How a New Policy Led to Seven Deadly Drugs", Dec. 20, 2000.

138 里根政府使病人不能直接从 FDA 获得可靠的药品信息，这使得关键的药品信息都掌握在制药公司手里。药品的基本参考书是《医生药物手册》(*Physician's Desk Reference*)，其中每种药品都附有 FDA 的正式标签信息。《手册》很厚，也提供了很多药品信息。但是，它是由制药行业出版的。书中的药品标签也不是 FDA 写的，而是由制药公司起草，然后由 FDA 编辑。因此，书的格式和内容都让人难以理解，而且每个标签上的警告都是制药公司和 FDA 反复争论的结果。另外，书中的药品信息是药品通过 FDA 审批时的信息，因此非常正面。但是常常在多年以后才把药品上市后出现的、更重要的数据包含进去。因此，这些药品基本信息非常不可靠，而且极度偏向药品的积极方面。另外两个更可靠，但是亟需完善的药品信息是：(1) 给医生用的《医学通讯》(*The Medical Letter*)，从关注公共健康的医生的角度出发，但每年只评估几种药品。(2) 给消费者用的《最差药品，最佳药品》(*Worst Pills, Best Pills*)，由公民协会的健康研究协会（Public Citizen Health Research Group）出版，可靠易读，但是还不完整。

第十六章　现代瘟疫——艾滋病

139 Frank Young，个人访谈。

140 杨先在 Syracuse University，然后到克利夫兰的 Case Western Reserve 学习，随后到 Scripps Institute in California 研究遗传学。随后，在祈祷和神迹的指引下，到罗切斯特大学工作。他答应接受 FDA 局长这份工作时，提出的条件是为政府制定生物技术政策（当时的生物技术政策和生物技术企业一样，都处在形成阶段。）海克勒答应了他的要求。

141 Peter S. Arno and Karyn L. Feiden, *Against the Odds*.

142 Samuel Broder，个人访谈。

143 这段话的发表时间是在 1989 年。即使在两种艾滋病药品成功销售，并获得利润后，这种怀疑态度依然存在。制药行业推出了 100 多种治疗艾滋病的药品，赚取了几十亿美元的利润。最先研制艾滋病药品的公司都是迫于压力才开始研发药品。

144 当时，FDA 要求制药公司把尚未获得批准的药品免费提供给患者。公司后来说，他们在"关怀用药"上花费了 1 000 万美元。按照这种算法，当后来公司给 AZT 定价为每年 10 000 美元时，至少是成本的 4 倍。

145 Anthony Fauci，个人访谈。

146 DDI 的生产商是布里斯托—梅尔斯公司（Bristol-Myers）。这一次，当布罗德和国家健康研究院把他们的成果交给布里斯托—梅尔斯公司时，在协议里特意写了一条，要求双方合作出的药品的定价必须合理。（DDI 上市后的价格大约是 AZT 最初价格的五分之一。）

147 20 世纪 70 年代，FDA 没有足够的资源来检查所有的通用品药（generic chemicals），因此决定放松这方面的管制，允许通用品药在品牌药的专利过期后、药品实验前立即上市销售——事实证明，这个决定是错误的。

324

保护公众健康
美国食品药品百年监管历程

The FDA, Business,

and One Hundred Years of Regulation

第十七章　一位进步人士

[148] Philip J. Hilts, "Ailing Agency: The FDA and Safety; A Guardian of Health Is Buckling Under Stress", *New York Times,* Dec. 4, 1989, p. 1.

[149] Philip J. Hilts, "New Chief Vows New Vitality at FDA", *New York Times,* Feb. 27, 1991.

[150] David Kessler, *A Question of Intent,* p. 4.

[151] 本章的部分内容参考了 Kessler: *A Question of Intent.* 在这段期间，我是《纽约时报》在华盛顿的科学记者。FDA 是我的日常报道内容，因此我可以获得很多相关信息。

[152] David Kessler, *A Question of Intent,* pp. 18～19.

[153] CSPI 在食品问题方面对 FDA 有很大的影响。我也多次采访过 CSPI 的领导。参见，Laura S. Sims, *The Politics of Fat,* pp. 145～50, 179～212.

[154] Luther McKinney，个人访谈，《纽约时报》。

[155] Stephen Gardner，个人访谈，《纽约时报》。

[156] Kessler, *A Question of Intent,* pp. 22.

[157] 个人访谈和演讲记录。参见 Kessler, *A Question of Intent,* p. 23

第十八章　药品审批迟滞

[158] 调查结果主要来自 Roper Center for Public Opinion Research, University of Connecticut.

[159] 药品实验和审批的速度是个永远存在的问题。表面上看，审批和实验的时间每多一天，病人和医生就晚一天得到药品，公司就少赚一天的利润。实际上，药品审批的速度只能具体问题具体分析。而且，延长药品审批时间可能会发生两种情况——可能使更多的病人获得有价值的药品，也可能减小危险药品的危害范围。

从正面看，制药公司的营销专家发现，略微推迟有科学数据支持的药品上市时间可以扩大市场份额。每种药品并没有确定的市场。充实的科学数据可以赢得更多的患者、医生和药剂师。

从负面看，当对药品的安全性存有大量疑虑时，有时应该采取谨慎的态度，推迟药品上市时间。因为危险的药品不仅伤害病人，而且使他们不能获得正确的治疗方法。这将大量浪费公司、医生和病人的时间和精力。

在 FDA 建立科学标准和专业团队的过程中，尤其是在 20 世纪 70 年代，一些有价值的药品审批速度被放慢。至于有多少种药品的审批速度被放慢，放慢的后果又是什么，不同的人做了各种估计。由于 FDA 在药品审批方面处于领先地位，而且必须独立发明药品审批的流程，人们很难判断它应不应该为这些迟缓受责备。如果合理地估计，FDA 在这个过程中犯的药品审批错误大约在 6 到 24 个之间。

在"药品审批滞后"方面，可以参考下列有用或者有趣的文献：

Sam Peltzman, "An Evaluation of Consumer Protection Legislation: The 1962 Drug Amendments", *Journal of Political Economy,* September/October 1973, pp. 1049～1091. Also

"The Benefits and Costs of New Drug Regulation," *Proceedings of the Conference on Regulation of New Pharmaceuticals* （Chicago: University of Chicago Press, 1974）．

W. M. Wardell, "Introduction of New Therapeutic Drugs in the United States and Great Britain: An International Comparison," *Clinical Pharmacology and Therapeutics* 14（1973）: 773～790.

O. M. Bakke, W. M. Wardell, and Louis Lasagna, "Discontinuations in the United Kingdom and the United States, 1964 to 1983: Issue of Safety," *Clinical Pharmacology and Therapeutics* 35: 559～567.

Joseph A. DiMasi et al., "New Drug Development in the United States from 1963 to 1992," *Clinical Pharmacology and Therapeutics* 55（1994）: 609～622.

Kenneth I. Kaitin et al., "The Drug Lag: An Update of New Drug Introductions in the United States and in the United Kingdom, 1977 through 1987," *Clinical Pharmacology and Therapeutics* 46（1989）: 121～138.

Kenneth I. Kaitin and Joseph DiMasi et al, "Measuring the Pace of New Drug Development in the User Fee Era," *Drug Information Journal* 34（2000）．

Donald Kennedy, "A Calm Look at 'Drug Lag'," *Journal of the American Medical Association* 239, no. 5（1978）: 423～426.

U.S. Food and Drug Administration, "Timely Access to New Drugs in the 1990s: An International Comparison"（Washington, D.C., 1995）．

Peter Lurie and Sidney M. Wolfe, "FDA Medical Officers Report Lower Standards Permit Dangerous Drug Approvals"（Washington, D.C.: Public Citizen Health Research Group, December 1998）．

Sidney Wolfe, "Differences in the Number of Drug Safety Withdrawals, United States, United Kingdom, Germany, and France, 1970～1992"（Washington, D.C.: Public Citizen Health Research Group, February 1995）．

John Parker, "Who Has a Drug Lag?" *Managerial and Design Economics* 10（1989）: 299～309.

U.S. General Accounting Office, "FDA Drug Aproval—A Lengthy Process That Delays the Availability of Important New Drugs"（Washington, D.C.: U.S Government Printing Office, May 28, 1980）．

——, "FDA Drug Approval—Review Time Has Decreased in Recent Years"（Washington, D.C.: Government Printing Office, Oct. 20, 1995）．

Mary R. Hamilton, "FDA Review and Approval Times"（Washington, D.C.: U.S General Accounting Office, Feb. 21, 1996）. Testimony before the Committee on Labor and Human Resources of the U.S. Senate. Pharmaceutical Panel, Committee on Technology and International Economic and Trade Issues, Commission on Engineering and Technical Systems, National Research Council, "The Competitive Status of the U.S. Pharmaceutical Industry: The Influences of Technology in Determining International Industrial Competitive Advantage"（Washington, D.C.: National Academy Press, 1983）．

[160] James Harvey Young, *The Toadstool Millionaries,* pp. 44~57, and Paul Starr's *The Social Transformation of American Medicine,* pp. 51~54.

[161] Neil Harris, *Humbug.*

[162] 根据个人访谈，以及 Stephen Barrett and Victor Herbert, *The Vitamin Pushers.*

第十九章 反监管战役

[163] Philip J. Hilts, *Smokescreen: The Truth Behind the Tobacco Industry Cover-up*（Reading, Mass.: Addison-Wesley, 1996）.

[164] 这些基金会的经费来源是一些极右翼基金会，一些制药公司和一些烟草公司。对 FDA 攻击最猛烈的 3 个基金会的一部分资金来自生产反应停和 MER-29 的家族和公司：这些资金来自理查德森基金会（Richardson Foundation）。理查德森基金会的资金来自维克化学公司，即理查德森—梅瑞公司（Richardson-Merrell）的母公司。（1960 年，William S. Merrell 公司更名为 Richardson-Merrell，但母公司仍然是维克化学公司。）

以下是领导对 FDA 攻击的几个组织，以及它们的一些资金来源：

Washington Legal Foundation, with money from Smith Richardson and Scaife family foundations, R. J. Reynolds, Eli Lilly, and the John M. Olin Foundation.

The Competitive Enterprise Institute, with funds from the Smith Richardson Foundation, Koch family foundations（started by Fred Koch, a founder of the John Birch Society）, Scaife family foundations, and Olin Foundation.

Progress & Freedom Foundation, with funds from the Smith Richardson Foundation, Scaife family foundations, Genzyme Company, Searle, Glaxo Wellcome, Philip Morris, and R. J. Reynolds.

Citizens for a Sound Economy, with funds from Scaife family foundations, the Olin Foundation, Philip Morris, and Koch family foundations.

[165] *New York Times*，Jan. 21, 1995.

[166] 我采访了很多在 20 世纪 80 年代以及 20 世纪 90 年代早期非常活跃的一些艾滋病活动者。他们也都同意 Harrington 的观点。

[167] Jeffrey Goldberg, "Next Target: Nicotine", *New York Times Magazine,* Aug. 4, 1996.

第二十章 辩论的激化

[168] Schwartz, "FDA Often Blamed for Problems That Aren't Agency's Fault", *Washington Post,* July 15, 1996, p. A17.

[169] *Advancing Medical Innovation: Health, Safety and the Role of Government in the 21st Century,* Progress & Freedom Foundation, Feb. 7, 1996. The authors are listed as Ralph A. Epstein, Thomas M. Lenard, Henry I. Miller, Robert D. Tollison, W. Kip Viscusi, and William W. Wardell.

[170] U.S. House of Representatives, Committee on Commerce, Subcommittee on Health and the Environment, *FDA Reform,* beginning May 1, 1996（Washington D.C.: Government Printing Office）.

第二十一章　陈腐的政治

[171] 本章内容的主要来源是对一些参与谈判的人的访谈，以及众议院委员会的记录。

[172] 她离开 FDA 后，担任新墨西哥州大学的副校长，主要负责把差别很大的健康、科学和教育部门联合起来。她擅长倾听和管理，而且能不造成派别斗争。

[173] 《洛杉矶时报》列举了 8 种不应该被批准的药品。FDA 承认这些药品的审批有疏漏，但不认为所有这些药品都不应该上市。每个药品的问题都应该单独研究，但《洛杉矶时报》指出了这些药品的问题。这些药品被批准时，市场上已经有更安全的替代品。《洛杉矶时报》的系列报道从 2000 年 12 月 20 日开始，这 8 种药品都被提到了。

Troglitazone，商品名 Rezulin。生产商：华纳—兰伯特公司（Warner-Lambert）（现已被辉瑞公司收购）。用于降低糖尿病人的血糖浓度。问题：损害肝脏。上市时间：1997 年 1 月到 2000 年 3 月。

Bromfenac，商品名 Duract。生产商：惠氏公司（Wyeth-Ayerst）。止痛药。问题：损害肝脏。上市时间：1997 年 7 月到 1998 年 6 月。

Grepafloxain，商品名 Raxar。生产商：葛兰素威尔康姆公司（Glaxo Wellcome，即现在的葛兰素—史克公司）。抗生素。问题：干扰心律。上市时间：1997 年 11 月到 1999 年 10 月。

Mibefradil，商品名 Posicor。生产商：罗氏公司（Hoffmann-LaRoche）。降血压药。问题：干扰心律，可以使人猝死。上市时间：1997 年 6 月到 1998 年 6 月。

Losetron，商品名 Lotronex。生产商：葛兰素—威尔康姆公司（Glaxo Wellcome）。治疗肠道过敏。问题：导致缺血性大肠炎。上市时间，2000 年 2 月到 11 月。

Cisapride，商品名 Propulsid。生产商：杨森公司（Janssen Pharmaceutica）。治疗胃灼热。问题：干扰心律。公司把它当作儿童药品销售。记录在案的有 8 人死亡。

Dexfenfluramine，商品名 Redux。生产商：美国家庭用品公司（American Home Products）。减肥药。与 Phentermine 合用（与安非他明类似的药品），称为 Fen-Phen。问题：损害心瓣膜，导致各种高血压疾病，原发性肺动脉高压。上市时间：1996 年 4 月到 1997 年 9 月。

Zanamivir，商品名 Relenza。生产商：葛兰素—威尔康姆公司（Glaxo Wellcome）。能把流感持续时间缩短一天。问题：导致呼吸困难，有些病人死亡。上市时间：1999 年 7 月至今。

[174] 本书完成后，法庭上的信息显示，华纳—兰伯特公司的官员可能有意对 FDA 撒谎，并隐瞒药品损害肝脏的数据——这已经触犯了联邦法律。初步的犯罪调查已经开始。

[175] David Willman, "Relenza: Official Asks If One Day Less of Flu Is Worth It", *Los Angeles Times,* Dec. 20, 2000.

尾声　贪婪和善良

[176] 根据 Peter B. Hutt and Richard Merrill, *Food and Drug Law*（Wesbury, N.Y.: Foundation Press, 1991），事件的发展情况大致如下：1968 年 12 月，FDA 表示，由于帕纳巴没有疗效，FDA 正在考虑把药品撤市。1969 年 5 月，FDA 正式撤回了对帕纳巴的批准。普强公司向法

庭要求对帕纳巴召开听证会。其他公司也纷纷走上法庭，阻止 FDA 把它们的药品判为无效。FDA 的回复是，普强公司没有任何证据证明需要对帕纳巴召开听证会。同时，FDA 公布了对"充足和有良好控制的临床研究"的具体解释，说明药品申请需要包括哪些证据。FDA 的决定得到了法庭的支持（*Upjohn* v. *Finch,* 422 F. 2d 944（6th Cir. 1970））。制药公司随后集体对 FDA 提起诉讼（*Pharmaceutical Manufacturers Association* v. *Finch,* 307 F. Supp. 858（D. Del. 1970））。经过一番斗争，最高法院在 1973 年 6 月的判决中支持 FDA 的决定（*Weinberger* v. *Hynson,* 412 U.S. 609（1973）。

[177] 阿姆斯特朗对这个重要的管理和责任问题发表了一系列文章。最近的一篇见他的书籍：*Principles of Forecasting* 最早的一篇完整文章是：J. Scott Armstrong, "Social Irresponsibility in Management", *Journal of Business Research,* Sept. 5, 1977, pp. 185～213.

7